老年医学への招待

洛和会京都治験・臨床研究支援センター所長　中村　重信　著
広島大学名誉教授
広島国際大学保健医療学部教授　三森　康世

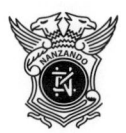

南山堂

はじめに

　「子どもは大人を小さくしたものではない」とは，小児科の授業で最初に聞いた言葉である．同様に，「高齢者は成人が年を経ただけのものではない」．最近，わが国で小児科医が不足していることが大きな問題になっている．

　しかし，高齢者を専門に診療する「老年科医」が足りないという話は聞いたことがない．そもそも，老年科を標榜（ひょうぼう）する病院や医師がわが国では極めて少ない．わが国だけでなく，ほかの先進国でも同じようなありさまである．

　けれども，認知症を介護する人たちは国を問わず「老年科医」を待ち焦がれている．「どうして，老年病を専門にしている医師が少ないのだろうか？」とお互いに不思議がっている．「老年科はセクシーでないためなのだろうか」など，妙な話も交わされる．

　高齢者が増え続けるわが国では，老年科専門医不足は深刻な問題であるにもかかわらず，少なからず放置されている．それではいけない！

　高齢の患者さんに日々接して苦労されている医療，看護，リハビリテーション，介護にかかわっている方々は不満がたまっておられるに違いない．

　このような方々に少しでもお役に立てればと思い，本書を二人で準備した．著者の二人はもともと医学部の老年医学教室に所属して，高齢者を診療していた．その頃よりかなりの時が経たが，現在は二人とも看護，リハビリテーション，介護の学生諸君に老年医学を講義している．

　ただ，これらの講義をするに当たって，一貫して高齢者への接し方を医学的に解説した書物が見当たらない．近年，医学の専門化が進み，老年医学のように多分野にわたる本になると，どうしても分担執筆の形式をとらざるを得ない．できれば筋の通った老年医学を志向するため，本書を上梓することにした．できるだけ読みやすく，わかりやすい本にしたいと努力した．ただ，医学は刻々進歩しているため，最新の情報も盛り込んだ．

　なお，本書はリハビリテーション・介護従事者の方々にも読んでほしいと考えたため，第Ⅱ章の神経の項が詳しくなったことをご了承いただきたい．

2010 年 10 月

中村重信

三森康世

目次

I 老年医学とは ……………………………………………………… 1
― 高齢者とつきあうには老年医学が役立つ ―

1 老化とは …………………………………………………… 中村 2
― 歳を重ねると人はどう変わるか ―

- A 歳をとれば老化するのか ……… 2
- B 時間と老化 ……………………… 3
- C 平均寿命と平均余命 …………… 5
- D 人によって老け方が違う ……… 7
- E 老化は病気か …………………… 8
- F 病的老化を防ぐ ………………… 8
- G 老化とは ………………………… 9
- H 共　生 …………………………… 11

2 老年病とは ………………………………………………… 中村 15
― 高齢者に特有な病気はあるか ―

- A 老年病は老化と関係が深い ……… 15
- B 老年病の特徴 …………………… 16
- C 老年病と検査 …………………… 17
- D 老年病に特有の病状 …………… 19
- E 老年病への対応 ………………… 19

3 老年医学的総合機能評価 ………………………………… 三森 22
― 高齢者の機能とその障害を総合的に評価する ―

- A 老年医学的総合機能評価（CGA）とは ……………………………… 22
- B CGA に含まれる内容 …………… 23
- C CGA の適応と有用性 …………… 26
- D CGA の今後 ……………………… 26

4 コメディカルと老年医学のかかわり ………………… 中村・三森 28
― 高齢者のチーム医療 ―

- A コメディカルに老年医学が必要なわけ ……………………………… 28
- B 高齢者医療を支える人たち ……… 30
- C 高齢者医療にかかわるときの原則 ……………………………… 33

目次

5　高齢者や家族との話し合い ……………………………………………… 中村　36
　　―病気についての情報をどう伝えるか―
　Ⓐ　病態に関する情報 ……………… 36　　Ⓓ　自己決定権 ……………………… 38
　Ⓑ　告知ということ ………………… 37　　Ⓔ　病態を上手に伝えるために …… 39
　Ⓒ　告知の義務 ……………………… 38

Ⅱ　人の老化と老年病 …………………………………………………… 41
　　―老化を基礎にして老年病になる―

6　神経系の老化と病気 ………………………………………………… 中村　42
　　―神経が老化によりどう変わり，病気になるか―
　Ⓐ　神経系の老化 …………………… 42　　　ⅴ）小脳変性症 ………………… 67
　Ⓑ　高齢者の神経の病気 …………… 44　　　ⅵ）髄膜脳炎 …………………… 67
　　ⅰ）脳卒中 ……………………… 44　　　ⅶ）免疫性神経疾患 …………… 68
　　ⅱ）認知症 ……………………… 54　　　ⅷ）末梢神経障害 ……………… 69
　　ⅲ）パーキンソン病 …………… 64　　　ⅸ）脳腫瘍 ……………………… 70
　　ⅳ）筋萎縮性側索硬化症（ALS） … 66　　　ⅹ）頭部外傷 …………………… 71

7　循環器系の老化と病気 ……………………………………………… 中村　75
　　―心臓や血管が老化によりどう変わり，病気になるか―
　Ⓐ　高血圧 …………………………… 75　　Ⓓ　心筋梗塞 ………………………… 83
　Ⓑ　動脈硬化 ………………………… 78　　Ⓔ　高齢者のその他の循環器病 …… 86
　Ⓒ　老化に伴う心臓の変化 ………… 80

8　呼吸器系の老化と病気 ……………………………………………… 中村　89
　　―呼吸器の老化が老年病を起こす―
　Ⓐ　老化による呼吸器の変化 ……… 89　　Ⓑ　高齢者の呼吸器の病気 ………… 91

9　代謝・内分泌系の老化と病気 …………………………………… 中村　101
　　―ホルモンや代謝は高齢者でどう変わり，病気になるか―
　Ⓐ　代謝回転と老化 ………………… 101　Ⓓ　甲状腺 …………………………… 107
　Ⓑ　糖代謝 …………………………… 102　Ⓔ　その他のホルモンや物質の老化に
　Ⓒ　脂質代謝 ………………………… 104　　　よる変化と病気 ………………… 108

10 消化器系の老化と病気 ……………………………………………………………… 中村 112
―胃や腸などが老化によりどう変わり，病気になるか―
- A 老化による消化器の変化 ……… 112
- B 高齢者の消化器病 ……………… 116

11 皮膚・感覚器系の老化と病気 …………………………………………………… 中村 125
―眼，耳，鼻，皮膚が老化によりどう変わり，病気になるか―
- A 眼の老化による変化 …………… 125
- B 眼の老化による機能変化 ……… 127
- C 眼の病気 ………………………… 128
- D 難聴の分類 ……………………… 130
- E 聴覚機能の評価 ………………… 131
- F 聴覚の病的状態 ………………… 132
- G 老化による嗅覚の変化 ………… 133
- H 老化による皮膚の変化 ………… 134
- I 皮膚の病気 ……………………… 136

12 骨・運動器の老化とその病気 …………………………………………………… 中村 140
―骨，関節，筋肉が老化によりどう変わり，病気になるか―
- A 老化による骨の変化 …………… 140
- B 老化による運動器の変化 ……… 141
- C 高齢者の骨・運動器の病気 …… 142

13 腎泌尿器・生殖器系の老化と病気 ……………………………………………… 中村 146
―腎臓，膀胱，生殖器が老化によりどう変わり，病気になるか―
- A 老化による腎臓の変化 ………… 146
- B 高齢者の腎臓の病気 …………… 149
- C 加齢による尿路・生殖器の変化 ……………………………………… 152
- D 高齢者の尿路・生殖器の病気 … 154
- E 高齢者と性 ……………………… 156

14 免疫・血液系の老化と病気 ……………………………………………………… 中村 159
―身体の防御が老化によりどう変わり，病気になるか―
- A 血液の老化による変化 ………… 159
- B 高齢者における血液の病気 …… 160
- C 老化と生体防御機構の変化 …… 162
- D 高齢者の膠原病 ………………… 163

15 高齢者の感染症 …………………………………………………………… 中村，三森 165
―感染症は老化により，どう変わるか―
- A 高齢者の感染症 ………………… 165
- B 高齢者に多い感染症 …………… 166

目 次

III 老年病の治療，ケア，リハビリテーション，福祉 … 171
―高齢者が楽しく暮らせるようなマネジメント―

16 老年病の予防と治療 … 中村 172
―老年病を予防・治療するとき注意すべき点―

- A 老年病の予防 … 173
- B 薬物療法の問題点 … 178
- C 高齢者の栄養治療 … 182
- D 外科治療とその問題点 … 192

17 高齢者のリハビリテーション … 三森 200
―年齢によるリハビリテーションの仕方の違い―

- A リハビリテーションとは … 200
- B 障害の評価 … 200
- C 高齢者のリハビリテーションの問題点 … 202
- D 高齢者のリハビリテーションの実際 … 203
- E 高齢者のリハビリテーションはチームリハビリテーションである … 206

18 リスク管理 … 中村 208
―高齢者の安全を守るために何をすべきか―

- A 転倒 … 208
- B 誤嚥 … 216
- C 褥瘡 … 222
- D 脱水 … 228
- E 意識障害・失神・てんかん … 231

19 老年病に対する社会的対応 … 中村 243
―社会と高齢者のかかわり合い―

- A 介護保険制度 … 245
- B 老人施設 … 248
- C 在宅サービス … 249
- D 地域密着型サービス … 253
- E 介護保険以外のサービス … 255
- F 介護保険制度の問題点と対策 … 258
- G 成年後見制度 … 259
- H 運転免許 … 260

20 終末期医療・ケア … 三森 262
―高齢者が死をどう迎え，どうケアするか―

- A 高齢者の死の現況 … 262
- B 高齢者の終末期の定義とその特徴 … 262
- C 高齢者終末期医療・ケアの目標 … 263
- D 摂食障害に対する対応 … 264
- E 事前指示書 … 265

21 老年医学が目指すもの ……………………………………………………… 中村　267
　―これからの老年医学―

- A　高齢者の多様性 …………………… 267
- B　高齢者の尊厳 ……………………… 268
- C　医療の役割 ………………………… 270
- D　コメディカルの役割 ……………… 271
- E　これからの老年医学 ……………… 272

おわりに …………………………………………………………………………………… 276
索　引 ……………………………………………………………………………………… 279

I

老年医学とは

―高齢者とつきあうには老年医学が役立つ―

高齢者の看護,介護,リハビリテーションをするに当たって,ぜひこれだけは念頭に入れておいてほしいという高齢者に接するコツがある.それを心得ていると,高齢者は喜び,看護,ケアやマネジメントをする者は楽になる.

1 老化とは

―歳を重ねると人はどう変わるか―

老化という言葉はよく耳にするが，何を意味するのか，病気とどのように関係しているのかをもう一度考えてみたい．

A 歳をとれば老化するのか
―加齢と老化―

時は人におかまいなく，スルスル過ぎてゆく．あっという間に時が経つにしても，ゆっくり時が過ぎても，いつの間にか高齢になっている．けれども，高齢になることを普通は老化といわない（ 1-1）．

老化というのは身体や心の働きが時とともにどう変わるかを問題にする．ローとカーンは老化を3つに分類した（図1-1）．まず，直接病気とはいえない老化（生理的老化）と病気と関係の深い老化（病的老化）に分けている．

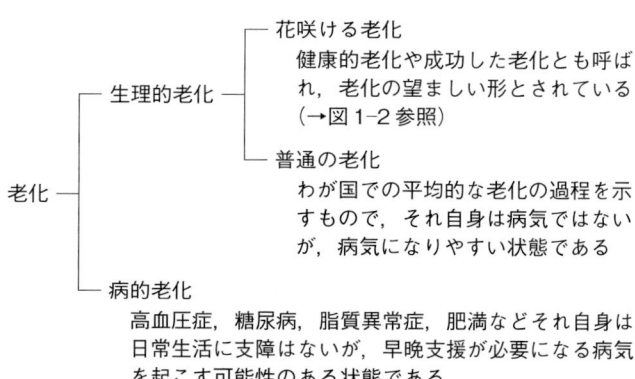

図1-1　老化のいろいろ

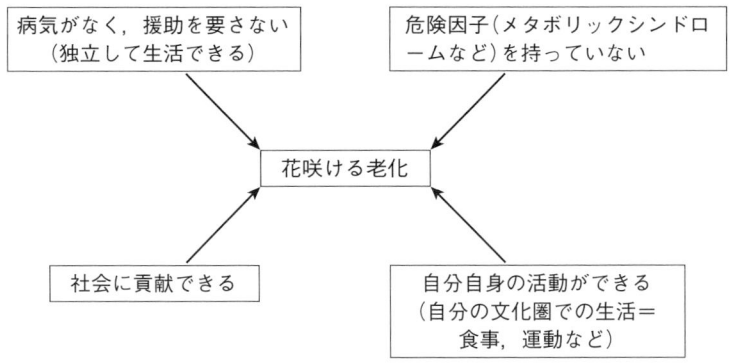

図1-2 花咲ける老化とは

病的老化については次の項で述べるが，ローらは生理的老化をさらに**普通の老化**と**花咲ける老化**に分けた．普通の老化ではメタボリックシンドロームのような，将来に問題を抱えた人も含んでいる．

花咲ける老化は**図1-2**にみられるような人のことで，きっと思い当たる高齢者もおられることだろう．病気やその危険因子がなく，社会的に活動し，身体や心を高い水準に保っている人のことである（メモ1-2）．

B 時間と老化
―病人や高齢者は時間をどう感じるか―

生物学や医学にたずさわる人が時間に十分配慮しているとは思えない．老化は，時間に伴う変化であるから，時間が決定的に影響する．

最近，生物における時間の重要性が自覚され，分子生物学的なアプローチなど，興味のわく発見が相次いでいる．さらに，精神的な面でも時間の因子が重要であることは古代中国の賢者によっても強調されている．

i) 高齢者では一年が早く過ぎ去る

子どもの頃，一年が長く思えたのは私だけではない．最近は時間が早く経って，もう大晦日かと慌てる．昔は，世の中もノンビリしていて，京都・東京間も倍以上の時間がかかった．しかし，高齢になって，**スロー・ライフ**に徹しても時間は早く過ぎてゆくものだ．

アインシュタインは「速く運動すると，時計の進みは遅くなり，光の速さになると時間は止まり，時間は伸び縮みする」という相対性理論を発表した．浦島太郎ではないが，われわれも時間が早く経つときやなかなか時間が進まないことを日常生活でよく体験する（メモ 1-3）．

秒速 18 万 km（光速の 60％）で飛ぶ宇宙船内の時計は地上の時計より 1 秒で 0.2 秒遅れる．宇宙船の乗組員は時間の遅れを感じないが，宇宙船の外が遅く見える．われわれも体内の時間単位（代謝回転）を基準にして外の世界を観察する．

加齢により遅くなった**代謝回転**（II-8-A）を基準として外界をみると，外の時間経過は早いと感じる．活発に活動していると，時間はそれほど早く経たないのに，ボンヤリしているとあっという間に時間が過ぎ去る．

「日常の時間は不正確」と言ったのはニュートンであるが，代謝回転の低下した高齢者は実世界の時間が相対的に早く過ぎてゆくと感じる．高齢者に医療・介護などの場面で対応するときにもこの点を考えに入れるとよい．

ii）時計遺伝子

地球の自転により，24 時間周期で人は生活する．太陽が出ると仕事をし，暗くなると寝るのがヒト本来のありようだ．ヒトの身体—特に，遺伝子もそのようにセットされていて，**日内リズム**と呼ぶ（メモ 1-4）．

日内リズムをつくっているのは脳内の視床下部にある**視交叉上核**という部位である．ここに時計遺伝子が集まっていて，体内の細胞に指令を送る．体内の細胞，ホルモンや酵素も司令塔に応えて，日内リズムを営む．

老化により時計遺伝子のリズム（周期）が短くなることがわかってきた．リズムの変化により，外界の時間を短く感じるほか，朝早く起き，早くから就寝し，極端なときには昼と夜が逆転することもある．

高齢になると，時間に対する感覚が若年者とは違ったものになるので，会話のペース，行動のペース，スケジュールなど多くの点で若い人の思いどおりにいかない．できれば，若い人が高齢者のペースに合わせてあげればよいのだが．

iii）古代中国の高齢者志向

孔子は一日に三回反省することを勧めた．15 歳で学に志してから，反省を重ねることによって，70 歳で学が成就したという．時の歩みに敬意を持

ち，**忍耐**を重ね円熟していった．古くさいようだが，これが真実であると実感することがよくある．

今日，携帯電話，インターネット，衛星放送などが普及し，地球の裏側のこともすぐにわかってしまう．あまりの便利さに，それらの情報を深く考えずにすぐ飲み込んでしまう．そこに「オレオレ詐欺」が生まれる余地がある．

静かな世界で，他人との接触をできるだけ断ち，自分の世界を持つ**隠者**の生活を老子は勧めている．おそらく，老年期的な思想で，今の青年的な考えや行動とは相容れない．しかし，世界の現状を見ると，貴重な考えである．

ただ，高齢者が隠者として生活することは現実には困難である．隠者としての気持ちを持ちつつ，できるだけ上手に社会生活を送ることが望ましい．**花咲ける老化**を実現するためにも，隠者的精神をうちに秘めていたいものである．

C 平均寿命と平均余命
―あと何年生きられるか―

日本人の**平均寿命**は男性で79歳，女性では86歳である(**図1-3**)．平均寿命とは0歳の人があと何年生きられるかという，0歳時点での**平均余命**のことである．

あと何年生きられるのかという年数は年齢，性別によって異なっている

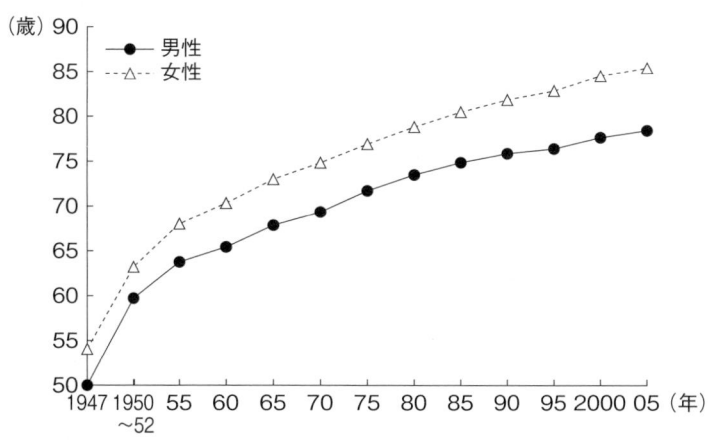

図1-3 日本人の平均寿命の年次的変化

I 老年医学とは

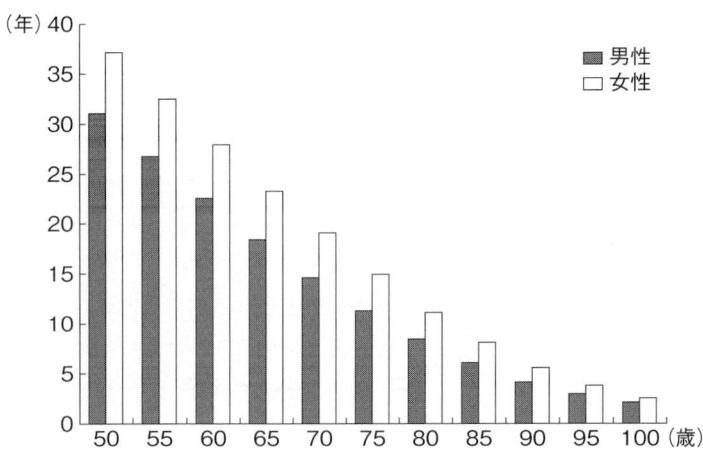

図1-4 日本人の年齢別平均余命

（図1-4）．高齢者の医療・介護・福祉を考えるとき，平均余命の意味が平均寿命より大きい．75歳の男性はあと平均11.3年生きると考えて，以後の生活設計を立てる．

これらの数字はあくまでも平均値であり，人によっては交通事故により急死することもあれば，平均値より長生きする人もある．けれども，75歳の後期高齢者でも平均10年近く生活することが期待される．

70歳における平均余命は男性15年，女性19年であり，小児科が担当する15年間とほぼ匹敵する．しかも，高齢者は一人で多くの病気を抱えることを考え合わせると老年医学の持つ重要性が浮き彫りにされる．

さらに，高齢者の平均余命は著しい速さで増加し続けている（図1-5）．例えば，70歳男性であれば，1年で0.3歳平均余命が延長することになり，年率30％になる．また，男性では女性より延長が急速で，平均余命の差が短縮している．

高齢者の平均余命の著しい伸び率をみると，今後，高齢者を社会の中でどのように位置づけるかは重大な課題である．平均余命を基本にすえた高齢者の健康，雇用問題に関する政策や指針などの創設が早急に迫られている．

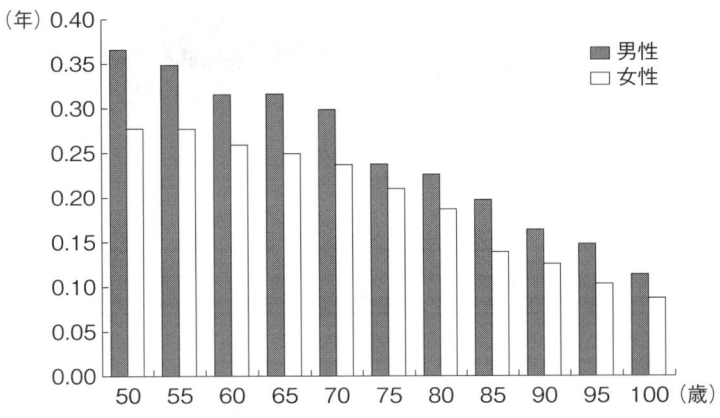

図1-5 日本人の平均余命の年間伸び率
2005年から2006年までの1年間のデータを示す．

D 人によって老け方が違う
―老化のいろいろ―

　老化はすべての人，あるいは動物に宿命として起こる．しかし，不公平なことではあるが，老化は人によって現れ方が異なる．最も顕著にみられるのが寿命の男女差である．しかも，人間だけに限ったことではなく，ヒト以外の動物でもメスは長寿であるという．

　老化の現れ方の違いは，男女差のように，遺伝子が関係すると思われる．人の寿命が120歳を超えないのも遺伝子のコントロールによる．**テロメラーゼ遺伝子**，**クロトー遺伝子**，**サーチュイン遺伝子**などが老化にどう関与するかが，現在，検討されている（メモ 1-5, 6, 7）．

　遺伝子に加えて大切なのが環境因子である．今まで，寿命を延ばす試みが秦の始皇帝以来なされてきた．唯一成功したのが食事を減らす方法である．

　ネズミの餌を少なくすると，ネズミの寿命が延びる．最近，食事量を減らすと，サーチュイン遺伝子が働くことがわかってきた．肥満や糖尿病などの病気に対する**サーチュイン**を介した治療に向けた努力も進められている．

　環境因子として重要なのは**フリーラジカル**である．フリーラジカルは酸素などの代謝に際して生じる．遺伝子を含むDNAや細胞・ミトコンドリアの膜などを障害して，いろいろな機能を低下させる（メモ 1-8）．

Ⅰ　老年医学とは

E 老化は病気か
―老化と老年病―

　年を重ねて起こる老化といっても，人により千差万別である．ある人は病気の域に入っているし，花咲ける老化を謳歌する人は病気とは無縁である（図1-6）．

　老化そのものは病気とはいえないが，多くの病気で，歳をとることが病気を引き起こす主な原因となる．アルツハイマー病は高齢者ほど発病率が高い（図1-7）．年間，90歳以上の女性1,000人当たり84人が新たにアルツハイマー病になる．

F 病的老化を防ぐ
―花咲ける老化を達成するために―

　年齢が増すことは避けられないが，病的老化を防ぐことはある程度可能であり，病的老化を起こす原因を消していけばよい．そのため，高血圧症，糖尿病，脂質異常症，肥満にならないよう，若い頃から生活習慣に配慮する．

　第二に，社会に貢献できるようなライフスタイルを自分の文化圏の中でつくり出したい．わが国では定年制度があり，悠々自適を高齢者の理想としてきた．欧米でも定年制度があったが，これを年齢による差別（エイジズム）と

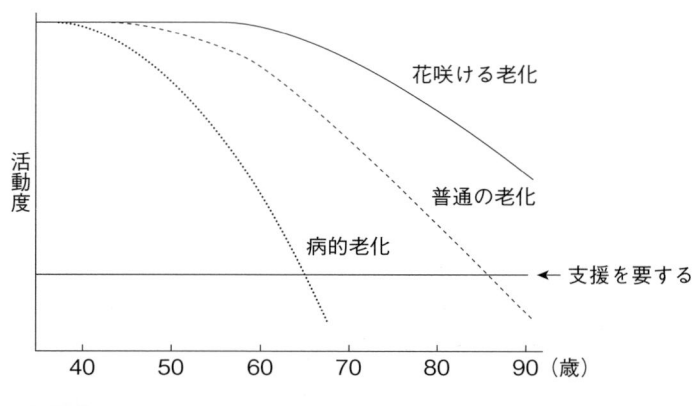

図1-6　年齢と活動度

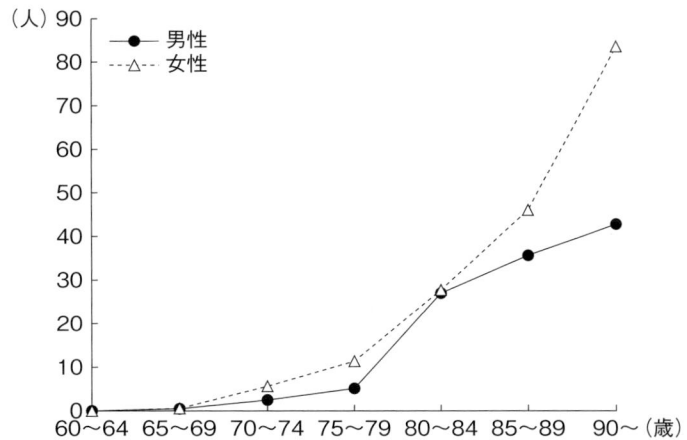

図1-7 アルツハイマー病の発症頻度
1年間にその年齢の人口1,000人当たり何人が新たにアルツハイマー病を発症するかを示す．
(Yamada M, et al.：Incidence of dementia, Alzheimer disease, and vascular dementia in a Japanese population：Radiation Effects Research Foundation adult health study. Neuroepideminology, 30（3）：152-160, 2008. より)

して提訴し，最高裁の判決により，現在では違法になった（メモ1-9）．

老年医学は寿命の延長を目指すものではない．病的老化により必要となる医療・介護・福祉などの支援を少なくし，**花咲ける老化**を達成することを目的とする．

G 老化とは
―歳をとるとどう変わるか―

アーキングの提案を少し修正したものを老化としてよかろう（**表1-1**，メモ1-10）．老化は時間の進み方と歩調を合わせて進行するものではない．20歳頃から始まり，速くもなり，遅くなることもあるが，知らぬ間に老化し，最後は死ぬ（Ⅲ-19）．

老化はテロメラーゼ遺伝子などに組み込まれており，死と同様，避けられない宿命である．また，遺伝や環境により，高齢になると不都合が出る．遺伝のように避けにくいものもあるが，改善できる**環境因子**もあるので希望が持てる．

表 1-1　老化とはどんなことか

1. 時間とは必ずしも一致しない
2. 成熟期から始まり，積み重ねられる
3. 知らず知らずのうちに，徐々に進んで死に至る
4. 持って生まれた生物に特徴的な現象である
5. 具合の悪いところが現れる

ⅰ）身体的な老化

　高齢になると臓器の機能が変化する．老化による機能の変化は各臓器によって異なるので，第Ⅱ章で詳しく紹介する．臓器の老化による変化が高齢者でみられる病気の根底にあることを心得て，病気の治療に当たる必要がある．

ⅱ）心の老化

　夏目漱石の作品に「こころ」という小説がある．この作品では主人公の先生の行動を介して心の問題を解き明かして行く．同様に，心の老化も高齢者の行動や反応から推し量る．高齢者に接する際，行動などから心の老化を知ると役に立つ．

a. 心とは

　その人の心の動きは行動，言語，表情などによってうかがい知ることができる．行動，言語，表情は脳の働きによって明らかになる．すなわち，神経のネットワーク（つながり方）によって支えられている．

　パチンコや野球賭博をしたい思う促進的な心と，やめておこうという抑制的な心が頭の中で争う．楽しいことや悲しいこと，使命感や怒りなどの感情も複雑な脳の機能として，物質のレベルで明らかにされている．

　神経のネットワークは多数の神経細胞からできている．神経細胞の間には**シナプス**という接合部があり，お互いに連絡し合っている（**図1-8**）．シナプス前後には狭い隙間（シナプス間隔）があり，そこに神経伝達物質という化学物質が放出されて，興奮を伝達したり抑制したりする．

b. 心の老化

　老化により神経の数が減り，新しいシナプスを作れなくなる．また，高齢者ではシナプスでの神経伝達物質の量が少なくなり，効率も悪くなる．

　そのため，心のバランスがとれず，頑固になったり，情に流されることもある．しかし，逆に余計な雑音が入らず本質を見抜く高齢者もいる．

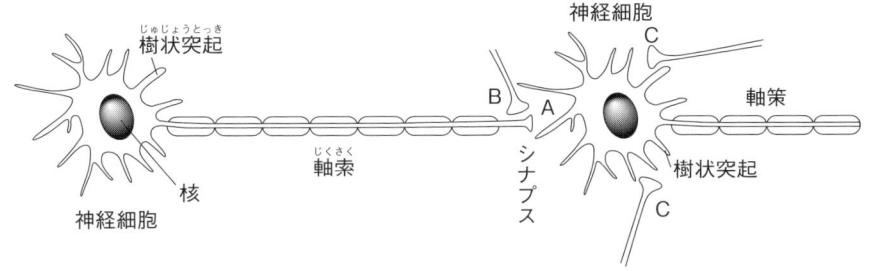

図1-8 神経のネットワークの仕組み(シナプス)
神経細胞には核があり，軸策や樹状突起という枝を張り巡らせている．ほかの細胞との間にはシナプスという接合部があり，その隙間（シナプス間隙）には神経伝達物質という化学物質が放出され，刺激が伝わり，興奮が伝達あるいは抑制される．シナプスには神経と神経が直接つながるもの(A)，神経の末端(終末)に働くもの(B)や樹状突起に働くもの(C)などがある．

　高齢者は個人によるバラツキが心の面でも大きく，高齢者だからといって一様に対応すると，相手を傷つけることになる．高齢者に接するとき，その人がどのような心の状態にあるかをよくわきまえる必要があるだろう．
　高齢者からは革命的な新しい展開は期待できないが，歴史やエビデンスに支えられた意見が聞ける．新しい心と経験を経た心の協力が望まれる．

H 共生
―高齢者は一人で老いるのではない―

　妻に先立たれ，息子も遠くへ行ったきり帰ってこない．ロビンソン・クルーソーのフライデーのような犬や苦沙弥先生の所の猫もいない．昔の友はほとんど死んでしまったし，趣味もない．自分は**孤独**であると高齢者は嘆く．
　ところが，配食を毎日持ってきてくれる人もいる．新聞配達，ゴミの収集もしてくれる．決して，一人で生きているわけではない．マクロにみると，毎回呼吸している酸素も，コメも植物が光合成で作ってくれている．
　自分で孤独だと思っていても，必ず周りが支えている．自覚はないかもしれないが，高齢者自身も配食してくれる人，新聞配達人，ゴミ収集人の雇用をつくり出している．持ちつ持たれつの関係―**共生**が出来上がっている．
　高齢者のこれまでの人生においても，数知れず多くの人たちのお陰で現在の自分が存在していることを心に刻んでおいてほしい．確かに，昔の怨念も

忘れ難いであろうが，**感謝**の気持ちも同時に抱いていただきたい．

高齢者に対する福祉もかなり充実してきたが，若年者の負担に負うところが大きい．高齢者が果たしてきた実績は確かに評価されるべきだが，傲慢になってはいけない．できるだけ**謙虚**な気持ちで若人と接したほうがよい．

「一人でない」，「周りに支えられている」という感謝の気持ちを持つだけで高齢になっても，豊かな生活を楽しめる基盤が生まれることと思う．ありていに言えば「クヨクヨしない」ということになるだろうか．

まとめ

- 老化は生物に備わった特性で避け難い．
- 老化にも楽しく生活できる老化と，病気により自分や周囲の人に迷惑をかける老化がある．
- 老化は遺伝子により規定されているものもあるが，生活習慣などにも影響され，病的老化はある程度少なくすることも可能である．
- 老化は時間的な因子が重要であり，肉体的・精神的老化両面に影響する．

メモ 1-1 高齢者とは

わが国で「高齢者」は65歳以上のことを指す．65歳と決めたのは，どうやらドイツのオットー・フォン・ビスマルクらしい．1880年代，「アメとムチ」の政策の一環として，高齢者に年金を給付することを思いつき，病理学者ウィルヒョウたちと相談して65歳に決めたらしい．わが国では，大宝令の制で66歳以上（後に65歳以上）を老耆あるいは老丁と呼んでいた．

けれども，その時代の65歳と現在わが国の65歳とは肉体的にも，精神的にも，環境面でも大きく異なる．日本老年医学会では75歳以上を高齢者と呼ぶことを提案したが，現在，後期高齢者として取り扱われている．

メモ 1-2 花咲ける老化

アメリカのバトラーやローなどによって提唱された考え方である（**図 1-1，2**）．わが国でも小澤利男により「健常老人」として紹介された（2009年）．

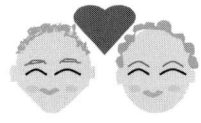

高齢を肯定的に捉え，自分の経験を社会で活かそうという積極的な態

度である．わが国では日野原重明による「新老人の会」などがそれに相当すると考えてよい．
左下のイラストは「花咲ける人々」である．花咲ける人々はクヨクヨせず，いつもニコヤカで，ほかの人と仲良くやっていける．

メモ 1-3 | 時間の矢

未来に一方的に進む「時間の矢」があり，粒子の散らばり（**エントロピー**）が大きくなるのが時間の矢の一方向性の原因である．フリーラジカルは細胞内にある分子の配列の散らばりを大きくするため，エントロピーが増大する．これが老化の物理学的メカニズムである．

メモ 1-4 | 日内リズム

多くの遺伝子やそれからできるタンパクや酵素は24時間を周期としたリズムで変動する．活動を活発にする遺伝子やタンパクは昼間に多く発現し，夜は減る．休息に必要な遺伝子は夜に活発になる．日内リズムがおかしくなると，睡眠が障害される．

メモ 1-5 | テロメラーゼ遺伝子

遺伝子末端にあるDNAテロマーが細胞の分裂するたびごとに短くなり，細胞の生存を危うくする．テロメラーゼは短縮した遺伝子DNA末端を修復する老化制御のための酵素である．子どもの頃から老人のような顔つきや体型，内分泌異常などを示す**早老症**（**プロジェリア**）ではテロメアの短縮が早まっている．
2009年度のノーベル医学生理学賞はテロメラーゼの研究に功績があったブラックバーン，グライダー，ショスタック氏に贈られた．これは老化や老年医学の研究の重要さを示している．

メモ 1-6 | クロトー遺伝子

クロトー遺伝子を欠くマウスは寿命が60日と短く，この遺伝子の働きを高めたマウスは寿命が2年から3年に延長した．老化を制御する遺伝子と考えられるが詳細は不明である．

メモ 1-7 | サーチュイン遺伝子

食事制限をすると活発に働く遺伝子で，メタボリックシンドロームや糖尿病と関係するらしい．本遺伝子はDNAをヒストンタンパクなどにより保護するため，その働きを高めると生物の寿命が延長する．

メモ 1-8 | フリーラジカル

狂信的な人が熱烈な思いを広めるためなら戦いも辞さないように，活性が非常に高い物質が次々に連鎖反応を起こす．これをフリーラジカルという．

フリーラジカルを上手に使えば有効な作用も得られるが，過度になると有害なことが起こる．加齢という，波風を立てたくないような緩徐に進むプロセスでは具合の悪いことが目立つ．

フリーラジカルの中で重要なのが活性酸素である．空中の酸素は酸素原子が結合した安定な酸素分子 O_2 である．O_2 が細胞のミトコンドリアで鉄を含むチトクロームによりエネルギーの高い ATP（アデノシン3リン酸）を作る．その過程で活性酸素が関与する．

鉄などを介した同様の反応により次の3種類の活性酸素が生じる．
① スーパーオキシドアニオン・O_2^-
② ヒドロキシラジカル・OH
③ 一重項酸素 $^1O_2$

活性酸素は遺伝子の DNA や脂質でできている細胞膜を障害して老化を促進する．活性酸素を除くスーパーオキシドジスムターゼなどの酵素が生体内に備わっている．外界から食事として摂取されるビタミンCやビタミンEなども活性酸素を取り除く働きがあるらしい．

メモ 1-9　エイジズム

年齢により差別をすることである．就職などで年齢制限を設けるのも，敬老乗車券もその一例である．わが国では年齢を理由にすることが公平性の表れと考えられているが，高齢者の多い社会では若年者と競う気概も必要である．

メモ 1-10　老化に関する考え方

老化をどう理解・定義するかは昔から議論があった．以前はストレーラーの4原則が一般に用いられていた．①普遍性：誰にでもみられること，②内因性：生まれつき備わっていること，③進行性：徐々に進んでくること，④機能変化：身体・精神機能が変化すること，が挙げられた．最近，普遍性に問題があり，抽象的な表現であるため，アーキングの項目（表1-1）が適切と考えられる．

2 老年病とは

―高齢者に特有な病気はあるか―

　暮らしの中で，皆が困るのは老化そのものより，老化によって起こる老年病という**病気**である．老年病は病気であるから，高齢者のみならず，その周囲の人々も困る．その老年病の状態をよくするのが老年医学である．

A 老年病は老化と関係が深い
―高齢者に多い病気―

　老年病は老化と関係し，日常生活に差し支えるため支援が必要となり，死に至ることもある．老化によって**ホメオスタシス**（**恒常性**）が壊れる（メモ 2-1，Ⅱ-8-A），**代謝回転**が低下する（メモ 2-2），**感受性**が変わるなどの変化が相互に関係する．

　恒常性は外部からのストレスや自分自身の内部の環境が変化しても，コンスタントな状態を保つ．恒常性には，山中で体温を下げない，炎天下で体温を上げない，食事をしても血糖があまり上がらないなどの調節機構が含まれる．

　高齢者の体内の物質は，作られるのが遅くなるとともに壊れるのも遅くなる．その結果，体内の物質濃度は一定に保たれる（恒常性）．これを代謝回転の低下とも呼ぶ．例えば外界の気温が著しく上がったり，下がったりすると，高齢者では体温を平温に保つ反応が低下するために，低体温や熱中症に陥る．

　外部のストレスや体内の変動を察知するシステム（感受性）も低下しており，恒常性を保つために警報を発する仕掛けが弱くなる．さらに，一見崩れた恒常性を元に戻すための修復機能が十分間に合わず，貯えも少ないため，病気になりやすい（図 2-1）．

I 老年医学とは

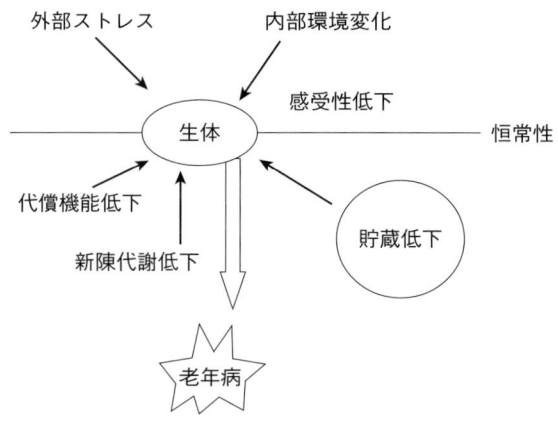

図2-1 老年病の発病機序

B 老年病の特徴
―高齢者に多い病気には共通点がある―

　老年病はただ高齢者に多い病気というだけでなく，それぞれに共通した特徴がある(**表2-1**)．老年病の特徴をよく心得ていると，医療や介護の面で高齢者への対応が容易になり，無駄が省ける．

　高齢者は一人で多くの病気を抱えている(**多病**)．病気を全部，薬で治療すると，いわゆる「薬漬け」になる．できるだけ一人の医師(**かかりつけ医・家庭医**)と相談して，適切な薬のコントロールをすることが望ましい．

　老化に伴い細胞数が減り，臓器の機能も低下するため，臓器の予備能力

表2-1 老年病の特徴

1. 高齢者は一人で多くの病気を持つ(多病)
2. 多くの臓器の機能が障害されて，多臓器機能障害症候群になることもある
3. 症状が典型的ではなく，診断が困難なことも多い
4. どこまでが生理的老化で，どこからが病的老化かがはっきりしない
5. わずかな障害で病気になることがある
6. 検査値が大きくバラツキ，高齢者の正常値を決めねばならないこともある
7. 薬物代謝が遅いこともあり，薬物が体内に残って副作用が出やすい
8. 精神・神経症状が出やすい
9. 社会的・経済的背景を考える必要がある

(余裕)が少なくなる．老年病では同時に多くの臓器の機能が障害されることがある(**多臓器機能障害症候群**，メモ2-3)．

高齢者に現れる症状は若年者のように教科書どおりのこと(**典型的**)が少ない．そのため，重大な病気を見逃すことも多い．例えば，感染症や心筋梗塞による発熱や胸部絞扼感など独特の症状が軽いこともある．

生理的老化と病的老化(Ⅰ-1-A)は境界があいまいなことも多い．健常者でも検査値は大きくばらつくため，高齢者の正常範囲を決める必要がある．

高齢者は新陳代謝(代謝回転)がゆっくりしている．細胞などが障害されて，立ち直るのにもスピードが遅いため，回復までに時間がかかる．

薬が分解されて効果のない，無害なものに変わる時間が，高齢者では人によって異なる．若年者と同様の速度で代謝される高齢者もいるが，いつまでも薬の効果が持続する人もある．効果の持続時間の短い薬を少しずつ増やして治療すること(**漸増法**)が望まれる(Ⅲ-15-B)．

薬の副作用のうちでも，高齢者では精神症状や神経症状の出ることが多い．ヒトは誕生後，神経細胞が通常は分裂しないため，老化による変化を受けやすい．そのため，精神・神経症状が薬の副作用としてよく出る．

高齢者の社会的あるいは経済的な背景が老年病の予後に影響する度合いは若年者より強い．高齢になると，一般的に職業で得る給料が少なく，経済的な不安定性が病気にも影響する．

C 老年病と検査
―高齢者にやたらと検査しない―

高齢者は一人で多くの病気を抱えているので，各病気について十分な検査をすると，検査による負担が大きくなる．特に，生命の危機にある場合を除いて，負担のかかる検査は見合わせたほうが無難である(**表2-2**)．

高齢者の検査値はバラツキが大きく(**図2-2**)，検査の評価が難しい．多病や薬物服用による検査の異常値の解釈もしにくいため，検査は必要最小限にとどめたほうがよい．「Ignorance is bliss(知らないことは至福である)」という英語のことわざもある．

臨床検査に加えて，日常生活の情報に基づいたヘルスアセスメントや**高齢者総合機能評価**(Ⅰ-3)が看護・介護・リハビリテーションの面では役立つことが多い．

I 老年医学とは

表2-2　高齢者に負担のかかる検査

1. 負担の少ない検査
    ① 静脈血採血
    ② 単純X線撮影
    ③ 心理検査（知能検査など）
    ④ X線CT検査
    ⑤ MRI検査
    ⑥ SPECT（single-photon emission computed tomography）
    ⑦ 心電図
    ⑧ 超音波検査（頸動脈・心・腹部エコーなど）

2. 軽度の負担がかかる検査
    ① スパイログラム
    ② 造影検査
    ③ 脳波検査・神経伝導検査・誘発脳波
    ④ 眼底検査
    ⑤ 糖負荷試験
    ⑥ 動脈血採血

3. 負担の大きい検査
    ① 生検（神経，筋肉，肝臓，腎臓などの生検）
    ② 内視鏡（胃カメラ，大腸カメラなど）
    ③ 運動負荷試験
    ④ 血管カテーテル検査

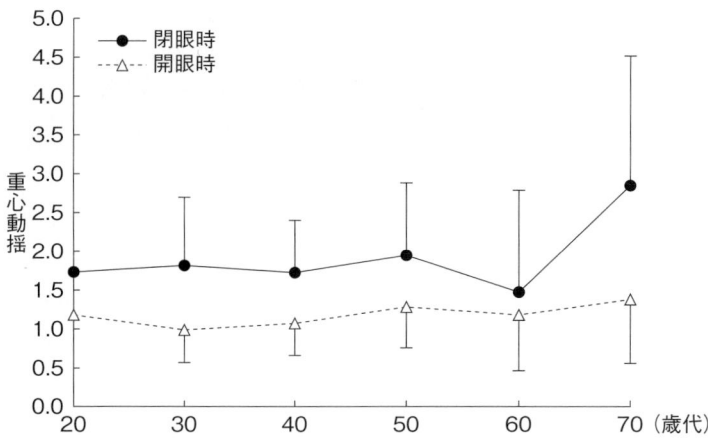

図2-2　健常者における加齢による重心動揺面積の変化
縦線（標準偏差）はバラツキを示す．70歳代では閉眼により重心動揺（フラツキ）が増加し，重心動揺のバラツキも大きくなる．

表2-3　老年病に特有な症候

1. 意識障害, 失神	17. 発熱
2. 認知症	18. 低体温
3. せん妄	19. 浮腫
4. 不眠	20. 肥満・るい痩
5. うつ症状	21. 低栄養
6. めまい	22. 褥瘡
7. 言語・聴覚・視力障害	23. 喘鳴・喀痰・咳嗽
8. 骨関節変形	24. 呼吸困難(呼吸器)
9. 骨粗鬆症	25. 呼吸困難(循環器)
10. 骨折	26. 手足のしびれ
11. 転倒	27. 間欠性跛行
12. 夜間頻尿	28. 動脈硬化
13. 尿失禁	29. 不整脈
14. 誤嚥	30. 痛み
15. 便秘・下痢	31. 出血傾向, 吐血・下血
16. 脱水	32. 日常生活動作(ADL)の低下

D　老年病に特有の病状

―老化は高齢者の病気の基礎にある―

　高齢者に特有の症候がある(**表2-3**). それらのいくつかを備えたものを専門家は**老年症候群**というが, **老年病**といってもよい. 老化によって増加し, 85歳では一人で平均8個以上の症候を持つ(**メモ2-4**).

E　老年病への対応

―高齢者が病気になったらどうするか―

　老化は徐々に進むもので, 老年病も一日では完成しない. 脳卒中や心筋梗塞は急に起こったようにみえるが, その基盤にある動脈硬化は永年の蓄積の結果である(**メモ2-5**).

　若年期に起こった病気は, 高齢になっても日常生活を送る上で影響を残すことがある(**メモ2-6**). 若年期における生活習慣や病気は, 高齢者の病気の予防や治療の面から再考する必要がある.

　85歳以上になると老年病に特有の病状が現れる. これら多病の一つ一つを診断するために検査すると, 検査による障害が出る恐れがある. その代わり, **高齢者総合機能評価**(Ⅰ-3)を重視することも一つの手である.

I 老年医学とは

表2-4 老年病への対応

1. 老年病は若年期の疾病や生活習慣が基礎にあることが多い．そのため，老年病への対応は若年期から始める必要がある
2. 老年病として，多くの症候が出現するため（多病），各症候に関する精密な検査より総合機能評価を重視する
3. 老年病に対応する際，薬物のみに頼らず，非薬物療法も重視する．家族や経済状態を考慮して，公的サービスを含めたマネジメントを導入する

現れた病状すべてに対して，専門医がバラバラに診療するより，老年病の専門医やかかりつけ医・家庭医が各科の専門医の意見を集約したほうがよい．その集約をもとに，老年病への対応の仕方を計画するのが効率のよい方法である（**表2-4**）．

老年病への対応の仕方は薬にだけ頼るのではなく，看護，リハビリテーション，介護など**非薬物療法**も十分配慮する．その際，家族構成や経済的状況も考慮して，公的なサービスもできるだけ利用するよう心がける．

われわれは高齢者や老年病から学ぶことが多い．自分自身の日常生活や今後の生活設計に生かせることもたくさんあり，本書を読まれた方々のお役に立つことを希望する．

まとめ

・老年病は老化を基礎とした病気で，一人で多くの病気を抱える．
・症状が典型的でなく，生理的老化との区別がつきにくい場合も多い．
・病気の回復が遅いことが多い．
・検査や投薬はできるだけ少なくして，非薬物療法により対応するとよい．

メモ 2-1 　恒常性（ホメオスタシス）

クロード・ベルナールが提唱した生体の内部環境を一定の状態に保つ作用をいう．ホメオは「同一の」スタシスは「状態」を意味するギリシャ語である．外界がさまざまの条件に変わっても，ヒトが一定の状態を維持できる機構である．

メモ 2-2 | 新陳代謝

テレビでもコンピュータでも古くなると，具合の悪い所が出るとか，処理スピードが遅くなる．人でも高齢になると同じような特徴がみられる．化合物でも古くなると，酸素ラジカルなどにより変化する．古くなった物を新しい物で置き換えるため，古い物を壊して新しい物を作る．これを新陳代謝という．

メモ 2-3 | 多臓器機能障害症候群

感染，手術，外傷などの侵襲により2臓器以上の臓器が同時あるいは連続して機能不全（働きが著しく落ちる）に陥り，死亡することもある．感染性心内膜炎（Ⅱ-6-E-ⅳ），菌血症，**全身性炎症反応症候群**，**播種性血管内凝固症候群**などが引き金になる．それらを迅速に診断し，適切に対応する．

全身性炎症反応症候群（SIRS）
①体温（<36℃または>38℃），②脈拍（>90/分），③呼吸数（>20/分または Pa_{CO_2}<32tor），④白血球数（>12,000/mm^3，<4,000/mm^{3}または桿状核>10%）のうち2つ以上を満たす．

播種性血管内凝固症候群（DIC）
重症感染症，炎症，外傷，癌などにより，細い血管に血栓を起こし，臓器の血流を障害する．血小板減少，プロトロンビン時間延長，フィブリン分解産物（FDP）増加，出血傾向を示す．ヘパリンやタンパク分解酵素阻害薬により治療する．

メモ 2-4 | なくて7病

「なくて7癖」ということわざがあり，誰でも7つぐらいの癖を持っている．高齢者は特有の病態があり，老年症候群とか老年病と呼び，85歳になると一人で平均8個の症候群を持つため，「なくて7病」と言う．しかし，高齢者は「老年病」として片づけられることを好まないので，あまり口にしないほうがよい．

メモ 2-5 | 老年病は一日にして成らず

ローマ帝国は1日で建国されたのではなく，何百年もかかってできた．老年病もローマ帝国と同じく，若い頃からの蓄積により，老年病として発病する．老年病を起こす原因の多くは若年期に始まり，蓄積して老年病となる．老年病にならないために若い頃から心がける．

メモ 2-6 | 若年期のトラウマ

若い頃の病気が高齢になって，老年病に影響する．幼少の頃に患った肺結核の跡がある人は喘息を起こしやすい．頭部を打撲した人はアルツハイマー病になりやすい．胃を切除した人はビタミン B_1 や B_{12} の欠乏症に陥りやすい．

3 老年医学的総合機能評価

―高齢者の機能とその障害を総合的に評価する―

老年医学的総合機能評価（CGA）とは
―CGAとはどういうものか―

　高齢者の臨床像の特徴として，病気が多くの臓器にまたがって併存しており，さまざまな機能の障害を合併している．したがって，臓器別の医学・医療に徹した従来の捉え方ではこのような高齢者を十分に把握し，評価できていなかった．

　このような反省に立って登場してきた評価法がCGAである．高齢者総合（機能）評価と呼ばれることもあるが，ここでは『老年医学テキスト　改訂第3版』（日本老年医学会　編）に準じて**老年医学的総合機能評価** comprehensive geriatric assessment（CGA）と呼ぶことにする．

　米国老年医学会の定義(1989)によれば，CGAとは高齢者の有するさまざまな問題（病気，機能・能力障害，社会的不利を含む）を明らかにし，それを記載するとともに説明できるような評価法で，多領域にわたる総合的なものである．

　これを使うことにより，高齢者のさまざまな障害から個人個人の問題点を探し出すとともに，その高齢者の有する能力や資源も総括できる．それにより，各個人にとって最適な医療と介護の計画を作り，実施するためのものである．

　すなわち，その基本にあるものは，高齢者を中心として医療・介護にかかわるすべての者が高齢者の抱える問題点を客観的に評価して，少しでも改善させようという試みである．

B CGA に含まれる内容
―CGA は日常生活の過ごし方を評価する―

　CGA には多方面の内容が含まれる(**表 3-1**).その基本は,①**日常生活動作**(ADL)を中心とした身体的機能,②精神心理的機能,③社会経済的要因である.

　ADL を評価する際には,まず適正な医学的診断と治療を行わなければならないことを強調しておきたい.

　ADL は**基本的日常生活動作**(BADL)と**手段的日常生活動作**(IADL)に分けて評価する.IADL が損なわれると独立して生活を送ることがしにくくなる(**メモ 3-1**).

　精神心理的機能は認知機能(認知症の有無やその重症度)やうつ状態を測定し,意欲や QOL(生活の質)も評価する.認知機能検査には**改訂長谷川式簡易知能評価スケール**(表 3-2)や MMSE(mini-mental state examination,表 3-3)をよく使う(Ⅱ-6-B-ⅱ).うつ状態は GDS(geriatric depression scale,表 3-4)を用いる.

　社会経済的要因には介護者(**キーパーソン**),家族,居住状況,住居,家計(経済状況),介護保険,行政とのかかわり,地域の支援体制など,高齢者を取り巻く社会環境の側面をすべて含む.長期ケアの場合,社会経済的要因の影響が特に大きい.

　このほか,栄養状態,嚥下の状態,服薬状況,視力・聴力,口腔ケア,救急対応なども合わせて評価することが必要である.

表 3-1　CGA の評価内容

1. 日常生活動作
    BADL:移動,摂食,排泄,更衣,整容,入浴,階段昇降など
    IADL:外出,買い物,家計(金銭管理),服薬管理,電話の使用,料理など
2. 精神心理的機能
    認知機能:改訂長谷川式簡易知能評価スケール,MMSE など
    うつ状況:GDS 簡易版など
    その他:意欲,QOL
3. 社会経済的要因
    介護者(キーパーソン),家族,居住状況,住居,家計(経済的状況),介護保険,行政とのかかわり,地域の支援体制など
4. その他
    栄養状態,嚥下の状態,服薬状況,視力・聴力,口腔ケア,救急対応など

表3-2 改訂長谷川式簡易知能評価スケール

No.	質問内容		配点
1	お歳はいくつですか？（2年までの誤差は正解）		0　1
2	今日は何年の何月何日ですか？　何曜日ですか？ （年月日，曜日が正確でそれぞれ1点ずつ）	年 月 日 曜日	0　1 0　1 0　1 0　1
3	私たちが今いるところはどこですか？ （自発的に出れば2点，5秒おいて，「家ですか？　病院ですか？　施設ですか？」の中から正しい選択をすれば1点）		0　1　2
4	これから言う3つの言葉を言ってみてください．後でまた聞きますのでよく覚えておいてください （以下の系列のいずれか1つで，採用した系列に○印をつけておく） 1：a）桜　b）猫　c）電車　　2：a）梅　b）犬　c）自動車		0　1 0　1 0　1
5	100から7を順番に引いてください （「100-7は？　それから7を引くと？」と質問する．最初の答が不正解の場合，打ち切る）	（93） （86）	0　1 0　1
6	私がこれから言う数字を逆から言ってください （3桁逆唱に失敗したら打ち切る）	（6-8-2） （3-5-2-9）	0　1 0　1
7	先ほど覚えてもらった言葉をもう一度言ってください （自発的に回答があれば各2点，もし回答がない場合，以下のヒントを与え，正解であれば1点） a）植物　b）動物　c））乗り物		a）：0　1　2 b）：0　1　2 c）：0　1　2
8	これから5つの品物を見せます．それを隠しますので何があったのか言ってください（時計，鍵，タバコ，ペン，硬貨など相互に無関係なもの）		0　1　2 3　4　5
9	知っている野菜の名前をできるだけ多く言ってください （途中で詰まり，約10秒待っても出ない場合には，そこで打ち切る） 5個まで0点，6個1点，7個2点，8個3点，9個4点，10個5点		0　1　2 3　4　5

満点：30　　　　　　　　　　　　　　　　　　　　合計得点
カットオフポイント：20/21（20以下は認知症の疑いあり）

表3-3　MMSE (mini-mental state examination)

	質問内容		得点
1 (5点)	今年は平成何年ですか 今の季節は何ですか 今日は何曜日ですか 今日は何月何日ですか	年 曜日 月 日	0　1 0　1 0　1 0　1 0　1
2 (5点)	ここは何県ですか ここは何市ですか ここは何病院ですか ここは何階ですか ここは何地方ですか(例：関東地方)	県 市 病院 階 地方	0　1 0　1 0　1 0　1 0　1
3 (3点)	相互に無関係な物品3個の名前を1秒間に1個ずつ言い，被験者に繰り返させる．正答1個につき1点を与え，得点を記入する．設問5のために，誤答があれば6回まで繰り返し，できなければ設問5はとばす		0　1 2　3
4 (5点)	100から順に7を引く(5回まで) 　93, 86, 79, 72, 65 (正答1個に1点) または「フジノヤマ」を逆唱させる		0　1　2 3　4　5
5 (3点)	3で提示した物品名の再度復唱(設問3ができなかった人は×)		×　0　1 2　3
6 (2点)	(時計を見せながら)これは何ですか (鉛筆を見せながら)これは何ですか		0　1 0　1
7 (1点)	文章反復 「みんなで力を合わせて綱を引きます」(1回のみで評価)		0　1
8 (3点)	(3段階の命令) 「右手にこの紙を持ってください」 「それを半分に折りたたんでください」 「机の上に置いてください」		0　1 0　1 0　1
9 (1点)	(次の文章を読んで，その指示に従ってください) 「眼を閉じなさい」		0　1
10 (1点)	(何か文章を書いてください)		0　1
11 (1点)	(下の図形を描いてください)		0　1
		得点合計	

満点：30
カットオフポイント：23/24 (23以下は認知症の疑いあり)

表 3-4 GDS(geriatric depression scale)簡易版の日本語訳

1. 毎日の生活に満足していますか	はい　いいえ
2. 毎日の生活力や周囲に対する興味が低下したと思いますか	はい　いいえ
3. 生活が空虚だと思いますか	はい　いいえ
4. 毎日が退屈だと思うことが多いですか	はい　いいえ
5. 大抵は機嫌よく過ごすことが多いですか	はい　いいえ
6. 将来への漠然とした不安にかられることがありますか	はい　いいえ
7. 多くの場合は自分が幸福だと思いますか	はい　いいえ
8. 自分は無力だと思うことが多いですか	はい　いいえ
9. 外出したり,何か新しいことをするよりも,家にいたいと思いますか	はい　いいえ
10. 何よりもまず物忘れが気になりますか	はい　いいえ
11. 今生きていることが素晴らしいと思いますか	はい　いいえ
12. 生きていても仕方がないという気持ちになることがありますか	はい　いいえ
13. 自分が活気にあふれていると思いますか	はい　いいえ
14. 希望がないと思うことがありますか	はい　いいえ
15. 周りの人があなたよりも幸せそうにみえますか	はい　いいえ

1, 5, 7, 11, 13 には「はい」に 0 点,「いいえ」に 1 点を,2, 3, 4, 6, 8, 9, 10, 12, 14, 15 にはその逆を配点し,合計する.6 点以上がうつ傾向とされている.

C　CGA の適応と有用性
― CGA は高齢者の状況を全般的に捉える―

　CGA は健康な高齢者や進行した重度の要介護状態の人には向いていない.CGA は何かの障害があり,しかも今後進行する可能性のある高齢者に行う.その範囲は長期ケアの対象者だけでなく,急性期病院の入院・外来患者や地域在住の**介護予防特定高齢者**にも広げられる.

　CGA の導入によって入院日数・回数が減り,ADL や認知機能が改善し,ケアの効率がよくなり,栄養状態が改善し,経済的負担が軽くなり,生存率がアップする効果がある.うつや認知症の早期発見にも結びつくことも強調されている.

D　CGA の今後
― CGA をもっと普及させるために―

　CGA は**チーム医療**の中でこそ施行されるべきで,チームを構成する各人が CGA の内容やその妥当性をよく理解してほしい.臓器別の病気が主体の考え方に縛られた医師には,CGA という評価の方法はあまりなじみのない

ものであろう.

　CGAはわが国の医療現場ではあまり普及していないといえる．むしろリハビリテーションや介護の現場において機能障害，能力障害を目標として取り組まれている．わが国の**要介護度認定**作業の中でも，CGAの項目がかなり取り入れられている．

　CGAでは多くの項目を評価する．そのため，かなりの時間や手間を要する．この労力が普及を妨げる一因になっており，診療報酬上の補填などが図られることが望まれる．最近はCGAの簡易版（スクリーニング版）も考案され，時間の制約のある外来診療などでの活用が期待されている．

まとめ

- 高齢者と接する場合には，老年医学的総合機能評価（CGA）が有用である．
- CGAは日常生活の過ごしやすさを評価するものである．
- 具体的にはADL，精神心理的機能，社会経済的要因などについて評価する．
- CGAは高齢者の状況を全般的に捉えることにより高齢者の生活を改善する．
- 高齢者の豊かな生活のために有用なので，さらに普及するようよう図っていくべきである．

メモ 3-1　BADLとIADL

基本的日常生活動作（BADL）は移動（歩行など），摂食，排泄，更衣，整容，入浴など，生活する上で必要不可欠な基本的な生活動作である．介護の現場では摂食，排泄，入浴の3つをいかに保障するかが常に問題となる．一方，手段的日常生活動作（IADL）は，より高次な社会生活をする上で必要な生活動作で，外出，買い物，家計（金銭管理），服薬管理，電話の使用，料理などが含まれる．認知症患者ではIADLの障害の有無が早期診断上の重要なポイントになる（表3-1）．

4 コメディカルと老年医学のかかわり

―高齢者のチーム医療―

　高齢者が暮らしていく上で，いろいろな問題が出てくる．健康面での問題以外にも経済問題，対人的な問題などがあり，それらは若年期と違った面がある．そういった問題はそれぞれ独立しているのではなく，お互いに影響し合うのが特徴である．

　認知症という医学的な問題も，必ず福祉や経済的問題を伴う．さらに，介護などをめぐって，家族や地域とのかかわりも生まれる．老人病は医療だけで解決できない問題を数多く伴っている．

　多方面の課題を解決するためには医師以外に看護師，薬剤師，栄養士，理学療法士，作業療法士，言語聴覚士，社会福祉士などに加えて家族が協力して，チームプレイをする必要がある．若年者の場合にも同様の協力が大切だが，高齢者の場合は特に**チーム医療**を大事にする．

A　コメディカルに老年医学が必要なわけ

―老年医学の上にチーム医療がある―

ⅰ）高齢者が多くなってきた

　わが国の65歳以上の人口は2,870〜2,880万人で，全人口の22.5％を占める．60年前の65歳以上の人口は390万人(4.9％)であり，65歳以上の人口は60年間に7.4倍になった．22.5％の人のための医学はおろそかにできない．

ⅱ）高齢者は病気をたくさん持っている

　高齢者は免疫力や新陳代謝が低下するため，病気にかかりやすい．また，一人で多くの病気を抱えている(Ⅰ-2-B)．そのため，診療現場で日常経験

するように，医療は高齢者をめぐって動いているといって過言ではない．

　高齢者では，人口×一人当たりが有する病気の数は 65 歳以下のそれをはるかに上回る．したがって，数の上からはコメディカルの人がかかわる確率は高齢者が圧倒的に高く，高齢者の医療こそがコメディカルを専門とする人の生きがいとなるかもしれない．

iii) 高齢者の病気は治りにくい

　病気からの回復が高齢者では遅い（Ⅰ-2-B）．また，回復しても後遺症を残すことが多い．**後遺症**からの回復はコメディカルの人が活躍する場であり，完全治癒しない人を社会に帰す努力は老年医学の重要な分野である．

iv) 高齢者の身体的マネジメントは難しい

　高齢者は老化により身体面で変化する．若年者と同じように対応すると問題が起こりやすい．例えば，リハビリテーション中に転倒して骨折したり，薬物治療により副作用が出る機会が多い．

v) 高齢者の身体以外のマネジメントも難しい

　高齢者は人生の先輩であり，若いコメディカルの人にあれこれ指示されることを好まない人もいる．いろいろな不安を抱えているため，集中できない高齢者も多い．病気以外の感情面に配慮することも大事である．

　また，孤独をかこつ高齢者が多い．独居の高齢者など，話し相手を求めている人も少なくない．孤独を解消してあげるような支援をするだけで，訴えや苦痛が減る高齢者もいる．孤独への支援も老年医学の一つのワザである．

vi) 高齢者には非薬物療法が重要である

　高齢者を薬で治療するときには特別の配慮がいる（Ⅲ-16-B）．できるだけ，薬に頼らない非薬物療法を選択するとよい．非薬物療法にはケア，リハビリテーション，環境の整備などがあり，広い意味では福祉も含まれ，副作用が少ない．

　高齢者を排除しないで，社会の中に包み込んで（**インクルージョン** inclusion）一緒に地域で暮らす（**共生**）という方法が最近，重視されている．高齢者の中には病気を持つ人もいるが，非薬物療法の一環として共生していきたい．

コメディカルの分野にたずさわる人々も，自分の専門分野を大切にすると同時に，他の職種の人々，地域の人たち，家族とも連携し，チームワークを組みながら，高齢者を中心にした老年医学を実践していただきたい．

B 高齢者医療を支える人たち
―多くの職種がチームを組む―

高齢者が楽しい生活を営むために，多数の人が協力して，社会の中で包み込んでいくことが望ましい．どのような人たちが協力してチームに加わるかは時代とともに変化し，最近では特に進化してきた．

i) 医　師

老年医学はイギリスの医師たちにより，組織立って始められた．まず1948年，高齢者のケアを目指す学会がつくられた．その後政府が積極的に支援し，老年医学を志す多数の専門医が生まれた．1959年には英国老年医学会と改名された．

アメリカでは1914年に「老年医学」という教科書が出版されたが，当時のアメリカは高齢者が少なく，老年医学に対する関心も薄かった．現在でも，医師による老年医学より，非医師による老年学が主流である．

わが国では東京大学の入澤達吉が1912年に「老人病学」という大部の教科書を出版した．しかし，その後，この流れは発展せず，アメリカと似たような事情であった．

老年医学がわが国で芽生えたのは第二次世界大戦後，ベビーブームの終わった頃である．戦後生まれの子が高齢者になれば，この国はどうなるだろうかという不安から日本老年医学会が1959年に誕生した．2010年3月31日現在，会員数5,930人よりなる学会に成長した．

筆者(中村)も学生時代，都市部と過疎地における将来の高齢者人口の割合を人口統計から推計して比較した．地方では高齢者の比率が多くなり，大変そうだと予測した．まだ高齢者の社会問題などは誰も口にしていなかった頃だ．

それから半世紀がたち，高齢者が医療の上で大きな問題になっているにもかかわらず，医師の老年医学に対する関心が爆発的に高まったとは，とても思えない．多くの医師は専門分野に専心し，高齢者としての患者個人には関

心が薄い.

今後,かかりつけ医をはじめとして,専門医であろうとも,老年医学についての基礎的知識を駆使して,高齢者医療に励まれることを切に期待する.

ii) 看護師

日本老年看護学会(2010年6月11日現在,会員数1,101人)は1995年に設立され,2009年日本老年学会に加盟した.最近,欧米と同じく,わが国でも高齢者の看護については関心が高まってきている.

医師に比べて,看護師のほうが老年医学に関心が深い.第一の理由としては,高齢者と触れ合う機会が多いことがある.看護師は,ある高齢者が入院したときにはその人をさまざまな角度から看護する.家族や知人とも接し,その人の病気以外の背景も知ることができる.

第二に,看護師は特別な場合を別にして,専門化していない.そのため,高齢者を全人的に捉えることができる.例えば,大腿骨頸部骨折の人が胸部絞扼感を訴えた場合,多くの看護師は心電図検査をする.

高齢者を対象とした医療が大きな部分を占める今日の臨床現場における看護師の役割は今まで以上に大きい.その役割の中でも老年医療に関する対処の仕方は医療全体の質にかかわる重大な問題である.

iii) 理学療法士,健康運動指導士(Ⅲ-17-D-ⅰ)

非薬物療法の一つである**リハビリテーション**の一翼を担っている.老化によって弱ってきた筋力をアップするのも役割の一つである.寝たきりの人,脳梗塞の人,骨折をした人などの筋力を高め,関節を動きやすくする.

病院のリハビリテーション部門で活躍するほか,家庭やデイケアにおいてリハビリテーションを行う.介護予防の中で,運動器機能向上プログラムでは**健康運動指導士**がトレーニング機器を利用した筋力トレーニングをする.

iv) 作業療法士(Ⅲ-17-D-ⅱ)

社会への適応能力が障害された場合,その機能を回復させる.日常生活動作のほか手芸,工芸,陶芸,園芸などを指導する.日常生活に必要な食事,歯磨き,掃除などをさせると心身の機能が改善される.

園芸は上下肢や腰の筋力を増し,陶芸は手や指の運動能力を改善させる.さらに,運動機能の改善に加えて,感情面での安定化にも寄与する.

v） 言語聴覚士（Ⅲ-17-D-ⅲ）

失語症，構語障害，発声障害，嚥下障害のある高齢者の機能を評価し，リハビリテーションにより回復させる．主に病院のリハビリテーション部門に属し，脳卒中や認知症など神経障害による言語障害や，嚥下障害を評価し，回復のために適切な訓練をする．

vi） 保健師（Ⅲ-19-D-ⅰ）

地域包括支援センターで介護予防ケアマネジメントをする．予防給付と介護予防事業のケアマネジメントを総合的に行い，要支援状態の悪化を防止し，要介護状態にならないように予防をする．

vii） 主任介護支援専門員，ケアマネジャー（Ⅲ-19-D-ⅰ）

主任介護支援専門員は地域包括支援センターで総合的，継続的なマネジメントをする．またケアマネジャーに指導・助言（後方支援）して，地域のネットワークをつくる．日本ケアマネジメント学会（2008年度会員数約2,200人）も日本老年学会に加盟している．

ケアマネジャーは介護保険で要支援・要介護と認定された人に対して，評価に基づいたケアプランを作成し，マネジメントをする．介護全般に関する相談や援助，関係機関との連絡調整・介護保険の給付などを管理する．

viii） 栄養士，管理栄養士（Ⅲ-16-C）

高齢者には栄養の問題がある．介護予防を含めて，栄養の問題を解決するのが**栄養士**や**管理栄養士**である．栄養士は都道府県知事が免許を出すが，管理栄養士は国家試験があり，厚生労働省により認可される．

ix） 歯科医師，歯科衛生士（Ⅲ-18-B）

日本老年歯科医学会（2008年度会員数1,997人）は1986年に設立され，日本老年学会の一分科会である．高齢者の口腔衛生に対する歯科医の関心は高く，介護予防の中にも口腔衛生が取り上げられている．

歯を大切にして高齢者の咀嚼能力を維持させることが目標の一つである．ほかの目標は口腔内を清潔にすることによって不顕性誤嚥（Ⅱ-8-B-ⅲ-c）を予防することである．これらの目標に向けて，主に**歯科衛生士**が努力している．

x) 社会福祉士(ソーシャルワーカー)(Ⅲ-4-D-ⅰ)

地域包括支援センターで総合相談や支援，権利擁護の相談をする．高齢者への**虐待**(ぎゃくたい)を防止し，虐待の早期発見など権利擁護もする．福祉の分野では指導的立場にある人たちである．

専門的な知識や技術を身につけているため，身体的・精神的な障害や環境の問題から日常生活に困難を覚える人に対して，福祉に関する相談に乗る．さらに，福祉に関する助言や指導を行い，サービスをする．

xi) 介護福祉士(ケアワーカー)(Ⅲ-4-B-ⅱ)

介護老人福祉施設やデイケアセンターなど社会福祉施設で働く．ホームヘルパー(訪問介護員)として，在宅の要介護者を自宅で援助・介護する．

xii) 薬剤師(Ⅲ-16-B)

高齢者を薬で治療すると，副作用が出やすい．薬に関する問題点をみつけ，高齢者からの相談に乗るために，居宅療養管理指導など老年医療の分野で活躍する．多くの病気を抱える高齢者を薬の副作用から守るため，なくてはならない人たちである．

C 高齢者医療にかかわるときの原則
―チーム医療の進め方―

高齢者の医療はチーム医療の好例であるといわれる．高齢者を中心として，あくまでも高齢者の意向を第一に尊重して，各スタッフがそれぞれの専門性を発揮しつつ協力して，医療，リハビリテーション，介護を担当する(図4-1)．

若年者に比べて高齢者では医療が占める割合は相対的に小さく，リハビリテーションや介護の果たす割合が大きい．しかも長期にわたるフォローが必要である．患者だけでなく，家族に対する支援や配慮も重要になってくる．

チーム医療においてはスタッフ間の情報の共有が何よりも大切である．スタッフは自らの専門領域に閉じこもらずに，ほかの領域にも広く目を向けて高齢者の全体像を把握する努力が望まれる．

自らの専門から得られた情報や問題点をほかのスタッフにもわかりやすく伝える．コメディカルの人にとっても老年医学を十分に理解し，高齢者の特

I　老年医学とは

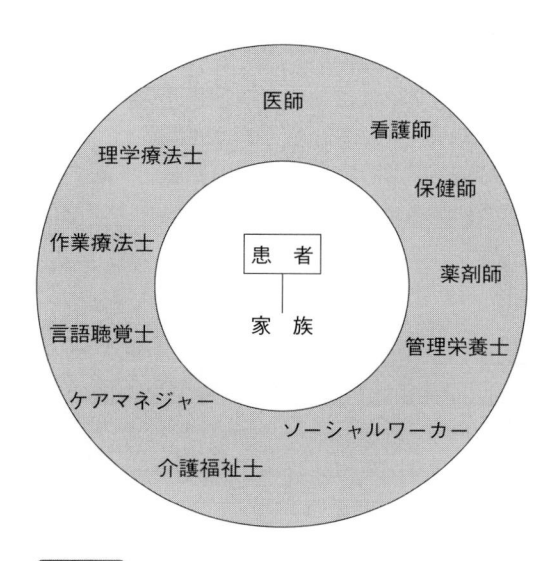

図4-1 高齢者医療におけるチームワーク

徴を知ることは**チーム医療**を円滑かつ有効に進める上で大切なことである．
　さらに，現状では以下の三点についても考慮しておく必要があろう．
　第一に，チーム医療のリーダーは多くの場合，医師である．しかし，高齢者医療における医療の占める割合は比較的小さく，医師が直接関与する部分は限られているのが現状である．
　しかも，多くの医師が臓器別の専門医を志向しており，多臓器にまたがる高齢者の病気全般をよく知っているとは限らない（メモ4-1）．高齢者チーム医療では，医師以外のスタッフは医師からの指示にただ従うだけではいけない．
　自らも高齢者をしっかりと評価し，高齢者の問題点を早期に見いだし，解決に向けて，より積極的に自ら提言をしていくことが求められる．
　第二に，現行の医療の現場では医師は非常に多忙であり，一人一人の患者の診療に十分な時間をかけられない．つまり，実際に接する時間は極めて少ないのが実状である．
　それに反して，コメディカルの人，中でも看護師，理学療法士，作業療法士，言語聴覚士は十分とはいえないまでも高齢者と実際に接する時間が長く，その中で多くの情報を得る機会がある．

高齢者，家族サイドからはさまざまなレベルの訴え，質問，不満などが出てくる．それらに対しては決して自分一人だけで判断しないで，情報をほかのスタッフと共有して対処することが大原則である．

対処の前に情報を整理して，医師に伝えて指示を仰ぐべきか，ほかのスタッフに伝えて相談の上対処すべきか，自分の判断でことを進めるのか決定する．これを誤りなく適切に行う上で医学的知識や考え方は必要不可欠のものになる．

第三に，高齢者は多くの合併症を持っていることが多いが，その症状は決して典型的なものではなく，あいまいなものであることが少なくない（Ⅰ-2-B）．一方で，高齢者の病状はしばしば急変することも想定しておかなければならない．

高齢者の特徴を個人個人で，日頃からよく認識しておく．スタッフ間でもその情報を共有しておくことはリスク管理の面からも必要なことである．

高齢者医療の項目は，医師，看護師はもとより理学療法士，作業療法士，言語聴覚士，介護支援専門員，介護福祉士などの国家試験出題基準にも明記されている．しかも，この分野の重要性は今後さらに増大すると予想される．

まとめ

・高齢者の医療には若年者にもまして，コメディカルの人などによるチームワークが大切である．
・現在，高齢者の医療・介護・福祉などをめぐって多くの職種が参加している．
・お互いの立場を尊重し，情報を共有し，協力することが大切である．

メモ 4-1 総合診療部

現在，病院によっては総合診療部を設置している．研修医なども総合診療部でトレーニングを受けている．高齢者は一人で多くの病気を持つため，複数の専門医がバラバラに診療するために生じる弊害が指摘されている．高齢者にとっては総合診療部や**かかりつけ医・家庭医**の制度はメリットが大きい．

5 高齢者や家族との話し合い

―病気についての情報をどう伝えるか―

　高齢者や家族と医師やコメディカルの人が接するときに，病気に関する**情報**をどう伝えるかは大切である．高齢者と上手に接するためには，病気の状況を正確にわかりやすく，相手を傷つけないように説明するようにしたいものである．

A 病態に関する情報
―同じ病名でも人によりさまざまな病態をとる―

　ある病気，例えばアルツハイマー病でも，家からあまり出たがらない人と，しばしば徘徊(はいかい)をする人では周囲の人への影響が違う．まだ社会的に責任のある人と，引退して悠々自適(ゆうゆうじてき)の生活を送る人では問題の大きさが異なる．

　同じ病気でも現れる症状や進行の速さ，治療による副作用の出方が千差万別である．特に，高齢者では若年者より病気の状況(**病態**)の差は大きい．

　病態に関する情報を受け入れる心の準備(**受容**)も，できている人とできていない人がある．受け取る人の気持ちも考えながら，説明しなければいけない．したがって，説明は一方的でなく，相手の反応をみながら，双方向性のものにしたほうがよいようだ．

　高齢者や家族に病名のみを伝えるだけでは十分ではない．家族は病名を補うために，インターネットなどに載っている情報を利用することがある．ただ，それらの情報も平均的なもので，その人に適切でない場合も多い．実際の病気の状況とその対策，今後どのように経過するかなどを本人や家族に知らせる必要がある．ところが，病気は思いがけない方向に向かうことがある．高齢者では特に不測の事態が起こりやすいことを知ってもらいたい．

　医師は多忙であるが，できるだけきめ細かにその時点での状況を伝えるよ

うにしたい．コメディカルの人がそれを補うように努めるのもよい．ただし，伝える情報が医療側で食い違っていては混乱を招くので，統一見解を共有する．

さらに，病気は時々刻々変化するものである．病気の変化に沿って，説明が変わるのは当然のことである旨，最初に断っておくことも大切である．高齢者を対象にするときは言い訳じみているが，最初から断っておくとよい．

B 告知ということ
―病名を知らせること―

イタリアのフィレンツェにフラ・アンジェリコの受胎告知（じゅたいこくち）というすばらしい絵がある．天使が処女のマリアさんに「御子（みこ）を身ごもられましたよ」と告げ，マリアさんは「ウソ」というような驚いた顔つきをしている．

告知という言葉を聞くたびに，マリアさんの顔が思い出される．医師が本当に天使なのか，私には自信がない．法律用語として，告知という言葉は定着しているようなので，一般的に使われているが断定的な響きがする．

法律用語としての**告知**は上から下へ伝えるというニュアンスもあり，英語のインフォーム（inform）と比べると硬い感じを禁じ得ない．告知された側からは**宣告**されたとか**判決**を受けたというように受け取られているようだ．

また，告知された病名がゆるぎのないものかどうかも怪しい．病気の本人や家族は白黒をはっきりさせたいと望むことが多い．その気持ちは理解できるが，病気というのは病名だけですべてを言いつくせるものではない．

同じ病名でも種々の病態があり，高齢者では多様性が大きい．そこで，病名だけではなく，どのような**対処**をするかなどを丁寧に説明することが望まれる．それにより，高齢者や家族との対話が生まれる．

最初から対話の素地をつくっておくと，告知した病名を別の病名に変更しようとする場合でも，スムーズに話が進められる．病名だけの告知に終われば，その病名を別のものに変更すると，不信感が生まれる．

医師から病気について十分な説明を受けていない人は，コメディカルの人などに病気の内容を熱心に尋ねる．そのため，患者側と接するときには，医師とコメディカルの人とであらかじめ役割分担をしておくのも一つの方法である．

C 告知の義務
―病名を知らさなければいけないか―

　生命保険に加入するときは，自分の病気を包み隠さず申告する告知の義務があるが，医療従事者は本人や家族に病名を告知する法律上の**義務**はない．

　その理由の一つは病名がはっきりしない病気もまれではないことである．高齢者では病気が教科書的でなく，典型的でない病態が多い．そのため，告知した病名が間違っていることも珍しくはない．

　このような間違いの可能性がある病名を告知することは本人や家族に対して大きな問題である．病名告知を義務化する必要はない．むしろ，病名が間違っている可能性のあることを告げる義務のほうがあるように思われる．

　いつまでも病名やその病気の内容を知らされないで，ずるずる診療を続けていると，患者側は何のために診療を受けているのか不安になる．できるだけ頻繁に，病気についてわかったことや今後の方針を話し合うべきである．

　すなわち，病名告知の義務はないが，検査などで明らかになったことや治療の方針をわかりやすく，不安を与えないように説明する義務はある．

D 自己決定権
―高齢者の尊厳を保つために―

　医療や介護・福祉に携わる者が高齢者や家族と話し合いを持つことには高齢者の尊厳を保ち，自分で満足のいく意思を決めるという目的もある（**自己決定権**，Ⅲ-21-B-ⅱ）．

　たとえ病気を抱えながらも高齢者が有意義で楽しい余生を送るためには，自分自身で方針を決めてもらうことを原則とする．満足した生活をするには病気などの内容を知り，今後どのように振る舞うかを自主的に決める**権利**が必要である．

　しかし，自分で決めさせるに当たっては，病気についての十分な情報を与えて，理解してもらう必要がある．自己決定権を優先させ，**納得**してもらった医療や介護を行ってはじめて，患者の尊厳を保つことが可能になる．

　また，病気の状況や将来の展開を知らせることにより，家庭，仕事，財産などの社会的な問題を整理したり，解決を急ぐことができる．その上で，安心して高齢者が残された時間を有意義に過ごすことができるようになる．

E 病態を上手に伝えるために
―カウンセリングについて―

最近，告知をすることが多くなり，専門的なカウンセラーが病気のことを上手に説明する機会が増えている．主に，**臨床心理士**が担当することが多い．

本人や家族の心理的反応に応じて，同じ目線で上手にコミュニケーションをとる技術を備えた専門家がいる．そのような人は病態を的確に伝え，病気の経過を追って本人や家族に対応してくれ，医療機関などに常駐していることもある．

さらに，癌や難病，認知症などといった高齢者本人や家族に大きな影響を及ぼす病気別の専門的なカウンセリングを行う**カウンセラー**が増えてきた．その病気についての相談，適切な助言や心理的指導も行う．

専門のカウンセラーによるカウンセリングは高齢者本人や家族には喜ばれるが，どの医療機関にもいるとは限らない．そのような人がいないときは医師や看護師が上手にカウンセリングする技術（スキル）を身につけることが望ましい．

カウンセリングの技術も大切であり，患者側の状況をよく知り，必要とされる情報について相手の心を傷つけないように伝えることが要求される．カウンセリングを受ける人の身になって，話し合いたいものである．

まとめ

- 医師やコメディカルの人は病態について，説明する必要がある．
- 病名告知の義務はないが，どのようなことが起こっているか，今後どのように対処するかを説明するほうがよい．
- 医師とコメディカルの人との間で説明の内容に食い違いのないようにする．
- 上から下への目線で告知するよりは同じ目線で対応する．
- 専門的なカウンセラーによるカウンセリングも，病態説明には有効である．

II

人の老化と老年病

―老化を基礎にして老年病になる―

老化によるヒトの臓器の変化は臓器によりまちまちである．老化による臓器の変化を基礎にして，高齢者は老年病を起こすことがある．老年病を予防・治療するためには臓器の老化について，十分な知識を持って臨みたい．

コメディカル分野に携わる人たちも，老化と老年病の関係を頭に入れて，高齢者と接すると無駄が少なく，本人や家族から感謝されることが多い．ただ，すべてを歳のせいにして片づけると，反発されることもあるため注意するとよい．

6 神経系の老化と病気

―神経が老化によりどう変わり，病気になるか―

　神経は運動，感覚，感情，思考などヒトを人間らしくする上で必須の器官である．神経系は生まれてこの方，新しく入れ替わらないため，老化による変化が著しい．介護保険のサービスを受ける人の多くも神経の病気が原因となる．

A 神経系の老化
―老化により神経はどう変わるか―

　ヒトの神経細胞は生まれてからほとんど分裂・再生せず，老化とともに数が減り，機能も変わる．高齢者の日常生活にも影響し，神経系の病気を起こすことが社会的にも大きな問題となる．

ⅰ）生理的老化

　老化により，すべての高齢者に起こる変化で，病気と直接関係はない．神経細胞が20歳代より徐々に直線的に減るため，種々の機能が変わる．
　新しいことを覚える**流動性知能**は高齢者で下がるが，知能の蓄積（**結晶性知能**）は歳とともに増加する．高齢者では**深い眠り**（ステージⅣ）が少なくなり，**筋力**や**感覚機能**が下がり，**体温調節**や**反射機能**が老化により落ちる．
　神経細胞内にリポフスチン，小脳にトルペードが増え，軸索ジストロフィーやマリネスコ小体が高齢者の脳でみられるが，病気とは関係がない．

ⅱ）病的老化

　高齢者全員にみられるわけではなく，神経の病気の基礎になる．高齢者の病気を予防・治療するため，病的老化の研究が進められている．

病的老化と関係する物質(主にタンパク)や構造物があり，高齢者の病気とかかわりが深い．タンパクがたまり，塊(凝集物)となって顕微鏡で見える．

a. アミロイドβタンパク(Aβ)

40〜42個のアミノ酸からなる小さなタンパク(ペプチド)である．2つの神経細胞の間にある隙間(シナプス)で細胞の働きに悪い作用をして，神経細胞を死に導くと考えられる．Aβ同士が集まって凝集物となる(**老人斑**)．

凝集物は血管にもたまる(**アミロイドアンギオパチー**)．老人斑などの凝集物はアルツハイマー病の人の脳，特に海馬や頭頂・側頭葉に多い．

b. リン酸化タウタンパク(p-tau)

タウタンパクは神経細胞内で物質を輸送するためのタンパクで，リン酸が結合してp-tauとなる．p-tau同士が集まって凝集物となり**神経原線維変化**を作る．

神経原線維変化はアルツハイマー病，ピック病，進行性核上性麻痺，大脳皮質基底核変性症などの人の脳内に認められる．

c. α-シヌクレイン

神経細胞にあるタンパクであり，変性すると細胞が死ぬ．凝集物を作って，パーキンソン病の中脳黒質やレビー小体型認知症の大脳皮質などに**レビー小体**として，多系統萎縮症のグリア細胞に**グリア細胞質封入体**としてたまる．

d. TDP-43 (TAR(trans activation responsive region)DNA-binding protein of 43 kDa)

DNAの一部と結合するタンパクであるTDP-43の凝集物が前頭側頭型認知症の人の脳にたまる．認知症を伴う筋萎縮性側索硬化症(ALS)でもみられる．

e. ユビキチンタンパク

異常なタンパクが増えると，それらを取り去るために**ユビキチン**が働く．病的老化により異常なタンパクができるとユビキチンが現れる．

f. プリオンタンパク

生体にある正常**プリオンタンパク**の立体構造が変わり，水に溶けにくくなると凝集物を作り，クロイツフェルト・ヤコブ病などのプリオン病になる．異常な立体構造を持つタンパクは神経組織から別の人の神経組織に感染する危険がある．

iii） 神経系以外からの影響

神経細胞以外の老化による変化が神経系に病的老化をもたらす．

a. 循環器系

高血圧などによる脳の血管の動脈硬化が高齢者の脳の病気を起こす．脳卒中が代表的な病気であるが，アルツハイマー病への影響も疑われている．

b. 代謝・内分泌系

老化による糖代謝異常や脂質代謝異常が動脈硬化を促進する．脳卒中を起こしやすくするが，認知症にも危険因子となる．糖尿病は末梢神経を障害し（**糖尿病性ニューロパチー**），甲状腺の異常も認知症を起こすことがある．

c. 感覚器系

老化による感覚器の機能が下がると情報量が減り，脳への刺激が少なくなり，神経ネットワークの維持が難しくなる．転倒の危険性も増える．

d. 骨・運動器系

高齢者は頸椎症，腰椎症などにより骨や関節が変形して，脊髄や末梢神経を傷つけ，転倒などの運動障害や痛みなどの感覚障害を招く．

e. 腎泌尿器系

老化により腎泌尿器系の病気が増えるが，中でも**慢性腎臓病**（CKD）は認知症や脳卒中を起こしやすくする危険があり，高齢者のCKD治療も大切である．

f. 免疫・血液系

老化により免疫能が下がり，神経系の感染症が起こりやすい．悪性リンパ腫が頭蓋内にできて，神経症状を示すこともある．

B 高齢者の神経の病気
—神経の病気を持った高齢者は多い—

ⅰ） 脳卒中

脳の血管が破れる（**脳出血**）か詰まって（**脳梗塞**）脳の機能が損なわれる．小さな脳梗塞や脳出血では明らかな症状を示さないこともある（**無症候性**）．

a. 脳卒中の種類

①脳出血

脳の動脈が破れ，脳の実質内（**脳内出血**）と脳の実質外—クモ膜の下に出血

(**クモ膜下出血**)する．脳内出血が脳室に漏れ出すこともある(**脳室穿破**)．

高血圧性の動脈硬化が脳深部に出血を起こす．**アミロイドアンギオパチー**が生じ，大脳皮質に出血することがある．

高血圧が続くと動脈硬化により脳動脈がもろくなり，コブ状に膨れた**脳動脈瘤**になる．血圧上昇などのきっかけで動脈瘤が破れると，動脈血がクモ膜下腔に出て，意識障害など重篤な状態になる(**クモ膜下出血**)．

50歳頃に多く，大脳の底面の動脈によく起こる．動脈瘤が脳神経を抑えて頭痛，物が2つに見えるなどの神経症状も出る．

大きな脳梗塞—特に脳塞栓で，詰まった動脈が再び開通すると，虚血により弱くなった血管が破れて，出血することがある(**出血性梗塞**)．

②**脳梗塞**

動脈壁がアテローム硬化(**メモ6-1**)になると動脈が詰まり(**脳血栓**)，脳への血流が減る(**脳虚血**)．酸素や栄養が供給されず，脳の働きが悪くなる．

心臓や大動脈などに**血栓**があり，血栓のかけらが脳血管に飛んで，脳血管が詰まる(**脳塞栓**)．**心房細動**があると，左心室に血栓ができ，脳塞栓を起こすことがある．詰まった血栓のかけらは溶けて，再び開通することも多い．

大脳深部で細い動脈が直角に枝分かれする(**穿通枝**)．穿通枝の入口に血栓ができると，梗塞が進行して，重篤な障害を起こす(**分枝粥状病変**，**メモ6-2**)．

大脳の深部の細い血管が詰まると小さな梗塞(**ラクナ梗塞**)ができる．ラクナ梗塞はしばしば多発したり(**多発性梗塞**)，症状のないこともある(**無症候性**)．

大脳皮質の内側に神経線維が束になっている部分がある(白質)．脳虚血は白質を壊し，運動や認知機能を障害する(**大脳白質病変**)．ラクナ梗塞が多発して，徐々に認知症などの症状が現れる(**ビンスワンガー型認知症**)．

脳動脈解離は日本では椎骨動脈に多い．頭蓋外の解離は脳虚血を，頭蓋内では脳虚血のほか，クモ膜下出血も起こす．脳虚血はさらに細い動脈に塞栓を作る．後頸部に痛みがあり，解離の部位により症状が違う．血管撮影で動脈が裂けている(解離)．虚血性脳動脈解離の急性期に抗血栓療法をしてもよいが，動脈瘤があれば出血の危険を考え控える．出血早期に解離部位で血流を止める．

③**一過性脳虚血** transient ischemic attack(**TIA**)

多くは，頸動脈に血栓があり，その血栓がはがれて脳の細い動脈が詰まり

麻痺などを起こすが，24時間以内に症状は消える．高齢者，高血圧・糖尿病のある人，脱力・構語障害などの症状，持続時間の長い人はTIAが梗塞に変わりやすい．

梗塞になる人の半数は48時間以内に起こるので，脳画像検査をしてから，すぐにアスピリン，クロピドグレルを，血圧が高ければ降圧薬を早期から投与する．

b. 脳卒中の症状

通常，症状は急に現れるが，大脳白質病変のように徐々に進行する人もいる．脳卒中の急性期を過ぎると少しずつよくなる．

症状の程度を比較するため，NIHSS(NIH stroke scale，**表6-1**)やランキン評価表(Rankin scale，**表6-2**)を使う．評価に基づいて治療を進め，治療の効果を判定する．

①意識障害(Ⅲ-18-E)

脳卒中による障害が大きいほど意識障害は強い．意識と関係の深い網様体(もうようたい)が密な脳幹の障害はほかの部位より意識障害が高度で，出血のほうが梗塞より強い．

大脳皮質に脳塞栓や脳出血などによる大きな病変があると，障害の周りに浮腫が強くなり，脳幹を圧迫して(**鉤(こう)ヘルニア**)，生命を脅かすことがある．

②けいれん(Ⅲ-18-E-v)

脳出血，皮質を含んだ脳梗塞，高齢，頭頂側頭葉の障害があれば，けいれんが出やすい．けいれんがあると，死亡する確率が高い．

けいれんが脳卒中の14日以後に起こると，繰り返す可能性が高く，二次性てんかんとして持続することがある．治療を継続することが勧められる．

③麻痺

大脳深部の内包が障害されると，反対側の上肢や下肢の運動が困難になる(**片麻痺(へんまひ)**)．時間が経過すると，麻痺側の腱反射が亢進し，四肢が硬くなり(**痙縮(けいしゅく)**)，関節が曲がりにくくなる(**拘縮(こうしゅく)**)．大脳皮質の運動野が障害されると，反対側の上肢か下肢の運動が困難になる(**単麻痺**)．

④嚥下障害・構音障害

脳幹が障害されると，嚥下障害や構音障害が現れる．嚥下障害はX線透視による嚥下造影法により正確に検査できるが，簡単な方法としては水飲みテストをする．

構音障害は口唇，舌，咽頭(のど)，喉頭(のどぼとけ)などの運動が異常に

表6-1 NIHSS(modified NIH stroke scale, 2001)

項目	スコア	検査
意識レベル 質問	0＝2問とも正答 1＝1問に正答 2＝2問とも誤答	「今日の月名」および「年齢」を尋ねる
意識レベル 命令に従う	0＝両方の指示動作を正確に行える 1＝片方の指示動作のみ正確に行える 2＝いずれの指示動作も行えない	「開眼と閉眼」および「離握手」を指示する
注視	0＝正常 1＝部分的注視麻痺 2＝完全注視麻痺	左右への眼球運動(追視)を指示する
視野	0＝視野欠損なし 1＝部分的半盲(四分盲を含む) 2＝完全半盲(同名半盲を含む) 3＝両側性半盲(皮質盲を含む全盲)	片眼ずつ対座法により，四分視野での指の数を尋ねる
左腕	0＝下垂なし(10秒間保持可能) 1＝10秒以内に下垂 2＝重力に抗するが10秒以内に落下 3＝重力に抗する動きがみられない 4＝全く動きがみられない	10秒数える間，腕を挙上させる(座位90°，臥位45°)
右腕	同上	同上
左脚	0＝下垂なし(5秒間保持可能) 1＝5秒以内に下垂 2＝重力に抗するが5秒以内に落下 3＝重力に抗する動きがみられない 4＝全く動きがみられない	5秒数える間，下肢を挙上させる(臥位30°)
右脚	同上	同上
感覚	0＝正常 1＝異常	四肢近位部に痛覚(ピン)刺激を加える
言語	0＝正常 1＝軽度の失語 2＝高度の失語 3＝無言または全失語	(呼名カードにある)物の名前を尋ね，(文章カードから)少なくとも3つの文章を読ませる
無視	0＝正常 1＝軽度の無視 2＝高度の無視	両側の2点同時の(皮膚)刺激，および視覚刺激(絵カード)を与える

(篠原幸人ほか：脳卒中治療ガイドライン2009. 342, 協和企画, 2009. より一部改変)

表6-2 日本語版ランキン評価表 modified Rankin Scale (mRS)

0	まったく症候がない
1	症候はあっても明らかな障害はない：日常の勤めや活動は行える
2	軽度の障害：発症以前の活動がすべて行えるわけではないが，身の回りのことは介助なしに行える
3	中等度の障害：何らかの介助を必要とするが，歩行は介助なしに行える
4	中等度から重度の障害：歩行や身体的要求には介助が必要である
5	重度の障害：寝たきり，失禁状態，常に介護と見守りを必要とする
6	死亡

（篠原幸人ほか：脳卒中治療ガイドライン2009．350，協和企画，2009．より一部改変）

なる．まず，顔面麻痺（パ行），舌の動き（ラ行），軟口蓋の麻痺（咽頭の動き，ナ行），嗄声（声のかすれ，喉頭）を調べる．

顕著な構音障害は両側大脳半球あるいは脳幹部の脳卒中により起こる．しばしば，嚥下障害を合併する（Ⅲ-18-B）．

⑤頭　痛

脳卒中の直後，18～37％が頭痛を訴える．脳出血では高頻度で，程度も強い．椎骨脳底動脈系の脳卒中や虚血性心疾患を伴う脳卒中で頭痛が強く，高齢者や男性では頭痛が軽い．頭痛と脳卒中の重症度，大きさ，予後や死亡とは関係がない．

脳梗塞の人の74％が軽い頭痛を訴え，約1日で消える．脳出血では70％に耐え難い痛みがあり3日ほど続く．脳動脈解離は頭痛が多く，脳塞栓は頭痛が少ない．

⑥失語症

発語に必要な筋肉や神経の働きには異常がなく，意識や聴力の障害もないのに，言葉による表現や理解ができない．失語症にはさまざまな種類があるので，それを正しく把握し，治療するためには**失語症検査**をする（メモ6-3）．

軽度の失語症は脳卒中発病後2週間以内に著明に改善する．中等度の失語は最初の6週間，重度の失語症は最初の10週間で回復することがある．言語聴覚療法を脳卒中の発病早期から集中的に，専門的に行う．

⑦**感情障害**(うつ,焦燥・興奮・不穏)

発病後4ヵ月で23%が**うつ**を示し,そのうち男性56%,女性30%が12ヵ月後もうつが続く.65歳以下,女性,一人暮らし,再発,要介護,施設入所の人にうつが多い.左大脳半球病変によるといわれているが,それに反対する意見もある.

うつは日常生活動作(ADL)や認知機能の改善を妨げ,死亡率も3倍に増える.脳卒中後のうつは**自発性の低下**による**やる気のなさ**が特徴である.

脳卒中後,うつとは逆にイライラ感(**焦燥**),**興奮**して介護を拒否したり,**不穏**になるなど攻撃的な行動に出ることもある.

c. 脳卒中の診断

①臨床症状による診断

NIHSS(**表6-1**),ランキン評価表(**表6-2**),その他,瞳孔,呼吸,腱反射,筋緊張は脳卒中の診断のみでなく,予後の判定に役立つ.

②画像診断

CTやMRIは病変の部位,大きさや出血か梗塞かを明らかにする.**MRI拡散強調画像**により新たな脳卒中か古い脳卒中のあとかを区別する.

SPECTやPETにより脳血流,酸素代謝,糖代謝や神経伝達物質の受容体や輸送体(トランスポーター)の異常を明らかにする.

脳血管は脳血管撮影,MR・CT血管造影(angiography),頸動脈超音波エコーにより検査する.これらは脳卒中の治療法を決定するのに必要である.

③危険因子の検索

脳卒中を起こす誘因(危険因子)は高血圧,糖尿病,脂質異常症,心房細動,多血症,慢性腎臓病,悪性腫瘍,高ホモシステイン血症などの病気や飲酒,喫煙,肥満など生活習慣に関連したものがある.

危険因子をコントロールして脳卒中の発病を予防し,再発を防ぐ.**栄養状態は骨折や誤嚥の危険性と関係した因子であり,検査する.**

d. 脳卒中の治療

脳卒中の急性期を中心に,さまざまな治療をする.

①遺伝子組換え組織プラスミノゲンアクチベータ
　　　tissue-type plasminogen activator(**t-PA**)

t-PAは血栓を溶解する.発病後3時間以内で治療可能な虚血性脳卒中の人に,適応を慎重に判断して,速やかに静脈内投与する(**メモ6-4**).

②エダラボン
フリーラジカルを消去する．脳梗塞急性期に神経細胞を死滅させるフリーラジカルを除く治療により，脳保護作用が期待される．

③抗血小板薬
血小板が凝集するのを抑制し，血栓の増大を止めるため下記の薬を使う．

- オザグレル
　　トロンボキサンの合成酵素を阻害する．点滴で160mg/日を脳血栓症発病5日以内の人に投与する．

- アスピリン
　　プロスタグランジン代謝に関係するシクロオキシゲナーゼを阻害する．160～300mg/日を発病48時間以内の脳梗塞の人への投与が勧められる．脳血栓やラクナ梗塞の再発防止のためにも75～100mg/日を投与する．

- クロピドグレル
　　ADP（アデノシン5′-二リン酸）による血小板の凝集を抑える．脳血栓やラクナ梗塞の再発を予防するために75mg/日を投与する．

- シロスタゾール
　　ホスホジエステラーゼを阻害して，血小板の凝集を抑える．脳血栓やラクナ梗塞の再発を予防するために200mg/日を投与する．

④抗凝固療法

- アルガトロバン
　　トロンビンの働きを止めて，フィブリンを作らせず，血小板凝集を妨げる．発病48時間以内で，病変の大きい（≧1.5cm）脳血栓に10mg（2mL）を注射する．

- ヘパリン
　　糖がつながった多糖類で，デンプンとは異なりアミノ基を持ち，血液凝固を抑える．根拠は不十分だが，発病48時間以内の脳梗塞に使うこともある．

⑤ワルファリン
ビタミンKの働きを止めて血液凝固を防ぐ．脳卒中かTIAの既往，うっ血性心不全，高血圧，75歳以上，糖尿病のうち2つ以上が合併した**心房細動**の人にワルファリンが勧められる．高齢者（70歳以上）では国際標準率 international normalized ratio（INR）を1.6～2.6にする．

⑥ニセルゴリン，イブジラスト，抗うつ薬

脳神経機能改善薬ニセルゴリンは認知機能に有効である可能性がある．イブジラストはめまいへの有効性が示された．うつには**選択的セロトニン再取り込み阻害薬**(SSRI)を投与する．

⑦**頸動脈内膜剝離術** carotid endarterectomy (**CEA**)

狭窄率70％以上の頸動脈病変による**TIA**がある人にCEAが勧められる．狭窄率50〜69％では年齢，性，症候などを考えて剝離術を行う．狭窄率50％未満では積極的にCEAを勧める根拠に乏しい．CEAが危険を伴う例もある(**表6-3**)．

⑧**頸動脈ステント留置術** carotid artery stenting (**CAS**)

大腿動脈から管を入れ，**頸動脈**の狭窄部位に**ステント**という網状の金属の筒を留置して血管を拡張する．内頸動脈が狭い例でCEAが危険な場合(**表6-3**)，CASを入れる．CEAの危険がないときでもCASをすることがある．

⑨**脳動脈瘤外科的治療**

クモ膜下出血の原因となる脳動脈瘤が発見されたとき，外科的治療法を慎重に考える．動脈瘤の頸部をしめる(**クリップ**)，動脈瘤を包む(**コーティング**)，動脈瘤内に細いワイヤーを入れる(**コイル**)などである．

クモ膜下出血後，条件があえば72時間以内に外科的治療をする．出血後に起こる脳血管の収縮(れん縮)による脳虚血や再出血を手術によって防ぐ．

⑩**リハビリテーション**(Ⅲ-17)

脳卒中の病態，機能障害，能力低下，社会的不利をNIHSS(**表6-1**)，機能障害(Brunnstromの回復段階，**表6-4**)，ADL(**表6-5**)で評価する．リハビリテーションの機能予後，在院日数，転帰への予測の参考になる．

急性期のリハビリテーションは廃用萎縮を予防し，早期のADLを向上

表6-3 頸動脈内膜剝離術(CEA)が危険な場合

1. 心疾患(うっ血性心不全，冠動脈疾患，開胸手術が必要など)
2. 重篤な呼吸器疾患
3. 反対側頸動脈閉鎖
4. 反対側喉頭神経麻痺
5. 頸部直達手術または頸部放射線治療の既往
6. CEA再狭窄例
7. 80歳以上

表6-4 Brunnstromの回復段階(stage)の基本的概念

Stage 1	随意運動がみられない．筋は弛緩性である
Stage 2	随意運動あるいは連合運動として，共同運動がわずかに出現した状態．関節の動きまでは至らなくてもよい．痙性が出始める
Stage 3	随意的な共同運動として関節の運動が可能な段階．痙性は高度となる
Stage 4	共同運動パターンが崩れ，分離運動が部分的に可能になった状態．痙性は減退し始める
Stage 5	さらに分離運動が進展した状態で，Stage 4よりも複雑な逆共同運動の組み合わせが可能になる．しかし，一部の動作には相当な努力が必要
Stage 6	分離運動が自由に，速く，協調性を持って行える状態．諸動作は正常あるいは正常に近い(多少の拙劣さは可)．痙性は消失～目立たない

下肢・腕・手などについて基本的概念を具体化したものがある．

表6-5 高齢者の日常生活動作(ADL)の評価

基本的日常生活動作 BADL(バーテル指数 Barthel index)

食事	(自立：部分介助：全介助)
移動	(自立：軽度の部分介助：ほぼ全介助：全介助または不可能)
整容	(自立：部分介助または不可能)
トイレ使用	(自立：部分介助：全介助または不可能)
入浴	(自立：部分介助または不可能)
歩行	(45m以上：45m以上介助歩行：車椅子で45m以上：それ以外)
階段昇降	(自立：介助：不可能)
着替え	(自立：部分介助：それ以外)
排便	(失禁なし：時に失禁：それ以外)
排尿	(失禁なし：時に失禁：それ以外)

手段的日常生活動作 IADL(ロートンによる)

電話	(自分で：2～3人にかける：出るが自分でかけない：不使用)
買い物	(自分で：小額の買い物のみ：いつも付き添い：不可能)
食事準備	(自分で：材料が供与されれば：温めて給仕：不可能)
家事	(自分で：日常的仕事は可：清潔さに欠ける：手助けが必要：無関心)
洗濯	(自分で：簡単な洗濯は可：不可能)
移送	(自分で：自動車のみ：付き添いにて公共の乗り物可：付き添いにて自動車可：全く不可能)
服薬管理	(自分で：準備されていれば可：薬の管理不可能)
財産管理	(自分で：小銭の管理可：不可能)

し，社会復帰を促す．発病早期から慎重に座位・立位，装具を用いた歩行訓練，摂食・嚥下訓練，セルフケア訓練を積極的に行う．チームを上手に組織して，集中的なリハビリテーションで早期退院に向けて積極的に指導する．

高血糖, 低栄養, けいれん, 発熱, 深部静脈血栓, 血圧変動, 不整脈, 心不全, 誤嚥, 関節炎, 褥瘡, 消化管出血, 尿路感染症を防ぐ.

　回復期に移動, セルフケア, 嚥下, コミュニケーション, 認知などの障害が残った場合, より専門的, 集中的に訓練をする. 短期と長期のゴールを設け, 適切に計画し, 入院期間を決めて, 総合的に訓練する. 合併症を避け, 薬物・理学・作業・言語聴覚療法, 手術などを組み合わせる.

　慢性期には筋力, 体力, 歩行能力などの維持・向上を目指し, 訪問・外来・地域リハビリテーションが可能か, 効果が上がるかを検討する. 患者や家族に, 健康増進や再発予防, 障害後の日常生活, 現在の治療, リハビリテーションの内容, 介護を含めた家庭での過ごし方などについて教育をする. 脳卒中後の運動療法, 歩行や上肢の訓練, 痙縮(けいしゅく), 片麻痺, 中枢性疼痛, 嚥下障害, 排尿障害, 言語障害, 認知障害, 体力低下, 骨粗鬆症(こつそしょうしょう), うつに対するリハビリテーションも続ける(Ⅲ-17).

e. 脳卒中の予防
①高血圧・糖尿病・脂質異常症などのコントロール
- **高血圧**(Ⅱ-7-A)

　　目標は高齢者<140/90mmHg, 若年・中年者<130/85mmHg, 糖尿病や腎障害合併例<130/80mmHgに設定する.

　　カルシウム拮抗薬, 利尿薬, アンジオテンシン変換酵素(ACE)阻害薬, アンジオテンシンⅡ受容体拮抗薬(きっこうやく)(ARB)を使う.

- **糖尿病**(Ⅱ-9-B-ⅱ)

　　血糖(**表9-1**)や厳密な血圧(<130/80mmHg)の管理をする.

- **脂質異常症**(Ⅱ-9-C, **メモ6-5**)

　　スタチンにより低比重リポタンパク(LDL)コレステロールを下げる.

- **慢性腎臓病** chronic kidney disease (**CKD**)(Ⅱ-13-A)

　　禁煙, 減塩, 減量, 節酒など生活習慣を改善し, 血圧を管理(<130/80mmHg)する.

- **メタボリックシンドローム, 睡眠時無呼吸**(Ⅱ-8-B-ⅶ)

　　脳卒中を起こしやすくなるため, それらを治療する.

②心房細動があるときの予防
心房細動(Ⅱ-7-E-ⅱ)があればワルファリンを投与する.

③**食事・運動・禁煙**
危険因子である飲酒，喫煙，肥満などの生活習慣をコントロールする．
④**抗血小板薬**
TIAや頸動脈硬化があればアスピリン，クロピドグレルなどで予防する．
⑤**ストレスの回避**
過度のストレスによる血圧上昇や**多血症**をできるだけ防ぐ．

ⅱ）認知症

認知症は病気であり，単なる老化ではない．高齢者に多い（**図1-7**）が，まれに65歳未満でも発病する（**若年期認知症**，**メモ 6-6**）．認知機能が障害され，行動や精神面でも異常があり，本人や周囲の人の生活が難しくなる．

a. 認知症の原因

認知症の原因は完全には明らかにされていないが，病的老化が大きく影響する．老化により生体内でさまざまな変化が起こり認知症になる．

アルツハイマー病では脳に**Aβ**がたまり（老人斑），リン酸化された**タウタンパク**がたまる（神経原線維変化）．**レビー小体型認知症**では異常な**α-シヌクレイン**がたまる（レビー小体）．その結果，神経細胞が減る．

血管性認知症は高血圧などによる動脈硬化が基礎になって，脳卒中を起こし，神経線維や神経細胞が障害されて認知症になる．

認知症発病に脂質を運ぶタンパクの**遺伝子**などが関係する（**メモ 6-7**）．刺激を伝えるシナプスや線維が障害され，神経細胞は死滅して脳は萎縮する．

b. 認知症の種類

さまざまな病気で認知症になる（**表6-6**）が，多いのはアルツハイマー病（約50%），血管性認知症（約30%），レビー小体型認知症（約15%）である．

c. 認知症の診断

①**認知症であることの診断**

まず，認知症であることを診断する（**メモ 6-8**）．症状が重要で，本人の訴え，周囲の人の話から情報を得る．情報を診察や検査により裏づける．

・**症　状**

認知機能障害—特に**物忘れ**が中心になる．失語・失行・失認・遂行障害（計画が実行できない）も現れる．行動，感情，精神状態の異常などといった行動・心理症状（BPSD，**メモ 6-9**）も認められることがある．

表6-6 認知症の種類

1. アルツハイマー病(家族性アルツハイマー病を含む), レビー小体型認知症, ピック病, ピック病以外の前頭側頭型認知症)
2. パーキンソン病に伴う認知症, ハンチントン病, 進行性核上性麻痺, 大脳皮質基底核変性症
3. 脊髄小脳変性症(多系統萎縮症)
4. プリオン病(クロイツフェルト・ヤコブ病など)
5. 血管性認知症, ミトコンドリア脳症
6. 手術でよくなる認知症(正常圧水頭症, 慢性硬膜下血腫, 良性脳腫瘍)
7. てんかん後遺症
8. 神経感染症(単純ヘルペス脳炎, 梅毒性脳炎, 結核性脳炎, 細菌性脳炎)
9. 無酸素・低酸素脳症(肺性脳症, 窒息後, 一酸化炭素中毒)
10. 臓器不全(肝機能障害, 腎機能障害など)
11. 内分泌機能異常症(甲状腺機能低下症・亢進症, 副腎皮質機能低下症, 脳下垂体機能障害, 副甲状腺機能障害)
12. 中毒(アルコール, 薬剤:抗癌薬・抗精神病薬・降圧薬など), 欠乏症(ビタミン)
13. 免疫性疾患(多発性硬化症, 全身性エリテマトーデス, 神経ベーチェット病)
14. 酵素異常症(ウィルソン病, 高シトルリン血症, 高ホモシステイン血症)
15. 筋肉疾患(筋緊張性ジストロフィーなど)

▉ 遺伝性の病気　　□ 治療が容易である病気

・行　動

　落ち着きのなさ,無関心,依存(すべて介護者に頼る),はぐらかし,怒りなどの日常生活や診察のときの態度を観察する.歩行などの運動能力を見極め,神経学的および全身の診察・検査をする.

　DAD(disability assessment for dementia)により衛生,着脱衣,排泄,摂食,食事の用意,電話,外出,金銭・通信,薬服用,余暇・家事を評価する.

・心理テスト

　言語による記憶はMMSE(mini-mental state examination)(表3-3)や改訂長谷川式簡易知能評価スケール(表3-2)で評価する.動作を介した認知機能はWAIS-R(Wechsler adult intelligence scale-revised)によりテストするが,時間や手間がかかる.

　行動・心理症状はNPI(neuropsychiatric inventory)により妄想,幻覚,興奮,うつ,不安,多幸,無為,脱抑制,易刺激性,異常行動を評価する.BPRS(brief psychiatric rating scale)により心気症(メモ

6-10)，不安，引きこもり，考えがまとまらない，罪悪感，緊張，不自然な態度や考え，誇大性，うつ，敵意，疑い深さ，幻覚，動かない，非協調性，感情が出ない，興奮，見当識を評価する．

興奮や躁状態については，**CMAI**(Cohen-Mansfield agitation inventory)により，叩くなどの攻撃的行動や不適切な着脱衣などの非攻撃的行動を評価する．うつは**MADRS**(Montgomery-Asberg depression rating scale)や**GDS**(geriatric depression scale，**表3-4**)で検査する．

・**画像診断**

脳の萎縮を頭部 CT や MRI で調べる．CT は X 線の通り抜けやすさをコンピュータで処理し，脳実質断面の形，梗塞，出血の部位と大きさを調べる．脳血管を含めた脳の立体的画像も撮影できる．

MRI を使うと脳の形，梗塞・出血の有無や場所がより正確にわかる．また，神経の働きも明らかにでき，神経線維の異常や標準脳と比べたときの萎縮の程度もわかる．

ただ，画像は補助的な方法で，画像だけで認知症と診断することはできない．認知症のごく初期には後部帯状回の働きが悪いからといって，すぐに認知症の初期であると診断することはできない．

②認知症の原因についての診断

・**問　診**

認知症の人が今までにどのような病気をしたか，現在どのような薬で治療されているかを本人のみならず家族など周囲の人にも尋ねる．

・**診　察**

神経系をはじめ全身の診察をして原因を探る．高齢者は多くの病気を持っているため，治療やケアの方針を決め，副作用を防ぐ．

・**画像診断**

SPECT や PET は放射能を測る．脳の血流，酸素やブドウ糖代謝，神経伝達物質の受容体や輸送体密度などより詳細に脳の機能がわかる．心臓の SPECT 画像(MIBG)も診断の一助になる(**メモ6-11**)．

・**脳脊髄液**

髄膜脳炎が認知機能低下を招くので，髄液を検査する．髄液の圧力，タンパク，細胞，ウイルス，細菌などの病原体とその抗体を検査する．アルツハイマー病の人の髄液中では**タウタンパク**が増え，42個の

アミノ酸を持つ**アミロイドタンパク**が減る．ミトコンドリアに物質を輸送する**14-3-3タンパク**がクロイツフェルト・ヤコブ病などのプリオン病やエイズ脳症の髄液に現れる．

・**脳以外の検査所見**

　　問診，診察での問題点を検査し，原因疾患（**表6-6**）を決める．その上で，病気の予後や治療法に役立つ検査をする．

③**認知症の程度**

　アルツハイマー病の程度を**FAST**（functional assessment staging）により7段階に分ける（**表6-7**）．ほかの認知症についても同様に軽度，中等度，高度に分類し，程度の違いによって，投与する薬や介護の仕方を決める．

④**特徴的な症状**

　・**認知機能障害**

　　記憶障害：アルツハイマー病では主に新しい近時記憶が障害される．病気が進むと，古い記憶も悪くなる．物忘れの内容は自分が体験したエピソード記憶障害が主である．日常生活に必要な世間一般の知識の記憶（**意味記憶**）は**前頭側頭型認知症**（FTD）で特に悪くなる．

　　失語：アルツハイマー病初期では言葉が出にくい（**喚語困難**）．発語は流暢で言語了解は良好なことも多い．前頭側頭型認知症の非流暢性失語症では**運動性失語**，意味性認知症では**語義失語**，ピック病では**反響言語**が現れる（**メモ6-12**）．

　　失行：日常できる動作ができない．アルツハイマー病では立方体の模写ができず（**構成失行**），衣服が着られない（**着衣失行**）．大脳皮質基底核変性症では動作がつたなくなり（**肢節運動失行**），口頭の命令に従えない（**観念運動失行**）．

　　失認：見た物がわからず（**視覚失認**），いつもの場所で道に迷う（**地誌失認**）．物の大きさや形，複雑な図がわからない（**視覚性認知障害**）．

　　遂行障害：計画を立てて，実際に行う能力の障害．考えの柔軟さ，抽象的な考え，注意の配り方も悪くなる（前頭葉障害）．血管性認知症では前大脳動脈閉塞時，前頭側頭型認知症では早期から現れる．

　・**行動・心理症状**

　　behavioral and psychological symptoms of dementia（**BPSD**）

　　行動異常としては攻撃性，鋭い叫び，不穏，焦燥，徘徊，脱抑制，収集癖，罵り，付きまといなどがあり，精神症状には不安，うつ，幻

表6-7 FAST(functional assessment staging)

FAST stage	臨床診断	FASTにおける特徴
1. 認知機能の障害なし	正常	主観的および客観的機能低下は認められない
2. 非常に軽度の認知機能低下	年齢相応	物の置き忘れを訴える．見た物の名前が思い出せない
3. 軽度の認知機能低下	境界領域	熟練を要する仕事の場面では機能低下が同僚によって認められる．新しい場所への旅行は難しい
4. 中等度の認知機能低下	軽度のアルツハイマー病	夕食に客を招く段取りをつけたり，家計を管理したり，買い物をしたりする程度の仕事でも支障をきたす
5. やや高度の認知機能低下	中等度のアルツハイマー病	介助なしでは適切な洋服を選んで着ることができない．入浴させるときにも何とかだめすかして説得することが必要なこともある
6. 高度の認知機能低下	やや高度のアルツハイマー病	①不適切な着衣，②入浴に介助を要する・入浴を嫌がる，③トイレの水を流せなくなる，④尿失禁，⑤便失禁
7. 非常に高度の認知機能低下	高度のアルツハイマー病	①最大限約6語に限られた言語機能低下，②理解できる語彙はただ1つの単語となる，③歩行障害，④座位維持の障害，⑤笑う能力の障害，⑥昏迷および昏睡

(Reisberg B：Functional staging of dementia of the Alzheimer type. Ann NY Acad Sci, 435：481-483, 1984. より改変)

覚，妄想などがある．**周辺症状**ともいわれる．

軽度の人は認知機能の悪化を**不安**に思う．自分一人が取り残されるという不安があり，一人になるのを異常に怖がり，介護者や家族を頼りにする(**依存**)．

焦燥とは苛立ち，焦り，不適当な言語・音声・運動などのことである．不平を言う，無視する，物を隠す，部屋の中を行き来する，暴言を吐く，暴力を振るうといった形で現れる．

幻覚，**妄想**が介護者を悩ませる．幻覚で多いのは**幻視**で，アルツハイマー病よりレビー小体型認知症に特徴的である．**妄想**は物盗られ妄想が最も多く，見捨てられるという妄想もあるが，認知障害による．

うつは意欲が減退し，精神的活動が低下する．認知症が高度になると，何もやる気がなくなり(**アパシー**)，いずれ寝たきりとなる．

暴力は認知障害がある男性で前頭側頭型認知症に多い．うつ，身体的不調，暴言が関連する．**攻撃行動**は失敗を指摘・非難され自尊心が傷ついたとき，行動を禁じられたり，命令されたときなどに起こる．

徘徊はぶらぶら歩き回り，家に帰れないことをいう．アルツハイマー病では長期に続くこともある．介護者が目を離したすきに外に出て行き，事故に遭うこともある．介護者には大きな負担で，自宅での生活が難しくなることも多い．

不穏とは落ち着かない状態のことであり，焦燥，興奮，徘徊，攻撃性を伴うこともある．これもまた介護者を困らせる．

脱抑制で困るのは不適切な性的言動だが，行動にまで至ることは少ない．不自然な自己露出が多く，異常な暴力的性行為もまれにある．

・**運動障害**

認知症では運動の異常もみられる．アルツハイマー病の初期には運動障害はないが，高度になると小股や前傾姿勢の歩行が現れ，一人で歩けなくなり，寝たきりになることもある．

血管性認知症では脳卒中に伴う**麻痺**が初期より現れる．ビンスワンガー型認知症では歩行障害や嚥下障害が徐々に進むことが多い．

レビー小体型認知症ではパーキンソン病様の**強剛**，**寡動**，時に振戦が出る．前頭側頭型認知症には**筋萎縮性側索硬化症**（ALS）様の筋力低下を示す場合もある．

進行性核上性麻痺は**眼球**が上下方向に動かず，強剛が現れ，大脳皮質基底核変性症では**失行**や強剛がみられる．クロイツフェルト・ヤコブ病では**運動失調**，強剛や麻痺が現れることもある．

ハンチントン病では自分の意思に反して踊るような運動（**舞踏病**）がみられる．多系統萎縮症では運動失調，寡動や強剛が現れる．

・**自律神経障害**

便秘，立ちくらみ（**起立性低血圧**），尿がスムーズに出ない（**排尿障害**），手足が冷たい（**四肢冷感**），汗の出かたが異常（**発汗異常**），皮膚の細い血管が浮き出す（**網状皮斑**）が現れる．レビー小体型認知症や多系統萎縮症で自律神経障害がよくみられる．

d. 認知症のケア

認知症の人は高齢であるため，薬による副作用が出やすい．ケアなど薬によらない非薬物療法は副作用が少ないため，最初に試みる（**図6-1**）．

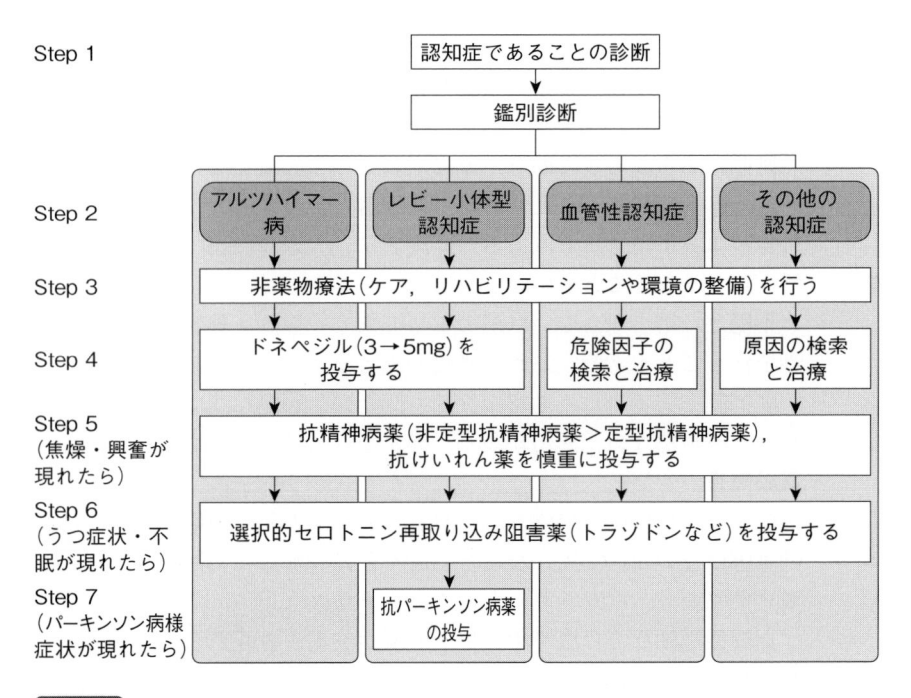

```
Step 1                    認知症であることの診断
                                    ↓
                                 鑑別診断
                                    ↓
Step 2        ┌─アルツハイマー─┬─レビー小体型─┬─血管性認知症─┬─その他の─┐
              │     病       │   認知症    │           │  認知症  │
              ↓              ↓           ↓           ↓
Step 3        非薬物療法(ケア，リハビリテーションや環境の整備)を行う
              ↓              ↓           ↓           ↓
Step 4        ドネペジル(3→5mg)を          危険因子の      原因の検索
              投与する                    検索と治療      と治療
                             ↓
Step 5        抗精神病薬(非定型抗精神病薬＞定型抗精神病薬)，
(焦燥・興奮が   抗けいれん薬を慎重に投与する
現れたら)
                             ↓
Step 6        選択的セロトニン再取り込み阻害薬(トラゾドンなど)を投与する
(うつ症状・不
眠が現れたら)
                             ↓
Step 7        抗パーキンソン病薬
(パーキンソン病様  の投与
症状が現れたら)
```

図6-1 認知症治療のフローチャート

①行動を介するケア

軽度の認知症の人に対して，行動の指導を通じて，日常生活がスムーズに送れるようにケアする．メモ，スケジュール表，ポケットベルにより記憶障害を補う．

ビデオを用いて日常生活の訓練をしたり，食事や衣服を簡単にして，摂食や着衣の際の間違いを防いだりする．入浴の拒否や興奮する人には音楽や馴染みの人の声を聞かせて，落ち着いて入浴させる．

②感情を介するケア

回想法(かいそうほう)は過去の思い出により感情を豊かにする．昔の出来事や物，写真，音楽，ビデオを使うことによって，不安や焦燥を軽くする．

バリデーションは対話を通じて接触し，ストレスや不安を除き，逃避させない．自尊心を介して潜在能力を高め，問題解決を助け，日常生活を維持させる．孤独に伴う異常行動改善のため，親しい人の声やビデオを流す．

③認知を介するケア

リアリティー・オリエンテーション reality orientation(RO)は時間・場所・人間関係など周りの状況をわからせる．安心，自信を与えて，認知，行動，情緒面も改善する．知能訓練は方法や長期の効果が不明である．

④刺激を介するケア

音楽・ダンス・芸術活動をする．神経系を刺激，強化して，残った能力を引き出す．**デイサービス**で使われており，有効性が証明されている．音楽は食事，入浴時の興奮，攻撃性，感情障害を和らげ，個々への有用度は高い．

歩行，軽い運動，マッサージ，香り（アロマテラピー）が徘徊，攻撃性，興奮を減らす．孤独感や興奮がペット飼育により減る．

⑤介護者や患者に対するケアや教育

介護者にうつが出ることが多い．負担軽減のため，介護者の方針，感情，身体状況と環境を整理し，不安やうつを解決・克服する（**認知行動療法**）．介護者の教育の効果や患者の病状への影響は限られている．介護の知識や意欲は一時的に増すが，介護能力増強や介護負担の軽減は乏しい．

しかし，介護者への継続的教育，助言，援助は施設入所を遅らせ，介護者の健康をよくする．施設職員に専門教育を行うと抗精神病薬の量が減る．

e. 認知症のリハビリテーション

①認知機能障害の評価

認知症の人の記憶障害，注意障害，失語，失行，失認，失読，遂行障害，空間無視（メモ 6-13），情緒行動障害などの有無，その内容，程度を評価する．その評価の家族に伝えることが望まれる．

②記憶障害に対するリハビリテーション

軽度の認知症の人にはメモやスケジュール表，ポケットベルなどの記憶障害を補う手段を活用する．中等度から高度の認知症の人にはある特定の領域に関する技術や知識を獲得させる．手続き記憶障害には運動を学習させる．

③注意障害に対するリハビリテーション

作業を短時間にし，休息をとり，注意をそらす周囲の影響を除く．コンピュータにより注意力を訓練したり，数字を塗りつぶすなどの課題訓練をする．

f. 認知症の薬物治療

①認知機能障害に対する治療

アセチルコリンエステラーゼ阻害薬（AChEI）である**ドネペジル**が認知症の治療薬としてわが国で認可された．ドネペジル 3〜5mg は軽度・中等度の

アルツハイマー病の認知症状に，高度の人には 10mg が有効である．消化器症状が副作用として出ることがある．

AChEI の**リバスチグミン**，**ガランタミン**やグルタミン酸受容体阻害薬の**メマンチン**は海外ではアルツハイマー病に使われており，日本でも治験が終わった．

②抑うつ症状・不眠の治療

認知症に伴う，うつに関する試験は十分でない．三環系抗うつ薬と SSRI の効果は同様であるが，SSRI は副作用が少ない．不眠には SSRI の一種トラゾドンを試みる．

③ BPSD の治療

・定型抗精神病薬

妄想や焦燥性興奮には定型抗精神病薬を使う．効果はわずかで，特に優れた薬はない．高齢者で投与量が増えると認知機能が低下する．歩行障害，強剛，寡動や消化器などの副作用もあり，慎重に使う．

・非定型抗精神病薬

せん妄，攻撃性，幻覚，妄想に**リスペリドン**，**オランザピン**，**クエチアピン**を使う．リスペリドンは定型抗精神病薬より優れている．抗精神病薬を使った認知症の人は使わなかった人より死亡率が高い．

・抗けいれん薬

バルプロ酸などの抗けいれん薬がアルツハイマー病に伴う攻撃性に使われている．少数例で有効であるため，現在治験が進められている．

・BPSD に対する薬物療法のまとめ

環境の調整をした後，標的を定め，せん妄とうつ状態，睡眠障害には薬を使う．妄想，攻撃性，過度の多動には抗精神病薬を慎重に投与する．抗精神病薬や抗けいれん薬は認知症に適応がないため，インフォームド・コンセントを得る．

g. 現在の認知症治療と今後の展開

現在の治療法は限られたもので（**図 6-1**），介護保険や家族の力に頼っている．今後，アミロイドに対する抗体やアミロイド・ワクチン，抗炎症薬，アミロイドを作る酵素の阻害薬により老人斑を除く治療が計画されている．

h. 認知症の予防

認知症にならないように，あるいは進行しないように予防する．しかし，これらは一応の目安であり，予防により認知症が必ず防げるわけではない．

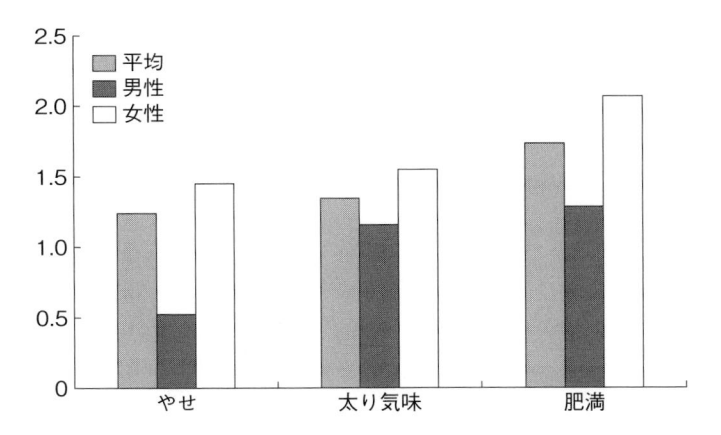

図 6-2 中年期の肥満度と高齢期の認知症の危険率
(Whitmer RA, et al.: Obesity in middle age and future risk of dementia : a 27 year longitudinal population based study. BMJ, 330 : 1360, 2005. より)

①食　事

介護予防にも栄養指導が含まれ，適切な栄養を摂取し，介護の必要度を減らす．中年期の**肥満**，後期高齢者における**低栄養**，偏食などを予防する．

中年期の肥満やメタボリックシンドロームは高齢になると認知症を起こしやすい(図6-2)．高齢者については一定の結果はない．

②運　動

適度の運動は筋力の低下を防ぐだけでなく，脳への刺激を増し，気分をよくする．激しい運動，転倒などの危険，本人の嫌う運動を避ける．

速歩がよいが，上肢や体幹の運動も大切である．歩行・起立障害やふらつきのある人は座位か臥位で四肢の運動を繰り返すと，寝たきりが減る．

③ストレスの除去

認知症にならないために，適度の刺激は必要であるが，ストレスが強すぎると，かえって認知症の引き金になる．見知らぬ土地へ移り住む，失敗を指摘する，叱ることが認知症の誘因となるので差し控える．

④全身の病気の治療

認知症にならないために，全身の病気を治療する．

・**血圧のコントロール**

カルシウム拮抗薬，ACE阻害薬，降圧利尿薬などの降圧薬は認知症を減らす．血管性認知症のほか，アルツハイマー病の発病も抑え

る，機序はわかっていない．

- **血糖のコントロール**

   糖尿病がアルツハイマー病の発病に関係する．糖尿病は脳卒中の危険因子であるが，血管障害と無関係に脳萎縮や認知症を起こす．

- **外傷の回避**

   頭部外傷がアルツハイマー病の危険因子になる．転倒後の臥床は認知機能を低下させる．脳の病気に限らず，めまい，ふらつきを訴える高齢者は多い．

- **快適な環境の設定**

   転倒を避けるための環境づくりをする．精神的ストレスを与えるような環境にしないように心がける．高齢者は新しい環境に適応する順応性に乏しく，入院などのストレッサーが認知症の引き金になる．

- **治験への参加**

   軽度認知障害（MCI，メモ6-14）の人に，認知症への移行を阻止する薬物などの治験があれば，参加を勧める．実施されている治験に関する情報にも注意を払う．

iii）パーキンソン病

　1817年パーキンソンが発表したときには，運動が障害される病気とされたが，高齢者の多い今日では運動以外に知能，情動，自律神経，睡眠，感覚なども障害される．

a. パーキンソン病とは

　振戦・強剛・寡動・姿勢反射障害などの運動障害が特徴である．しかし，運動以外の障害も高齢者ではよくみられる．

b. パーキンソン病はどうして起こるか？

　異常なα-シヌクレインが神経細胞にたまり，細胞は死滅するが，一方で塊（かたまり）になって細胞の中でレビー小体を作る．中脳の黒質（こくしつ）や青斑核（せいはんかく），大脳基底核（だいのうきてい）の被殻（ひかく），大脳皮質，自律神経系などの細胞が死滅してドパミンが減る．

c. パーキンソン病の診断

　症状は片側から始まる．安静時にも手・指・脚が震える（**振戦**），腕や脚が硬い（**強剛**），動きが少ない（**寡動**），姿勢の傾きを正せない（**姿勢反射障害**），歩行が小股で，急に止まれず（**突進現象**（とっしんげんしょう）），身体が一方に傾く（**ピサ現象**）などがある．

そのほか，認知障害，幻覚などの精神障害，便秘，立ちくらみ，汗のかき方の異常，手足の冷感，皮膚血管の異常などの自律神経症状，不眠，賭博がやめられない，嗅覚異常，痛みなどの症状がみられる．

病歴聴取の際には，パーキンソン病と類似の病気を除くため，高血圧，服用している薬，家族に同様の病気があるかどうかを尋ねる．

特徴的な脳の画像はない．脳卒中が疑われればMRI画像を，自律神経症状があれば心筋シンチグラフィ（MIBG）を検査する．

d. パーキンソン病と似て否なる病気

高齢者では，健常者でもパーキンソン病のような歩き方や振戦がみられる．

①血管性パーキンソニズム

大脳基底核に小さなラクナが多いとパーキンソン病のような症状，小股歩行がみられる．振戦はまれである．強剛より痙縮の要素が強く，腱反射が亢進し，病的反射がみられる．MRIでラクナが大脳基底核に多発する．

②薬剤性パーキンソニズム

精神病，癌や消化器病の薬によってパーキンソン病のような強剛や寡動がみられる．薬を中止すれば症状は消える．

③進行性核上性麻痺

眼球の上下方向の制限，強剛，転倒や認知障害がみられる．MRIで特徴的な中脳被蓋の萎縮が鑑別の決め手になる．

④多系統萎縮症

パーキンソン病様の症状のほか，自律神経症状，運動の方向や程度がおかしくなる小脳症状がみられる．抗パーキンソン病薬の効きが悪い．

⑤大脳皮質基底核変性症

一側の動作がつたなくなり（肢節運動失行），口頭の命令に従えない（観念運動失行）．脳血流が脳の片側で減ることが診断の手がかりになる．

⑥レビー小体型認知症

パーキンソン病様の症状が現れてから1年以内に認知症がみられれば，レビー小体型認知症とする．1年以後に認知症になれば**パーキンソン病に伴う認知症**というが，両者には大きな違いがなく，一つの病気と考えられる．

e. パーキンソン病の治療とケア

パーキンソン病にはいろいろな治療薬があるが，根本的に治す薬はない．

①L-ドーパ

減ったドパミンを補うため，脳に入りやすく，ドパミンに変わるL-ドー

パを使う．高齢で発病した人に進められるが，消化器の副作用もみられる．
②抗コリン薬
アセチルコリンのムスカリン受容体の感受性が高まり，振戦などが現れる．振戦などを抑える目的で使うが，高齢者には副作用が強い．
③アマンタジン
インフルエンザ治療薬であるが，ドパミンを神経細胞から放出する．
④ドパミン類縁体
ドパミン受容体に結合して減ったドパミン作動系の活性を増やす．現在，最もよく使われている抗パーキンソン病薬であるが，副作用も多い．
⑤ MAO (monoamine oxidase) 阻害薬
ドパミンの分解酵素 MAO を阻害することでドパミンの量を増やす．
⑥ COMT (catechol-O-methyltransferase) 阻害薬
ドパミンのほかの分解酵素 COMT を阻害することによってドパミンの量を増やす．
⑦視床下核刺激
パーキンソン病の人の大脳基底核にある視床下核に電極を差し込んで，電気刺激をすることによって振戦や強剛などを抑える．
⑧リハビリテーション
パーキンソン病の人の顔面，頸部，四肢，体幹などを動かして，運動をスムーズに行えるようにする．音楽に合わせてリズム感を与えるのもよい．

iv）筋萎縮性側索硬化症 amyotrophic lateral sclerosis (ALS)
脳の延髄や脊髄の運動神経を支配する運動神経細胞や神経線維（錐体路）が障害されるため，舌や四肢の筋肉が萎縮して運動がしにくくなる．
a. どんな症状が出るか？
手足に力が入らない，話しがしにくい，飲み込みにくい，呼吸がしにくいなど全身の筋肉が弱くなる．まれに，**前頭側頭型認知症**を伴うこともある．
b. 診断はどうするか？
筋萎縮，脱力，四肢の腱反射亢進がみられ，筋肉に針を刺して電気活動を測定する**筋電図**により確定診断をする．感覚の異常は通常みられない．
c. 治療やケアはどうするか？
グルタミン酸の遊離を抑えるリルゾールは生命予後を延長する．しかし，呼吸・栄養管理，ケアが中心になることを本人・家族に話して相談する．

人工呼吸器の装着，栄養補給法，コミュニケーションの方法，ケアなどに関する社会的支援について，十分な資料を提供して経過を追って話し合う．

v） 小脳変性症

小脳が主に障害される．多系統萎縮症でも小脳がしばしば萎縮する．遺伝性に発病することもある．小脳と脳幹が障害されるオリーブ・橋・小脳萎縮症（多系統萎縮症）と小脳皮質が障害される皮質性小脳萎縮症がある．

a. オリーブ・橋・小脳萎縮症（多系統萎縮症）

30〜60歳代で歩行障害で発病することが多い．筋肉の力はあるが，まとまった複雑な運動ができない(**運動失調**)．階段が降りにくい，ふらつく，話しにくい，動作をするとき指がふるえる．パーキンソン病様の症状や自律神経症状（便秘，立ちくらみ，排尿障害，手足の冷感など）がみられる．

頭部 MRI で小脳と橋の萎縮がみられる．グリア細胞質封入体（ふうにゅうたい）が発病と関係すると考えられ，ゆっくり進行する．

乳汁分泌（にゅうじゅうぶんぴつ）ホルモン（酒石酸（しゅせきさん）プロチレリン）を使う．リハビリテーションや介護支援も利用できる．

b. 皮質性小脳萎縮症

40歳以降に発病する．小脳皮質のみが萎縮する病気で，多系統萎縮症よりゆっくり進む．原因がいろいろあり，続発性小脳疾患ともいう．

原因を明らかにする必要がある．アルコール中毒，抗てんかん薬（ヒダントイン），ビタミン B_1 や B_{12} 欠乏症，甲状腺機能低下症，ウイルス感染，癌による二次的な病気，ミトコンドリア脳症のときに現れる．

起立，平衡，歩行が障害される（運動失調）．言語や手の運動障害，パーキンソン病様の症状や自律神経障害は少ない．酒石酸プロチレリンを使うが，原因の治療をするほうがよい．

vi） 髄膜脳炎

高齢者は免疫能が低下するため，髄膜脳炎になりやすく，治りにくい．

a. 化膿性髄膜炎

細菌感染（多い順に肺炎球菌＞髄膜炎菌＞リステリア菌）によって起こる．頭痛，悪寒，発熱，首の硬さ（項部硬直（こうぶこうちょく）），せん妄が現れる．呼吸器の病気や中耳炎に引き続いて起こることがある．

髄液は濁り，圧が上がり，白血球が増え，タンパクは増加し，糖は減る．

白血球は好中球が多く，グラム染色により**原因菌**が検出できる．
　検出された原因菌に有効な抗菌薬を使う．アンピシリンやセフォタキシム系の第三世代セフェム系薬をよく使う．

b. 単純ヘルペス脳炎
　発熱，頭痛，意識障害，けいれんが起こる．60歳以上でも発病する．幻覚，記憶障害，失語症，片麻痺などがよく現れる．側頭葉の障害が強い．
　髄液の圧は上がり，細胞数は中等度に増え（約 $300/mm^3$），タンパクは軽度上昇，糖は正常である．単純ヘルペスウイルスをPCR法で髄液より検出することが決め手となる．また，MRIで側頭葉の異常所見が認められる．
　できるだけ早期に抗ウイルス薬（**アシクロビル**）を使う．治療が遅れると，命にかかわったり，後遺症が残ることがある．

c. 結核性髄膜炎（Ⅱ-15-B-ⅷ）
　徐々に頭痛，嘔吐，発熱，**難聴**，**視力障害**が起こる．通常，結核菌が肺より髄膜や脳に感染する．髄液圧は上がり，リンパ球，タンパクが増えるが，糖は減る．アデノシンデアミナーゼ活性は高値で，結核菌が染色できる．
　イソニアジド，リファンピシン，ピラジナミド，ストレプトマイシンの4剤を併用する．重症例には副腎ステロイドを投与することもある．

d. クリプトコッカス髄膜炎（Ⅱ-15-B-ⅸ）
　真菌（クリプトコッカスなど）が髄膜や脳に感染する．症状や髄液の所見は結核性髄膜炎と似ているが，クリプトコッカスが染色できる．

e. 神経梅毒
　梅毒スピロヘータ感染による．**無症候性**は髄液異常のみで症状はない．**梅毒性髄膜炎**は感染後2年以内に，頭痛，嘔吐，水頭症が起こる．**髄膜血管性梅毒**は髄膜炎のため小血管が障害され，血栓により神経症状が突然現れる．
　進行麻痺は前頭葉，側頭葉が障害され，髄膜肥厚，脳萎縮により認知症が現れる．**脊髄癆**（せきずいろう）は感染後14～20年で脊髄後根（こうこん），後索（こうさく）が障害されて，激しい痛み，運動失調，膀胱直腸障害，腱反射消失がみられる．
　髄液のリンパ球，タンパク，免疫グロブリンが増える．梅毒反応が陽性になる．ペニシリンGにより治療する．

ⅶ）免疫性神経疾患
　免疫機能の異常により起こる神経の病気である．通常，免疫の仕組みが十分働いている若年者に多いが，高齢者でも起こることがある．

a. 多発性硬化症

80％が15～50歳の間に発病するが，高齢の患者もある．若年で発病した病気が高齢にまで反復し，残ることもある．女性が男性の3倍以上である．

視力・視野障害，しびれ感，麻痺，歩行障害，排尿障害，言語障害などで始まる．これらの症状がよくなったり，悪くなったりする．

神経線維を取り巻く髄鞘（ずいしょう）に対する自己抗体ができ，髄鞘を壊すため神経の伝わり方が悪くなる（**脱髄**）．**視神経脊髄炎**とは異なる（メモ 6-15）．

髄液中にオリゴクローナルバンドが認められ，MRIで大脳白質に異常信号がみられる．副腎皮質ステロイド，などにより治療する．

b. 重症筋無力症

抗アセチルコリン受容体抗体のため，神経刺激が筋肉に伝わりにくい．通常，女性は20～40歳，男性は40～50歳で発病するが，70歳以上で発病することもある．

筋肉の反復運動や持続的収縮により外眼筋・顔面筋・咬筋・四肢筋・体幹の筋力が低下する．休むと回復し，時間につれて変動する．**眼瞼下垂**，複視，易疲労性が出る．

胸腺腫が10～15％にみられる．誘発筋電図で反復刺激をすると振幅が下がるが，テンシロンにより回復する．胸腺を摘出し，ステロイド薬を使う．

viii） 末梢神経障害

老化により，末梢神経の伝導速度が下がる．高齢者では運動機能や感覚機能も減退する．そこに，何らかの原因が加わると障害は顕著になる．

a. 糖尿病性ニューロパチー

糖尿病の40％前後で末梢神経が障害される（Ⅱ-9-B-ⅱ）．

b. 栄養欠乏性ニューロパチー

ビタミンB群は神経の働きを支える．欠乏すると末梢神経が障害される．ビタミンB_1，B_6，B_{12}，葉酸，ニコチン酸，ビタミンEなどの欠乏により，主として感覚障害，そのほか自律神経障害，運動障害も起こす．ビタミンを多く含む魚，豚肉，内臓などを食べ，ビタミン剤を補給する．

c. 毒物・中毒による末梢神経障害

多いのがアルコールで，そのほかには**抗癌薬**（ビンクリスチン，シスプラチン），**抗結核薬**（エタンブトール，イソニアジド），**抗けいれん薬**（フェニトイン）で起こる．

ヒ素，鉛，有機水銀，有機リン，タリウムなどの**重金属**や**n-ヘキサン**(シンナー)，二硫化炭素，メチルブチルケトン，トリクロルエチレン，アクリルアミドなどの**有機溶媒**でも起こる．高齢者の神経は低濃度で障害される．

d. 圧迫・絞扼性末梢神経障害
末梢神経を圧迫・絞扼する(おさえ・しめつける)と**手根管症候群**(メモ 6-16)や橈骨神経，尺骨神経，腓骨神経の麻痺を起こす．高齢者は老化により末梢神経の機能に余裕がないため，障害が若年者より現れやすい．

e. ギラン・バレー(Guilain-Barré)症候群
下痢を起こす**カンピロバクター**などの感染後に，免疫反応として，末梢神経の周りの鞘が壊れる．そのため，手足に力が入らなくなり，ひどいときには呼吸もしにくくなる．若年者の病気とされていたが，高齢者でも起こる．

f. 感染性末梢神経障害
高齢者では免疫能が低いため，ウイルスによる**顔面神経麻痺**や**帯状疱疹**などを起こし，痛みを伴う末梢神経障害が若年者より多い．

ⅸ) 脳腫瘍

a. 転移性脳腫瘍
高齢者は肺癌など悪性腫瘍の頻度が高く，脳に転移することもある．片麻痺や頭痛・嘔吐で始まり，意識障害を起こす．定位放射線治療を試みる．

b. 悪性リンパ腫
大部分がB細胞型で，高齢者に多く，脳の正中にできる．知能低下，片麻痺などがみられ，画像や生検により診断する．ステロイドにより一時的によくなる．

c. 髄膜腫
良性の腫瘍で，大きくなれば頭痛や知能の低下を生じる．画像で診断でき，症状があれば外科的に摘出するか定位放射線療法を行う．

d. 神経鞘腫
前庭神経鞘腫は内耳道より発生し，小脳橋角部へ拡大する．耳鳴，難聴，ふらつきが生じる．MRIで診断，ガンマナイフやリニアックで治療する．

e. 星状細胞腫・膠芽腫
星状細胞腫は星状グリアより発生する腫瘍である．膠芽腫は星状細胞腫の最も悪性度の高い脳腫瘍である．高齢者の大脳半球によく現れ，浸潤性に拡大する．

f. 下垂体腺腫

髄膜腫と同様，MRI で偶然みつかるものが多い．大きくなれば，視野障害を起こす．乳汁を分泌させるプロラクチン，成長ホルモンなどを分泌する腫瘍もある．

x） 頭部外傷

高齢者は転倒による頭部外傷を起こしやすい．高齢者は脳が萎縮し，脳実質と頭蓋骨の間が広く，両者をつなぐ静脈が緊張している．そのため，頭部に軽度の外傷を受けただけでも**硬膜下血腫**（こうまくかけっしゅ）を起こす．

しかし，脳萎縮があると，硬膜下血腫による脳の圧迫が軽く，症状が現れることはあまりない．積極的な手術による血腫の除去はあまり行わない．

高齢者はよく交通事故に遭い，頭部外傷を起こすことも多い．救急で外傷を処置するとき，ほかの病気も抱えていることを念頭に置いて対応する．

まとめ

- 神経細胞は老化により変化し，病気の基礎となることがある．
- 生理的な神経の老化と高齢者の神経の病気との区別が難しい．
- 高齢者の神経疾患は本人や家族の日常生活に大きな負担となる．
- 病気の予防や治療と同時に看護，介護やリハビリテーションと連携する．

メモ 6-1　アテローム（粥状）硬化
比較的太い血管にみられる動脈硬化症である．動脈の壁に粥（かゆ）のような物がたまっているために，このような名前がついた．脂質，平滑筋などの細胞，白血球，膠原線維，カルシウムなどが混じり合ったものが動脈壁に付着して動脈を硬くし，血栓を作る．

メモ 6-2　分枝粥腫病変 branch atheromatous disease（BAD）
穿通枝起始部の閉塞であるため，梗塞巣は穿通枝の走行に沿って，ある程度の長さを有し，脳表に接する特徴的な形をとる．大きさは 15mm 以上の巨大ラクナとなることが多い．臨床的には漸次，段階状に増悪する．高血圧の合併は少なく，糖尿病や脂質異常症が合併する．

Ⅱ 人の老化と老年病

メモ 6-3 | 失語症検査

聴く，話す，読む，書く，計算の能力を検査する．標準失語症検査 standard language test of aphasia（SLAT）や WAB 失語症検査 the western aphasia battery（WAB）が利用される．SLAT から得られた総合的評価とコミュニケーション能力の関係は深い．WAB 失語症検査の信頼性，妥当性は十分確立されている．

メモ 6-4 | 組織プラスミノゲンアクチベータ（t-PA）

2005 年にわが国でも t-PA が脳卒中の治療に認可され，現在 15,000 人に使用されている．副作用として，脳出血などの出血があるため，治療決定のための除外項目，慎重投与項目があり，実施施設設置用件も提唱，推奨されている．

メモ 6-5 | スタチン

スタチンはブドウ糖などからコレステロールを作る HMG-CoA（ヒドロキシメチルグルタリルコエンザイム A）還元酵素阻害により，コレステロールを減らす．脳卒中後の神経障害回復を早める働きもあるが，筋肉障害などの副作用もある．

メモ 6-6 | 若年期認知症

認知症は大部分が高齢者で起こるが，まれに 65 歳未満で発症する．若年期認知症の数は少ないが，社会的には大きな問題となる．65 歳未満では職業的にも家庭内でもさまざまな役割が期待されており，社会的な負担が大きくなるからである．
若年期に発病した認知症は進行が速く，失語・失行・失認などの認知機能障害が多く，けいれんやミオクローヌスが初期より現れる．

メモ 6-7 | 認知症と遺伝子

ハンチントン病は第 4 染色体遺伝子の長いグルタミン重合体を作る DNA により発病する．家族性アルツハイマー病はアミロイド β タンパク（Aβ）を作るアミロイド前駆体の DNA 異常，アミロイドを作る γ-セクレターゼの DNA 異常で起こる．タウタンパクの DNA 異常により前頭側頭型認知症の一種が起こる（FTDP-17）．
脂質を運ぶタンパク，リポタンパク ε 遺伝子のあるタイプを持つ人はアルツハイマー病になりやすい．ほかにもアルツハイマー病を発病しやすい遺伝子はいくつか知られているが，その遺伝子があっても必ず認知症になるとは限らない．

メモ 6-8 | 認知症の診断は難しい

最近，都道府県単位で医師に対して「認知症相談医」の研修をしている．これらの相談医に長野の信濃毎日新聞がアンケートをした．回答者の 3

割が正確な診断に不安があるとし，「不安が少しある」を加えると8割を上回った．診断の精度を高める上で不足しているものとして，検査機器，検査技術や介護，生活面での情報が挙げられていた．認知症の診断は難しいものである．

メモ 6-9 行動・心理症状（BPSD）

認知症の人が認知機能障害により，異常な行動やさまざまな心理症状を示す．周辺症状や随伴症状とも呼ばれる．認知機能障害より介護者を困らせ，日常生活に支障をきたす症状である．

メモ 6-10 心気症

客観的に異常が認められないのに，頭が痛い，ふらつく，腹部が不快などの異常を自覚し，病気ではないかと悩む．不眠，集中力低下，やる気のなさを訴える．無力感や不安などが身体の部分と結びついて現れる．医師から病気はないと説明されても納得できず，同じ訴えを繰り返して方々の医師を転々とする．

メモ 6-11 心筋シンチグラム

心臓の交感神経の活動性を評価するために，交感神経のノルアドレナリン輸送タンパクの密度を ^{123}I-metaiodobenzylguanidine（MIBG）の放射線により測定する．レビー小体型認知症で著明に低下するが，パーキンソン病でも低下する．

メモ 6-12 認知症でみられる失語症

喚語困難は見た物の名前が思い出せない．非流暢性失語症は運動性失語とも呼ばれ，物の名前が言えない．意味性認知症は言葉の意味がわからない（語義失語）．反響言語は他人の言葉や文章を反復する（おうむ返し）．

メモ 6-13 空間無視

右の大脳半球が障害されて，左の空間を無視する．本人は空間無視を自覚していないため，左側の物に衝突したり，左にある食物を食べない．右側の無視は失語症のため，通常は明らかではない．

メモ 6-14 軽度認知障害 mild cognitive impairment（MCI）

年齢以上の記憶障害（物忘れ）以外には異常がなく，日常生活にはそれほど支障のない状態をいう．MCIの人の7人に1人が，1年後には認知症になるといわれている．MCIの人が認知症にならないよう努力することが大切である．

メモ 6-15 | 視神経脊髄炎 neuromyelitis optica（NMO）

水の取り込みや細胞の接着に関係するアクアポリ 4（AQP4）に対する抗体ができて，視神経や脊髄にあるアストログリアの AQP4 が働かなくなる．視力や視野の障害と下肢の障害がみられる．発病は多発性硬化症よりやや高齢で，症状は強い．髄液中に細胞が増えているが，オリゴクローナルバンドはみられない．

メモ 6-16 | 手根管症候群

手のひらの関節にある正中神経や腱が入っているトンネル（手根管）が狭くなる．正中神経が圧迫されて母指から中指が早朝にしびれる．重症になると母指の付け根のふくらみ（母指球）が小さくなる．

7 循環器系の老化と病気

―心臓や血管が老化によりどう変わり,病気になるか―

　循環器は全身にくまなく酸素や栄養を運び,不要になった物を運び去る.高齢者では循環器は役目が十分に果たせず,**老いは血管からくる**といわれる.
　高齢者循環器の鍵は**動脈硬化**と**高血圧**である.両者がお互いに影響し合い,悪循環を繰り返して高齢者の自由を奪う.若年期からの予防を心がける.

A 高血圧
―高血圧の高齢者が多く,病気を起こす―

　以前は年齢ごとに正常血圧を決めていた.最近は年齢に関係なく,収縮期＜130mmHg かつ拡張期＜85mmHg を正常とした.正常高値は収縮期 130～139mmHg または拡張期 85～89mmHg とした(2009 年日本高血圧学会).

ⅰ) 高血圧はどうして起こるか

　高血圧の起こり方(成因)は単一でなく,複数の要因が関係する.大部分が**本態性高血圧**であるが,特別の病気で起こる高血圧もある.

a. 本態性および二次性高血圧
　本態性高血圧は原因がわかっていない高血圧である.**二次性高血圧**は血圧を高くする病気により二次的に高血圧になる(**表7-1**).

b. 高齢者の血圧
　老化により上がるが,収縮期は 80 歳以後に少し下がり(**図7-1**),拡張期は 50 歳代後半から下がるため,収縮期と拡張期の差(**脈圧**)が大きくなる.

c. 高血圧の進行
　高血圧は動脈硬化を進行させ,動脈硬化はさらに高血圧を増悪する.高齢者はこの悪循環により循環器の病気になる.

表 7-1　二次性高血圧の原因

臓器	分類	病　気
腎臓	腎実質性	慢性糸球体腎炎，糖尿病性腎症，慢性腎盂腎炎，多発性嚢胞腎
	腎血管性	動脈硬化症，大動脈炎症候群，線維筋異形成
副腎	内分泌性	原発性アルドステロン症，先天性副腎皮質過形成，クッシング症候群，褐色細胞腫，レニン産生腫瘍
甲状腺		甲状腺機能亢進症，甲状腺機能低下症
脳下垂体		先端肥大症
大動脈	血管性	大動脈狭窄症
－	薬物誘発性	糖質コルチコイド，グリチルリチン，漢方薬，エストロゲン，非ステロイド性抗炎症薬，カテコールアミン類似薬，三環系抗うつ薬，シクロスポリン，エリスロポエチン

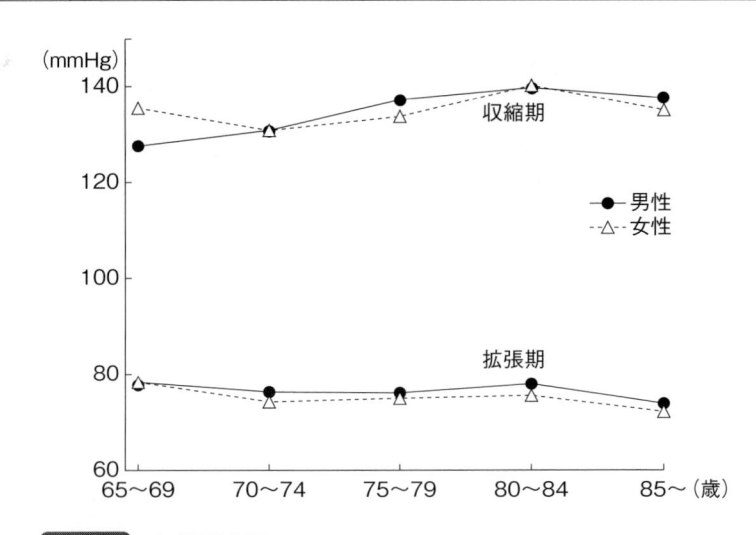

図 7-1　年代別血圧

ii) 高血圧と関係する物質

a. レニン・アンジオテンシン系

アンジオテンシノーゲンは腎臓でタンパク分解酵素（レニン）によりアンジオテンシン（AT）Ⅰになる．**アンジオテンシン変換酵素** angiotensin converting enzyme（ACE）はアンジオテンシンⅠをⅡにする．アンジオテンシンⅡは受

容体と結合する.

アンジオテンシンⅡ受容体には AT_1 と AT_2 があり，AT_1 が高血圧と関係が深い．高血圧の治療薬として ACE や AT_1 の阻害薬が使われている．

b. アドレナリン

副腎髄質から出るホルモンで，血管のアドレナリン受容体と結合して血管を収縮させ，血圧を上げる．**アドレナリン受容体** α と β_1 が血圧と関係する．

c. コルチコイド

副腎皮質から出る鉱質コルコイド（**アルドステロン**）が血圧を上げる．

d. ナトリウム

塩分の摂取が血圧を上げる．腎臓に負担をかけて，レニン・アンジオテンシン系を介して血圧を高くする．

ⅲ) 高齢者における高血圧の特徴

a. 脈圧が増大

収縮期血圧が上昇するのに比べ，拡張期血圧は上昇が少ないため，収縮期と拡張期の血圧の差である脈圧が大きくなる．

b. 血圧動揺

血圧が動揺しやすく，低血圧になることもある．

c. 早朝血圧上昇

早朝に血圧が上がる高齢者が多く，脳梗塞も早朝に多い．

d. 低血圧

起立時や食後に低血圧を起こす高齢者がいる．

e. 夜間高血圧

夜間に血圧が下がらなかったり，夜間血圧が高くなる高齢者もいる．

f. 白衣高血圧

本来正常血圧の人が白衣を着た医師の前で測定すると血圧が上がる（白衣高血圧）頻度が高齢者で高い．

g. 聴診間隙

血圧測定時に第1音の後で，音がしばらく中断する聴診間隙が出やすいため測定が難しい．

h. 偽性高血圧

動脈硬化が強いと動脈が圧迫できず，常に聴診音が聞こえるため血圧を評価しにくい．

i. 腎性高血圧

動脈硬化が腎動脈や糸球体細動脈硬化を起こし，腎機能障害のため高血圧がさらに悪化する(**腎血管性高血圧**)(Ⅱ-13-B-ⅱ-a)．治療が難しい．

j. 多臓器障害

心筋梗塞，脳梗塞などを生じて，高齢者の臓器の機能が低下する．

ⅳ) 高齢者における高血圧の治療

高齢者高血圧治療の大規模研究より治療ガイドラインが作られた．高血圧のある80歳以上の高齢者でも降圧薬(利尿薬を使い，不十分ならばACE阻害薬を併用)により予後が改善した．

どの程度血圧を下げるかは若年，壮年と同様130/85mmHgを目標としているが，ゆっくり血圧を下げて，慎重に観察する．

減塩食，運動，カロリー制限をするが，あまり厳しく制限しない．利尿薬やカルシウム拮抗薬の効果が証明されており，ACE阻害薬，アンジオテンシンⅡ受容体拮抗薬(ARB)やカルシウム拮抗薬も同程度の効果を示す．

わが国のガイドラインではカルシウム拮抗薬，ARBやACE阻害薬と少量の利尿薬が勧められている．合併症によって使い分ける．

B 動脈硬化
―老化が動脈硬化を促進し，病気を起こす―

動脈の中を血液は絶えず流れ続けている．生まれて以来，あるいは生まれる前からも流れているため，高齢になると動脈壁が異常になる．

動脈壁が厚くなり，構造が変わり，硬くなるため，柔軟性に欠ける．多くの臓器が障害されて，高齢者の生活が困難になる．

ⅰ) 動脈硬化の起こり方

起こり方は完全にはわかっていないが，いくつかのキーポイントがある．

a. 酸化低比重リポタンパク low density lipoprotein (**LDL**) (Ⅱ-9-C)

血中の酸素などにより生じるフリーラジカルがタンパクにより運ばれる脂質を酸化して**酸化LDL**に変える．

b. 動脈内皮の障害・活性化

血液が動脈と接する内皮は酸化LDLなどにより，障害あるいは活性化さ

れる．その結果，内皮細胞に血小板や白血球の一種である単球がくっつく（接着）．

c. マクロファージ

内皮細胞に接着した単球は動脈壁の中に入り，余分な物を処理するマクロファージに変身する．マクロファージは酸化 LDL を取り込み，脂質を含む泡状の**泡沫細胞**になる．泡沫細胞が集まり血管に斑点（**プラーク**）ができる．

d. 平滑筋細胞の移動

血小板から成長因子が出て，平滑筋細胞が増殖し，プラークを囲むように動脈の中膜から内膜へ移動する．

e. プラークの破綻

動脈の内側に盛り上がったプラークが壊れると，そこに血栓ができる．血流のゆっくりした部位に**アテローム（粥状）血栓**ができやすい（Ⅱ-6-B-ⅰ-a）．

ⅱ）血栓形成

血管壁が傷ついて血管内に血液の塊ができると血栓になる．通常，血栓は溶けて除かれる（**線溶作用**）が，線溶作用が弱いと，血栓が大きくなって血管を塞ぐ．すると，下流に血液が届かず，虚血や梗塞が起こる（**血栓症**）．

a. 心筋梗塞：後述する（Ⅱ-7-D）．
b. 脳梗塞：前述（Ⅱ-6-B-ⅰ）．
c. 末梢血管血栓症

動脈硬化により生じた血栓は脚などの動脈を塞ぐ（**閉塞性動脈硬化症**）．喫煙，脂質異常症，男性，高血圧，糖尿病が危険因子である．

下肢が紫から黒になり，足が冷たい，足背動脈の拍動が触れない，数十から数百 m 歩くと痛みのため歩行が続けられない（**間欠性跛行**）などが起こる．安静時にも痛み，皮膚に潰瘍ができ，下肢が壊死する（組織の破滅）．

軽症には魚油やプロスタサイクリンを使う．プロスタグランジン E_1 製剤や抗トロンビン薬の点滴も試みる．重症には血管のバイパス手術，バルーンによる拡張やステントを留置する（**血管内治療**）．強い壊死があれば下肢を切断する．

ⅲ）動脈瘤・動脈解離

動脈硬化により動脈壁が弱くなり，コブのように飛び出したり（**動脈瘤**），動脈壁に亀裂が入る（**動脈解離**）．大出血や梗塞を起こす．

a. 大動脈瘤

動脈硬化が進み，主に腹部大動脈の一部がふくらむ．普段は無症状であるが，突然**破裂**することもある．外から拍動やふくらみを触れることもある．

50〜70歳の男性で腎動脈より遠方に多い．胸部大動脈にも起こり，胸・背部痛，呼吸障害，嚥下障害，嗄声（させい），咳などが出る．

大動脈瘤が破裂すると激痛，ショック，貧血，黄疸が出て，死ぬことも多い．胸部で直径6cm，腹部で直径5cmを超えると破裂の危険性が高い．人工血管で置き換える．動脈内のステントグラフト挿入や縫合術を行う．

b. 大動脈解離

動脈硬化により中膜が変性して内外2層に分かれ，その間に血腫ができる．50％が上行大動脈上部，50％が左鎖骨下動脈起始部末梢の下大動脈で，予後は悪い．

大動脈から出る動脈が塞がる**梗塞**と破裂による**出血**が重なる．突然，胸・背部に激痛が走り，解離腔の血腫により動脈が塞がり脳虚血，上肢脈拍の左右差，心筋梗塞，腎血管性高血圧，対麻痺など多彩な症状が出る．

造影CT，MRIにより診断し，降圧療法，人工血管により置き換えるなどの方法で治療する．大動脈解離による心筋梗塞に血栓溶解薬を投与すると再解離や出血の危険がある．

c. 脳動脈瘤・脳動脈解離：前述（Ⅱ-6-B-ⅰ）．

C 老化に伴う心臓の変化
―高齢者の心臓はどう違うか―

高齢者の死因は心臓の老化を基礎とした病気が多い．

ⅰ) 形の変化

老化によって心臓に変化が起こり，高齢者の心臓の形が変化する．

a. 心筋の肥大

心臓の内腔の大きさは老化により変化しない．しかし，心筋は大きくなり（肥大），線維や脂肪が増えて，心臓の重さは老化により増える．

b. 冠動脈硬化

心臓に栄養を送る冠（かん）動脈は全身の動脈と同様，老化により**動脈硬化**を起こす．心筋梗塞のない高齢者でも冠動脈には多少なりとも硬化がみられる．

c. 弁膜変化

弁膜は長期間使うと，厚さが増し，硬くなる（硬化）．老化とともに弁膜に石灰がたまる．大動脈弁と僧帽弁の**石灰化**の頻度は同程度で，女性に多い．60歳代で全員僧帽弁の先端にアテローム変化が起こる．

d. 刺激伝導系障害

心臓内で刺激を発する洞結節に膠原線維や弾性線維が増える．洞結節内やその周辺に脂肪や石灰がたまることもある．結節の細胞が著しく減り，線維症や脂肪化すると**洞不全症候群**を起こす．

e. アミロイド，リポフスチン沈着

高齢者の心臓の半数近くにアミロイドがたまる．左右心房内の心膜の下や小血管壁にみられる．リポフスチンも高齢者の心臓にはしばしば現れる．

ii） 働きの変化

心臓の働きも老化によって低下する．心臓の血液を送り出す力だけでなく，心臓の拡張，外的因子に対する反応の仕方や心拍数も変化する．

a. 運動時最大心拍数の低下

心拍数は洞結節から発する刺激数によって決まる．高齢者では**徐脈**が多い．運動をするとアドレナリンが放出されて心拍数が増えるが，アドレナリンに対する反応が老化により低下し，最大心拍数は減る．

b. 運動時駆出率増加反応の低下

安静時の左心室の収縮能は老化により変化しないが，心筋の余裕が減るため，運動時に血液を出す量は十分増加しない．

c. β受容体の反応性の低下

アドレナリン刺激によりβ受容体は心拍数を増し，心筋の収縮能を高める．β受容体を介する心拍出量の増加率は老化により減る．

d. 左心室拡張機能の低下

左心室が収縮して血液を送り出した後，心筋は再び伸展して血液を左心室に戻す（**コンプライアンス**）．老化により心臓に線維や脂肪が増えるため，心筋の伸展が不十分になり，拡張機能が低下する．

e. 圧受容体，洞結節自律性の低下

高齢者では圧受容体や洞房結節の自律性が低下し，徐脈や失神を起こす．

iii) 心電図の変化

a. 洞性徐脈
洞結節から発する刺激の頻度が下がり，洞性徐脈となる高齢者が多い．

b. 第Ⅰ度房室ブロック
心房と心室の間で興奮の伝導が障害されるが，心室の収縮を起こす心電図QRSの電位に異常はない．

c. 非特異的ST-T変化
冠動脈の血流が減り，心筋に酸素が十分供給されないと心電図ST-Tが低下する．老化による生理的非特異的変化としてST-Tが軽度に低下する．

d. 上室性・心室性期外収縮
洞結節などの心房(上室性)あるいは心室(脚)から異常な興奮が発生して不規則な心拍が起こる(期外収縮)．老化により期外収縮の頻度が増える．

e. 右脚ブロック
心室中隔から右心室に興奮を伝える伝導路が障害される．老化により頻度が高まるが，左脚ブロックほど症状が現れない．

f. 左軸変異
右心室より左心室のほうが電気的な活動が高くなる．老化により左心室の壁が右心室より厚くなるためである．

iv) 心エコーの変化

心臓に超音波をあてて，跳ね返ってきたエコーを測る検査法である．侵襲がなく，簡便に検査できるため，臨床ではよく使われる．

a. 左室の壁の厚さの増加
高齢者では動脈硬化のため，血液を送り出すときの抵抗が高く，左心室が厚くなる．心電図上も左心室の電気活動が増える．

b. 左房径の拡大
左心室が拡張しにくくなり，左心房から左心室への血液が入りにくくなる．そのため，左心房が大きくなる．

c. 僧帽弁の変化
左心房から左心室へ血液が入るとき，逆流を防ぐために僧帽弁がある．老化に伴う動脈硬化により僧帽弁の輪にカルシウムがたまる(**石灰化**)．左心室に血液が入る速さ(急速流入期，ejection fraction；EF)が遅く，EFスロープがなだらかになる．

d. 大動脈弁石灰化

動脈硬化により動脈壁に石灰がたまる．高血圧のある高齢者で大動脈弁の石灰化がエコーで発見される．

D 心筋梗塞
─心筋梗塞の起こり方と対処の仕方─

心臓の筋肉（心筋）に栄養を与える動脈（**冠動脈**）がつまって，心筋に酸素や栄養が届かず，代謝物が除かれないため，心臓の働きが悪くなる．

冠動脈硬化（アテローム）による**血栓**と冠動脈の**れん縮**が血流を下げて心筋梗塞になる．高血圧，脂質異常症，糖尿病，喫煙，高フィブリノーゲン血症の人に多い．年間死亡率は1万人当たり4人と高い．

ⅰ) 心筋梗塞による症状

a. 心不全
心筋が障害されて臓器に血液が届かず，働きが落ちる．意識障害，腎不全，呼吸不全，末梢循環不全，冷感，血圧低下，眼前暗黒感（がんぜんあんこくかん）などが現れる．高齢者では臓器の機能低下が意識障害，腎不全，呼吸不全を招きやすい．

b. 肺水腫
肺から心臓への血液の戻りが悪くなり，肺に血液がたまる（**うっ血**）．咳や痰（たん）が出て，呼吸が困難（**呼吸不全**）になる（Ⅱ-8-B-ⅵ）．

c. 胸部圧迫感
心筋への酸素の供給が減るため，心筋に乳酸（にゅうさん）がたまり，高齢者は胸部圧迫感を覚える．若年者は激しい胸部痛が背中から左肩へ放散するが，高齢者では苦悶を訴える．

d. 心原性ショック
心臓の働きが悪くなり，全身に血液が行き渡らずショック状態になる．ショック後24時間以内に心不全が合併する．死亡の原因となる．

e. 不整脈
心筋梗塞の90%に現れ，発病直後に左冠動脈障害（前壁梗塞）による**心室細動**で死ぬことがある．心室性期外収縮が多く，心室頻脈，房室ブロック，洞性徐脈，上室性頻脈，心房細動も起こる．

ii) 心筋梗塞の合併症

a. 乳頭筋断裂, 腱索断裂
心筋から乳頭筋が出て, その先に腱索がつき, 弁膜を支えている. 心筋梗塞発病2〜5日後に右冠動脈梗塞による下(後)壁梗塞で合併することが多い.

b. 弁膜症
高齢で初めて弁膜症が起こったとき, 腱索断裂を伴う心筋梗塞を疑う. 心筋梗塞後の乳頭筋機能不全や断裂, 心不全に伴う弁輪拡大, 僧帽弁逸脱症なども現れる. **僧帽弁閉鎖不全**により心原性ショックを起こすこともある.

c. 脳梗塞
弁膜症や不整脈が心臓内に血栓を生じ, その血栓がはずれて**脳塞栓**を起こすことがある.

d. 心室中隔穿孔
左心室と右心室の間の壁が突然破れ, 直接の血流が生じ, 収縮期雑音が聞こえる. 心不全が起こり, 多臓器不全に陥ることもある.

e. 左心室瘤
梗塞の部位が薄くなり瘤状に突び出す. 心尖部や前壁梗塞に多く, 胸部X線で左第4弓が限局性に突出する. 発病後1ヵ月〜1年後に現れる.

f. 心破裂
心筋梗塞の2〜3%で, 2週間以内に起こり, 死亡する. 前壁梗塞に多い.

iii) 心筋梗塞の検査

a. 心電図
6時間以内にT波が高くなり, 6時間〜1日でSTが上がる. 1日〜1週で異常Q波が現れ, 1〜4週後にT波は下向きになる. 4週以後は異常Q波が残る. どの誘導で異常Q波が出るかで, 障害部位がわかる(表7-2).

表7-2 異常Q波と心筋梗塞の部位

梗塞部位	異常Q波	主な閉塞枝	他の心電図所見
前壁中隔	$V_{1\sim4}$	左前下行枝	
側壁	I, aV_L, $V_{5\sim6}$	左回旋枝	
下壁	II, III, aV_F	右冠動脈	PQ延長
純後壁	みられない	右冠動脈後側壁枝	V_1でR波が高い, ST低下

b. 血清酵素・タンパク

血流が減ると心筋が壊れて血液に酵素やタンパクが出て，障害の程度がわかる．ミオグロビンが1～2時間，白血球が2～3時間，クレアチンホスホキナーゼ(CK)が3～4時間，グルタミン酸オキサロ酢酸トランスアミナーゼ(GOT)が6～12時間，乳酸脱水素酵素(LDH)が12～24時間，C反応性タンパク(CRP)が1～3日，血沈が2～3日で異常になる(メモ 7-1)．

c. 冠動脈造影 coronary angiography (**CAG**)

心臓の血管内にカテーテルで造影剤を入れて，冠動脈の血流を観察する．心筋梗塞で冠動脈の閉塞，狭窄部位がわかり，治療に役立つ．

梗塞は右冠動脈，左前下行枝，左回旋枝に多い．右冠動脈では下壁梗塞・後壁梗塞，左前下行枝では前壁中隔梗塞，左回旋枝では側壁梗塞が現れる．

梗塞部位により症状も違う．下壁梗塞は第1度房室ブロックを，後壁梗塞は乳頭筋の障害を，前壁中隔梗塞はショック，心室中隔穿孔，心室性頻脈，心不全を，側壁梗塞は左脚ブロックを起こす．

iv) 心筋梗塞の治療

a. 安静，酸素吸入

心身ともに**安静**にし，**酸素**を吸わせる．胸痛が強ければ塩酸モルヒネを使う．β阻害薬を使うこともある．

b. 経皮経管的冠動脈形成
percutaneous transluminal coronary angioplasty (**PTCA**)

発病6時間以内ならばPTCAと血栓溶解療法(ICT)をする．PTCAは末梢動脈にカテーテルを入れ，冠動脈の狭い所をバルーンで広げる**バルーン**血管形成 plain old balloon angioplasty (POBA)を行い，金属製の**ステント**を入れて再狭窄を予防する．

c. 冠動脈内血栓溶解療法 intracoronary thrombolysis (**ICT**)

静脈注射により血栓溶解薬(t-PA，ウロキナーゼ，ストレプトキナーゼ)を入れる(経静脈的血栓溶解法)．PTCAを行うときは冠動脈に血栓溶解薬を入れる**経皮経管的冠動脈内血管開通療法** percutaneous transluminal coronary recanalization (PTCR)を行う．

d. 冠動脈バイパス術 coronary artery bypass graft (**CABG**)

冠血流再開通が十分でないときや，心原性ショック，切迫心破裂など重症例に行う．冠動脈の狭い部分より末梢と大動脈を**バイパス**でつなぎ，末梢の

血流を確保する．自分の胸の動脈や大腿の静脈などを CABG に使う．

e. 心室中隔穿孔修復
病初期は心筋に浮腫があり，組織がもろいので内科的に処置し，1週間後に開胸して直視下で閉鎖手術をする．内科的治療が無理なときは緊急手術をする．

f. 弁置換術
乳頭筋・腱索断裂による**僧帽弁**の閉鎖不全には弁を置換する．発病直後は心筋がもろいため，内科的処置をした後1～2週間待って人工弁で置換する．

E 高齢者のその他の循環器病
―高齢者では循環器の病気も多い―

ⅰ）狭心症

冠動脈の血流が一時的に低下し，胸に痛みを訴える．心筋梗塞の前駆症状である．**労作時**と**安静時**に起こる場合がある．動脈硬化により冠動脈が狭窄するものと冠動脈が急に収縮する（れん縮）によるもの（安静時）がある．

一定の経過をとる**安定狭心症**（多くは労作時）と発病3週間以内に頻度や程度が増える不安定狭心症がある．**不安定狭心症**は心筋梗塞に変わりやすい．

前胸部がしめつけられる絞扼感が3～5分続く．高齢者では圧迫感が主で，時に左肩から左上肢に走る痛みを訴える．呼吸困難，嘔吐，めまいも現れるが発作時には心拍が速くなる．**異型狭心症**では不整脈を伴う（メモ 7-2）．

若年者では運動負荷で心電図の変化を検査するが，高齢者は運動負荷が難しい．CAG は高齢者でも行う．危険因子である脂質異常症，糖尿病を治療し，禁煙，肥満，運動などの**生活習慣**を改善する．アスピリン，クロピドグレル，β遮断薬，硝酸薬（ニトログリセリン），カルシウム拮抗薬を使う．

ⅱ）心房細動

心房が無秩序に1分当たり300～600回興奮して心室も不規則に収縮する．高齢者ではよく出現し，年齢とともに増える．高血圧，糖尿病，甲状腺機能亢進症，収縮性心内膜炎，虚血性心疾患があると心房細動になりやすい．

心房細動があると**心室内血栓**を作りやすく，心内血栓が脳塞栓を起こすので，高齢者では**ワルファリン**により脳塞栓を予防するよう心がける．

iii）洞不全症候群

洞結節・その周囲の変性による洞性徐脈や頻脈を伴う**徐脈・頻脈症候群**が起こる．洞性徐脈が著しくなると失神が起きるようになる（**アダムス・ストークス発作**）．

無症状の人は治療しなくてもよいが，失神を起こす人（心拍数≦40/分，最大脈拍間隔≧3秒）は**人工ペースメーカー**の適応になる．

iv）感染性心内膜炎 infective endocarditis (IE)

手術や心臓カテーテルにより皮膚の**黄色ブドウ球菌**などが心内膜に付着し，菌血症や脳，腎臓，脾臓塞栓を起こす．発熱（**弛張熱**），心不全，オスラー結節（指先の有痛性結節），ロス斑（眼底の出血性梗塞）が現われる．

血液培養により細菌を同定し，心エコーで疣贅が見える．感受性のある抗菌薬を投与するが，比較的若い人は急性期に手術をするとよい．

まとめ

- 動脈硬化など循環器は歳とともに変わり，老化は血管からといわれる．
- 動脈硬化など老化による循環器の変化が，心筋梗塞などの病気を起こす．
- 中年期からの生活習慣が関係するので，予防が重要である．
- スタチンなどの薬物，PTCRなど新しい治療法も用いられる．
- 心筋梗塞以外にも狭心症，心房細動，洞不全症候群，感染性心内膜炎も高齢者で多い．

メモ 7-1 心筋梗塞のときの血液検査所見

心臓の筋肉（心筋）には収縮に必要なタンパクとして心筋ミオシン軽鎖，トロポニンTがある．エネルギー産生に必要なタンパクとして酸素を供給するミオグロビン，クレアチンホスホキナーゼ creatine phosphokinase (CK)，グルタミン酸オキサロ酢酸トランスアミナーゼ glutamic oxaloacetic transaminase (GOT) がある．心筋梗塞には炎症が伴うので，白血球が増え，C反応性タンパク C-reactive protein (CRP) が上昇し，血沈が促進する．

メモ 7-2　異型狭心症

運動とは関係なく，夜間から早朝に起こる．発作中に心電図で一過性にSTが上昇する．時に心室性期外収縮も伴う．心筋から出る酵素は上昇しない．カルシウム拮抗薬やニトログリセリンで症状が改善する．

8 呼吸器系の老化と病気

―呼吸器の老化が老年病を起こす―

　呼吸器は，空気中の酸素を赤血球に渡し，全身臓器に酸素を運び，エネルギーを生み，全身を円滑に機能させる．老化により呼吸機能が下がると活力が低下する．

A 老化による呼吸器の変化

―老化により呼吸機能はどう変わるか―

　呼吸をするとき，さまざまな組織を使うが，それらは老化により変化する．高齢者の呼吸器は若年者より硬く，弾力に乏しい．安静時に高齢者が呼吸機能低下に気づくことは少ないが，運動などの負担がかかると，息苦しさが増し，困る．

i) 呼吸に関係する組織の変化

　空気を体内に取り込むために**気道**(気管，気管支，肺胞)を使う(メモ 8-1)．呼吸に関係する組織は高齢者では伸び縮みが少ない．

a. 気道の伸縮の低下

　気道は肺まで空気を入れる．鉄管とは違い，**弾性線維**(エラスチン)により広がる．高齢者は弾性線維が減り，気道の伸縮が悪く，空気が入りにくい．

b. 肺胞腔の伸縮

　空気を吸うと肺胞は広がり，息を出すとゴム風船のように縮む(メモ 8-2)．高齢者の肺胞は**エラスチン**が減り，古い風船のように膨張・収縮の差が小さい．

　高齢者では肺胞と肺毛細血管の間の基底膜や結合組織にあるタンパク(**コラーゲン**)が硬くなる．肺胞は伸縮しにくく，血液とのガス交換が悪くなる．

c. 呼吸筋萎縮
　無意識に呼吸するが，呼吸筋が肺の入っている容器(胸腔)を拡張，縮小する(メモ 8-3)．高齢者では呼吸筋の筋線維が減り，呼吸の力が弱くなる．
d. 胸腔運動制限
　肋骨，胸骨，胸椎の間に**軟骨**(肋軟骨と椎間板)がある．高齢者の肋軟骨が骨になり(化骨)，椎間板が圧迫されて胸腔の運動が悪くなる．骨折の機会も多く，胸椎骨折は円背を起こし胸腔が狭くなり，肺が広がりにくい．

ii) 機能的変化
　呼吸に関係する組織が老化により変化して，呼吸が十分できなくなる．その結果，日常活動が制限される上，呼吸器の病気を起こしやすくなる．
a. 弾性収縮の低下
　肺のエラスチンやプロテオグリカンなど柔軟性のあるタンパクが高齢者で減る．そのため，肺胞の弾力性が低下し，酸素を十分取り込めなくなる．
b. 呼吸筋力の低下
　呼吸筋が萎縮して，呼吸の力の低下が肺機能検査で明らかになる．老化に伴う呼吸筋力低下によって日常生活に支障をきたすことはあまりない．
c. 機能的残気量の増加
　肺胞の収縮力が不十分で，肺に残る空気(**残気量**)は高齢者で増える．残気量の部分を**死腔**と呼び，役に立たないスペースのことである．
d. 拡散能の低下
　肺胞と肺の毛細血管の間にある基底膜や結合組織が厚く，肺胞の酸素が肺毛細血管に十分届かない．**一酸化炭素拡散能**も老化により低下する．

iii) 肺機能検査の変化
　スパイログラム(図 8-1)により呼吸機能異常の指標が求められる．
a. 肺活量 vital capacity (VC)の低下
　息を精一杯吸い込んだ最大吸気位からゆっくり精一杯吐き出した最大呼気位までの量である．肺活量÷身長の値は男性で 3.15 − 0.013 × 年齢，女性で 2.44 − 0.011 × 年齢の割合で低下する．**％VC** は年齢別の予測値に対する実測値をパーセントで表す．
b. 努力性肺活量 forced vital capacity (FVC)の低下
　最大吸気位からできるだけ速く，一気にはき出して得られる肺活量である．

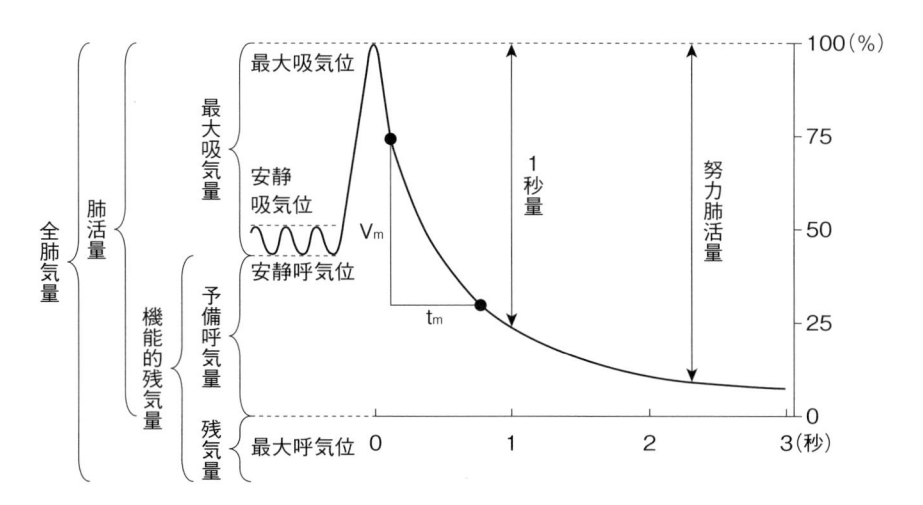

図 8-1 スパイログラム

肺活量は最大吸気量と予備呼気量の和として測定される．最大中間呼気流量（MMEF）は努力肺活量の 50% を呼出する時間で算出される．MMEF = V_m(L)/t_m(秒)で，努力肺活量の 25〜75% の平均呼気流量を示す．

c. 1秒量 forced expiratory volume in 1 second（FEV$_1$）の低下

できるだけ速く，息を吐き出す最初の 1 秒間の呼気量である（図 8-1）．

d. 1秒率（FEV$_{1\%}$）の低下

1 秒量を努力肺活量で割ったものである（FEV$_1$/FVC）．男性は 95.39 − 0.355 × 年齢，女性は 94.69 − 0.279 × 年齢の割合で下がる．老化による呼吸機能低下を示す最も適切な指標として広く使われる．

iv) 動脈血酸素分圧 arterial oxygen pressure（Pao$_2$）

Pao$_2$ は老化により 100 − 0.3 × 年齢（Torr = mmHg）の割合で下がる．

B 高齢者の呼吸器の病気

―高齢者に多い呼吸器の病気―

肺炎は老人の友といわれ，呼吸器の病気にかかる高齢者は多い．

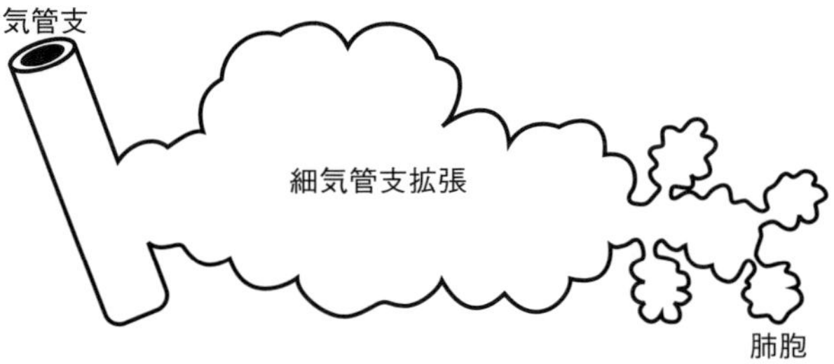

図8-2 慢性閉塞性肺疾患（COPD）の肺気腫
肺の小葉の中心（細気管支）が拡張する．

ⅰ）閉塞性換気障害

　気道が狭くなり，空気が肺に十分届かず，血中の酸素が減る．スパイログラムで **FEV₁% ≦ 70%** の場合，閉塞性換気障害と定義する．

a. 慢性閉塞性肺疾患 chronic obstructive pulmonary disease（COPD）

　喫煙していた高齢者の代表的な病気で，**肺気腫**と**慢性気管支炎**が現れる．肺気腫は気管支の末端が異常に拡大し，肺胞の壁が壊れる（図8-2）．慢性気管支炎は2年以上続き，3ヵ月間以上ほぼ毎日，気道の分泌物が出る．

　咳や痰が多く，動くと息苦しく，Pao₂が下がる．胸が**ビール樽型**に丸くなる．腹式呼吸，リハビリテーションや在宅酸素療法を行う．感染や右心不全（メモ8-4）により悪化すれば酸素療法を行い，感染や心不全を治療する．

b. 高齢者の喘息

　小児は90%以上がアレルギーと関係したIgE抗体が出る（**アトピー型**）．高齢者ではアレルギー性もあるが（37%），**感染性**の非アトピー型が多い．

　高齢者ではライノウイルスやインフルエンザウイルス感染が増悪し，感染の治療をした上で，ステロイドを使う．

ⅱ）拘束性換気障害

　肺の伸縮が周囲から制限され，**予測肺活量 ≦ 80%** になる（表8-1）．

a. 間質性肺炎

　肺胞壁と肺毛細血管の間の間質が炎症を起こす．肺野の広い範囲で線維が厚くなる（**肺線維症**）．肺胞の伸縮が悪く空気のない無気肺になり，周囲の細気管支が代償して拡張する．**薬**により起こることもある（メモ8-5）．

表8-1 拘束性換気障害を起こす病気

肺の換気機能の低下	間質性肺疾患，アスベスト，肺うっ血，肺水腫，心不全，無気肺，肺炎，麻酔，筋弛緩薬
肺の圧迫	胸水貯留，腫瘍，気胸，心肥大，膿胸
胸部の運動制限	胸膜炎による胸膜癒着，胸郭変形，肥満，腹水

b. 肺の圧迫
　胸水，腫瘍，気胸，心肥大や膿胸により肺が圧迫されることにより，動きが制限され，呼吸が困難になる．

c. 胸部の運動制限
　胸膜炎の後に胸膜と周囲との**癒着**(くっつき)，胸郭の変形，肥満や腹水により胸部の運動が制限され，呼吸を困難にする．

ⅲ）肺感染症

a. 感冒・インフルエンザ
　感冒はウイルス(**ライノウイルス**など)感染による．上気道症状(鼻汁，咽頭痛，咳，痰)のみで軽快するが，合併症のある高齢者では重症化する．
　インフルエンザは**インフルエンザウイルス**が起こす．感冒と違い高熱，関節痛など全身症状が強い(**表8-2**)．高齢者に多く(60～85％)，肺炎や他臓器の障害により死亡することもある(Ⅱ-15-B-x)．
　迅速にウイルスを検出し，他人への感染を防ぐために**ノイラミニダーゼ阻害薬**(リン酸オセルタミビルなど)を発病48時間以内に5日間投与する．

b. 細気管支炎
　細気管支上皮細胞に感染して炎症を起こす．浮腫により細気管支が狭くなって詰まり，呼吸が困難になる．

c. 肺　炎
　高齢者は肺炎によくかかり，若年者と症状が違う．全身倦怠感，食欲低下，失禁，意識障害(Ⅲ-18-E)などの異常が現れる．
　発病後1～2日で呼吸が速くなる．高齢者では脈も速くなるが，呼吸異常のほうが著しい．**誤嚥**による肺炎も多い(Ⅲ-18-B)．肺炎の症状が軽いことも多く，診断がつきにくく，**不顕性誤嚥**もよく起こる(Ⅲ-18-B)．
　高齢者の肺炎の原因菌は若年者より**弱毒性細菌**が多い．高齢者では感染に対する抵抗力が弱く，容易に肺炎になる．合併症も多様で，抗菌薬を使う機

表8-2 感冒とインフルエンザの症状の違い

症状	感冒				インフルエンザ
	鼻炎	咽頭炎	喉頭炎	気管支炎	
鼻水	○				
鼻閉	○				
くしゃみ	○				
咽頭痛		○			
かすれ声			○		
せき				○	
たん				○	
高熱					○
悪寒					○
関節痛					○
筋肉痛					○

会が多く，**耐性菌**による感染をしばしば起こす(メモ 8-6)．

軽症では肺炎球菌やインフルエンザ菌による例が多い．入院中やCOPDの高齢者は緑膿菌，肺炎桿菌や黄色ブドウ球菌感染が多い．誤嚥性肺炎では嫌気性菌感染もある．

できるだけ早く細菌を同定し，抗菌薬に対する感受性を確かめて，抗菌薬を使う．投与期間を十分配慮し，補液や栄養補給にも留意する．

d. 肺結核

肺結核は60歳以上60.2％，70歳以上44.9％で，結核死亡率は全人口10万人で1.8人に対し，65歳以上では7.7人(男12.0，女4.6)である(図8-3)．

高齢者の肺結核は抗菌薬発見以前に感染した人たちの**再発**が多い．糖尿病，腎不全，低栄養，ステロイドや免疫抑制療法中の人は再発しやすい．

肺炎と同じく，咳・痰・発熱など典型的な呼吸器症状がなく，食欲低下，全身倦怠，体重減少のみの人があり，診断が遅れる．時には，結核菌が全身にばらまかれた**粟粒結核**になるまで発見されないこともある．イソニアジド，リファンピシン，ストレプトマイシンで治療する(Ⅱ-15-B-ⅷ)．

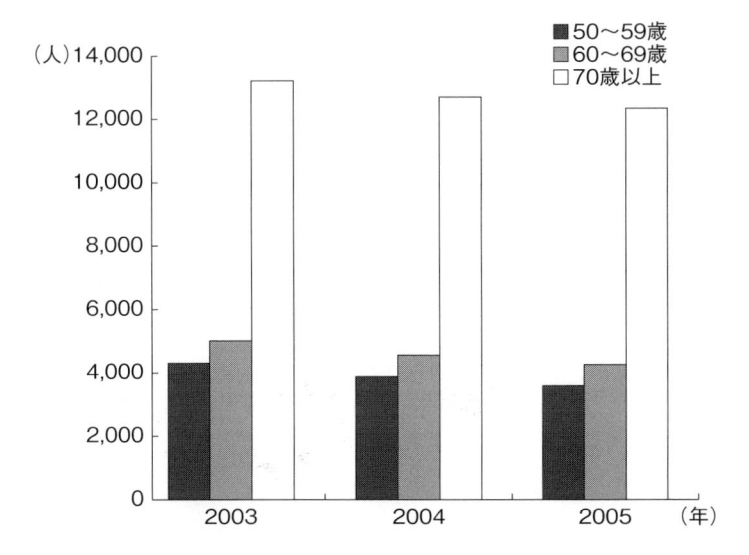

図 8-3 高齢者の肺結核患者数

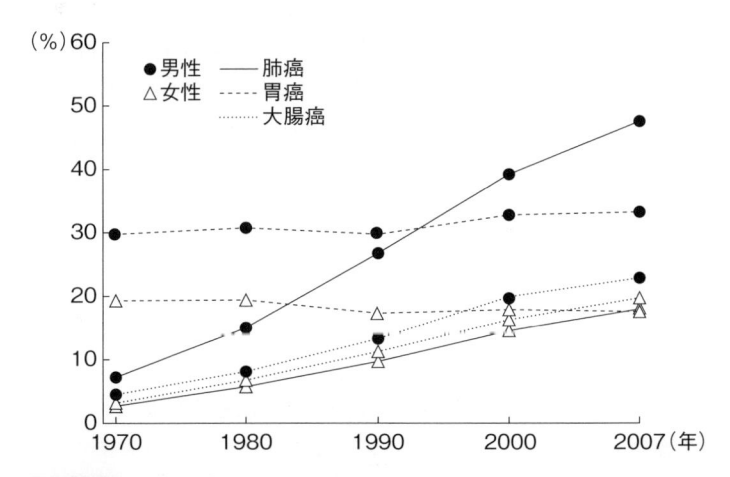

図 8-4 肺癌とほかの癌の死亡率推移

iv) 肺腫瘍

a. 原発性肺癌

　男性の癌死亡の1位は肺癌で，女性は4位だが，年々増えている．癌患者数は胃癌が1位であるものの，以前に比べると減っており，肺癌の顕著な増加とは対照的である(**図 8-4**).

表8-3 肺に転移した悪性腫瘍の形態

単発性	大腸癌，腎癌
多発結節型	肺癌，絨毛癌，骨肉腫，精巣腫瘍，胃癌，膵臓癌，肝癌
粟粒性	甲状腺癌，前立腺癌，肺癌
リンパ管炎性	乳癌，胃癌

腺癌50％，扁平上皮癌25％，小細胞癌15〜20％，大細胞癌5％で，最近腺癌が増えている．悪性度は，扁平上皮癌が最も良性で，小細胞癌が最も悪い．

扁平上皮癌と小細胞癌は**喫煙**と関係が深く，肺門部に多い．腺癌と大細胞癌は肺野に多い．腫瘍マーカーや胸部X線所見も癌によって違う．肺気腫，間質性肺炎，アスベストに接触した人が肺癌になりやすい．

治療法は癌の種類による．小細胞癌は化学療法や放射線療法を行うが，ほかの癌はまず手術をする．他臓器に転移，増殖して多彩な症状が現れる．

b. 転移性肺癌

他部位の癌が血液やリンパ管，気道を経て肺に癌を作る．肺，大腸，乳房，胃，骨，腎臓，精巣，卵巣，甲状腺，前立腺の癌が肺へ転移する．

単一の転移，多発性転移，一面にばらまかれた転移（粟粒性），リンパ管を経た転移（リンパ管炎性）がある（**表8-3**）．元の癌により転移の仕方が違う．

v）アレルギー性呼吸器疾患

若年者に多く，高齢者は比較的少ない．

a. 肺好酸球症

細胞と細胞の間（**間質**）に白血球の一種，**好酸球**が多数現れ，咳や呼吸困難を訴える．良性に経過し，ステロイド治療によく反応する．

b. 過敏性肺炎

真菌，薬剤，体内にないタンパク，化学物質に対して**アレルギー反応**を起こす（**表8-4**）．咳，呼吸困難，発熱があり，拘束性障害を起こす．原因物質を除くことで治療する．

c. サルコイドーシス

20歳代で好発するが，高齢者では女性に多い．リンパ節，肺，眼，心臓，神経系なども障害する．50％が眼，15％が呼吸器，5〜10％が皮膚から始まる．胸部X線で両側肺門部の**リンパ節**の腫れを認める．自覚症状が少ない．

表 8-4 過敏性肺炎の種類と抗原

種類	抗原
夏型過敏性肺炎	居住環境の真菌
農夫肺	かびた枯草・穀類
鳥飼病	鳥の排泄物・体液
加湿器肺	加湿器の水中の真菌
薬剤性	イソシアネートなど

ⅵ) 循環器の病変による呼吸器疾患

a. 肺塞栓・肺梗塞

脚の静脈の血栓から塞栓子が出て，肺動脈を塞ぐ(**肺塞栓**)．塞栓は大部分溶けて消え，梗塞になるのは 10％足らずである．**長期臥床**時に下肺野に塞栓がよく起こる．うっ血性心不全や静脈炎，骨折でも塞栓になることがある．

突然，呼吸困難や胸痛を訴える．血中 LDH，ビリルビン，pH が上昇し，Pao_2 が低下する．診断はテクネチウム・シンチグラムによる．

通常，ヘパリンで治療するが，超急性期には t-PA を使うこともある．酸素吸入や静脈へのフィルター装着も勧められる．

b. 急性呼吸窮迫症候群 acute respiratory distress syndrome (ARDS)

種々の原因で血管内皮細胞が急に壊れて，透過性浮腫(**肺水腫**)が起こる．敗血症によるショック(35〜40％)のほか，急性膵炎，多発外傷，大きな火傷，大量輸血でも ARDS になる．過呼吸，呼吸困難，チアノーゼ(**メモ** 8-7)になる．酸素を吸入しても，Pao_2 は 50Torr 以上にはならない．

腎不全があれば血液透析，感染症には抗菌薬投与，感染症が否定された場合はステロイドを投与する．死亡率は 50〜60％と危険な病気である．

c. 肺水腫

肺野の血管外に水がたまる．心臓が原因の場合(**心原性肺水腫**)と心臓以外の原因がある(**表** 8-5)．呼吸困難が強く，座ったほうが楽になる．胸部 X 線で肺門に蝶々様の影がみられ，心臓が拡大している．原因の治療をする．

ⅶ) 呼吸中枢の障害

老化により咳反射が低下し，痰が出しにくく，感染しやすくなる．

呼吸リズムは脳幹で調節している．脳の障害により**呼吸リズム**が異常にな

表8-5 肺水腫の原因

	原因	病気
心原性	肺毛細血管圧上昇	大動脈弁閉鎖不全，僧帽弁狭窄，左心不全，循環血液量増加，尿毒症
非心原性	肺毛細血管透過性上昇	薬剤(パラコート，塩素ガスなど)，外傷，ARDS，敗血症，尿毒症
	血漿浸透圧低下	肝硬変，ネフローゼ

表8-6 高炭酸ガス血症の症状

精神・神経症状	意識障害，頭痛，めまい，不眠，精神症状(せん妄，情緒障害)，羽ばたき振戦
眼底所見	静脈の怒張，うっ血乳頭
脳 波	徐波の出現
髄 液	髄液圧の上昇
その他	一時的な血圧の上昇，発汗，皮膚の紅潮

る．呼吸異常により意識障害の責任部位や重篤度がわかる(Ⅲ-18-E-ⅲ)．

a. 過呼吸症候群

若年者で**ストレス**により呼吸が速くなり，血中の炭酸ガス濃度が低くなりすぎて，意識が薄れることがあるが，簡単によくなる．

高齢者で脳の橋にある呼吸中枢が障害されると，呼吸が速くなり，重い意識障害を伴って，生命に危険なこともある．

b. 高炭酸ガス血症(CO_2 ナルコーシス)

肺胞での気体の交換が悪く，血中に炭酸ガスがたまると**意識障害**が起こる．COPD，喘息，胸の変形，呼吸筋萎縮のある高齢者に感染，心不全，睡眠薬や鎮静薬の服用，酸素の過剰投与などが加わると起こる．

血中に炭酸ガスが増えると，精神症状や自律神経症状が出る(**表8-6**)．感染症や高濃度酸素投与などの原因を除く．

c. 睡眠時無呼吸症候群

睡眠中に呼吸が止まり，睡眠が中断するため，昼間に異常な眠気に襲われる．呼吸器自体の障害，中枢神経の障害，両者が混合したタイプがあり，それぞれ特徴的な症状を示す(**表8-7**)．

いびきをかく人，昼間居眠りをする人に多い．**終夜睡眠ポリソムノグラフ**

表8-7 睡眠時無呼吸症候群の分類

閉塞型	胸腹の運動はみられるものの気流が止まる．アデノイド，肥満，下顎発育不全などによる上気道閉塞が原因
中枢型	胸腹の運動が停止して気流が止まる．慢性心不全患者などによくみられるチェーン・ストークス呼吸はこちらに分類
混合型	初め中枢型で，次第に閉塞型に移行

イにより重症度を判断する．

飲酒，長時間の運転の制限，減量，**持続的気道陽圧 continuous positive airway pressure(CPAP)** が勧められる（メモ 8-8）．高血圧症，多血症を合併する人がある．

まとめ

・老化により呼吸器は弾力性を失う．
・肺炎や COPD など，呼吸器の老化を基礎とした病気は多い．
・高齢者の直接死因で呼吸器の病気が占める割合は大きい．
・適切な治療法を選択することが望まれる．

メモ 8-1 気道
鼻や口から吸った空気は気道を通り，酸素の少ない静脈血に肺で酸素を与え，血液から炭酸ガスを除く．空気の通る道を気道と呼び，血液中の酸素と炭酸ガスの肺での交換を含めて呼吸と呼ぶ．気道は気管，気管支，肺胞のことをいう．

メモ 8-2 肺胞
肺の気管支末端にある小さな袋である．肺胞は肺の血管の末端（肺毛細血管）と接しており，血中の酸素と炭酸ガスの交換を行う．血液の赤血球にはヘモグロビンという鉄を含む赤いタンパクがあり，酸素があると真っ赤な色をし，酸素がないと少しドス黒い赤色となる．肺が十分働くと，真っ赤な血液となる．

メモ 8-3 呼吸筋
呼吸をするときに働く筋肉のことで，肺の下にある横隔膜，肋骨の間

にある肋間筋，背中にある背筋，腹部にある腹筋などが呼吸運動と関係して働く．胸部にある筋肉は胸式呼吸と関係し，腹部にある筋肉は腹式呼吸と関連が深い．

メモ 8-4 | 右心不全

右心室・右心房の機能が低下し，大静脈のうっ血により浮腫が起こる．肺血流量も下がり，胸水がたまることがある．虚血性心疾患，弁膜症，甲状腺機能低下症，多発性骨髄腫により起こることもある．

メモ 8-5 | 間質性肺炎を起こす薬物

以下の薬により間質性肺炎を起こすことがある．
①ブレオマイシン，②ブスルファン，③メトトレキサート，④シクロホスファミド，⑤金製剤，⑥その他（インターフェロン，漢方薬，サラゾピリン，ゲフィチニブ，イマチニブなど）

メモ 8-6 | 耐性菌による肺炎

細菌感染に対して，種々の抗菌薬（抗生物質）を用いて感染を防ぐ．細菌はその遺伝子を変化させ，抗菌薬に打ち勝つように変異する．このような細菌を耐性菌と呼び，抗菌薬は無効である．メチシリン耐性黄色ブドウ球菌 methicillin resistant *Staphylococcus aureus*（MRSA）やペニシリン耐性肺炎球菌 penicillin resistant *Streptococcus pneumoniae*（PRSP）などによる肺炎が高齢者ではよくみられる．

メモ 8-7 | チアノーゼ

皮膚や粘膜が青紫色にみえる．酸素欠乏や末梢循環障害による．酸素を含んだヘモグロビンが減り，酸素のないヘモグロビンが$\geq 5g/dL$になるとチアノーゼになる．

メモ 8-8 | 持続的気道陽圧（CPAP）

持続的に肺に軽い圧力をかけて酸素を入れる装置である．心不全時や術後の肺水腫予防にも使われる．最近気管挿管をせず，BiPAP（biphasic positive airway pressure）マスクを用いた非侵襲的陽圧換気 non-invasive positive pressure ventilation（NIPPV）をする．

9 代謝・内分泌系の老化と病気

―ホルモンや代謝は高齢者でどう変わり，病気になるか―

　食物を食べて栄養として体内に取り込む．栄養はエネルギーや身体の一部になり，不要な物や古くなった物を捨てる．**代謝回転**は老化により低下する．
　体内の状態を一定に保つ（内部環境，**ホメオスタシス**）ために内分泌系が働く．外分泌は消化酵素のように体外（消化管）に出るが，内分泌はホルモンとして体内で効果を発揮し，老化により変化する．

A 代謝回転と老化
―高齢者の代謝回転はどうなるか―

　「生者必滅」の言葉どおり，生きものは必ず死ぬ．一人のヒトだけでなく，細胞も，タンパクも時間が経つと消える．老化は個体だけの問題ではない．
　体内で新しいタンパク，脂質，グリコーゲンが作られ，同じ速さで壊れる（**代謝回転**）．代謝回転は老化とともに遅くなる（Ⅰ-1-B，Ⅰ-2-A）．
　食べたでんぷん，グリコーゲン，砂糖，乳糖はブドウ糖など単糖類になる．単糖類はエネルギーとなると同時にグリコーゲンや脂質として貯えられる．
　運動，考え事，胃腸や心臓の働きにエネルギーが必要で，貯えられていたグリコーゲンや脂質が動員される．貯蔵物質は日々新しく置き換えられる．
　食物中のタンパクはアミノ酸に分解されて吸収され，体内で遺伝子の指令に従って自身のタンパクに作り替える．身体の一部になったタンパクは使っている間に古くなりほころぶ．古いタンパクは働きが悪く，壊れて新しいタンパクと入れ替わる．
　老化により細胞が減り，グリコーゲン，脂質やタンパクを作る速さが遅くなる．同時に分解速度も遅くなり，代謝回転速度は下がる．遅い状態でバランスをとり，体内の物質量や血中濃度は大きく変わらない（ホメオスタシス，

恒常性).

合成・分解の速度が遅く，際どいバランスをとっている高齢者はわずかな異常があっても恒常性が保てず老人病になる．バランスを保つためにホルモンが働くが，ホルモンも代謝回転するので，高齢者の恒常性が危うくなる．

B 糖代謝
—糖代謝の老化による変化と糖尿病—

糖の主な働きはエネルギー源である．若人はエネルギッシュで，多くのエネルギーを使う．高齢者は行動が遅く，エネルギー消費量も所要量も少ない．

高齢者は速い運動をしないので，糖を急速に分解して酸素のない状態でエネルギーにする必要はない．エネルギーの必要な運動もあまりしない．しかし，心臓の拍動，思考など持続的な作業にはエネルギーが必要である．

食事前の血中ブドウ糖(**空腹時血糖**)濃度は老化により大きくは変わらない．一方，高齢者の食後の血糖は若年者より高くなり，正常レベルに下がるまでに時間が長くかかる．食事内容も糖の割合が多くなりすぎる．

i) 糖代謝の老化による変化

a. 糖負荷試験

糖代謝の指標として糖負荷試験を行う．空腹時に 75g のブドウ糖液を飲み，その後の血糖を測る．2～3 時間後の高齢者の血糖は若年者より高い．

b. インスリン分泌の反応性

血糖が上がると，膵臓より**インスリン**(IRI)が出る．糖を負荷しインスリンの増加(ΔIRI)と血糖上昇(ΔBG)を測る．老化により**膵臓β細胞**が疲れて感受性が下がり，糖によるインスリンの出方(ΔIRI/ΔBG)が低下する．

c. インスリン抵抗性

高齢者ではインスリンによる血糖の下がりが悪い．インスリン抵抗性指数 homeostasis model assessment ratio(**HOMA-R**) ＝空腹時血糖×空腹時 IRI ÷405 で表す．1 以上の場合，インスリン抵抗性があると判断する．

老化により骨格筋は減り，脂肪細胞が増える．インスリンは脂肪細胞に結合して筋肉への作用が減るため，筋肉にブドウ糖が入らず，高血糖が続く．

ⅱ) 糖尿病

　高齢者の糖尿病の有病率は約15％で，わが国では300万人である．高齢者の糖尿病では動脈硬化による**血管病変**が問題になる．

　若年期の生活習慣に加えて，高齢者では老化によるインスリン抵抗性とインスリン分泌障害が**2型糖尿病**の原因になる．

　高血糖や治療による低血糖が合併症を招くため，血糖の調節が治療上，重要である．糖尿病発病や悪化予防のため運動，食事，ストレスに配慮する．

a. 三大合併症

①網膜症
糖尿病の人の視力が障害される（Ⅱ-11-C-ⅱ）．

②腎　症
糖尿病の人で尿中に微量アルブミンが出る（Ⅱ-13-B-ⅲ）．

③神経症
　糖尿病の人の末梢神経や自律神経が障害される（Ⅱ-6-B-ⅷ）．末梢神経はインスリンに関係なくブドウ糖を取り込み，高血糖になるとアルドース還元酵素により**ソルビトール**となり，神経毒性（感覚障害など）を生じる．神経栄養血管の障害が関与する可能性もある．

　感覚障害（四肢のしびれ）が両側対称性に，徐々に進行する．**振動覚**が低下し，腱反射が弱くなる．多発ニューロパチーが90％に出るが，多発性単ニューロパチー（動眼神経，顔面神経麻痺）も現れる．末梢神経伝導検査をする．

　激しい痛みを訴えることもある．脊髄後索（こうさく）が障害されて，ふらつきなどを起こす．体幹に近い大腿筋などが萎縮する（**糖尿病性筋萎縮症**）．消化管運動の低下，インポテンス，起立性低血圧などの自律神経障害もみられる．

　急激に血糖を改善すると神経障害が悪化して，激しい痛みを訴える．糖のついたヘモグロビン（HbA_{1c}，**メモ 9-1**）を月1％以下の割合で改善させる．

　アルドース還元酵素阻害薬やビタミン B_{12} を使う．激しい痛みにはカルバマゼピン，抗うつ薬，塩酸メキシレチンを使う．

b. 動脈硬化症の促進
　糖尿病では大血管の動脈硬化が進む．心筋梗塞（Ⅱ-7-D），脳梗塞（Ⅱ-6-B-ⅰ），閉塞性動脈硬化症（Ⅱ-7-B-ⅱ）を合併することが多い．

c. 認知症（Ⅱ-6-B-ⅱ）
　動脈硬化を介して脳梗塞を起こし，血管性認知症に陥る人がある．脳梗塞とは関係なく脳萎縮を起こし，アルツハイマー病にもなりやすい．

d. 高齢者における糖尿病の治療

高齢者の糖尿病を治療するとき，糖尿病と診断されて何年になるかが大切である．高齢で発病した糖尿病は軽症で，合併症の頻度も低い．

①食事療法

高齢者の食事は糖分が多く，タンパクが少ない．糖尿病の人はできるだけタンパクを多くしたほうがよいが，本人の好みを尊重し，その人の好みに適した食事にする．

辛みの味覚が低下して，塩辛い食事を好むが，腎臓の保護も考慮する．硬い物が食べにくい人にはきざみ食やミキサー食にするなどの工夫をする．

②運動療法

身体を動かすように指導すべきであるが，神経症などによる転倒の危険には注意する．脱水や低血糖にも留意した運動をする．

③薬物療法

食後の高血糖を防ぐため，糖の腸管吸収を抑える**α-グルコシダーゼ阻害薬**を使う．肝臓から糖の放出を阻害する**ビグアナイド薬**や筋肉への糖の取り込みを改善する**チアゾリジン誘導体**（ピオグリタゾン）も使う．

インスリン分泌と抵抗性を改善する**スルホニル尿素系薬物**（グリメピリド）も有用である．超速攻型や遅効溶解型**インスリン**を組み合わせて使う．

最近，経口糖尿病薬との**基礎インスリン併用療法** basal supported oral therapy（BOT）が広く行われている．持続性のインスリン注射に経口薬を加える治療法である．

④高齢者糖尿病の治療ガイドライン

高齢者の糖尿病合併症，特に網膜症と腎症の発病や進行を抑えるため，ガイドラインが作られた（**表9-1**）．

C 脂質代謝
―脂質代謝の老化による変化と脂質異常症―

脂質には中性脂肪，コレステロール，リン脂質がある．エネルギーになるほか，細胞膜の構成成分，胆汁や性ホルモン，副腎皮質ホルモンをつくる．

食事により摂取するが，ブドウ糖からも作られる．コレステロールは食事の影響はないが，中性脂肪は食事の影響が大きく，運動により下がる．

脂質は血中で輸送されるとき**リポタンパク**と結合する．脂質は水より軽い

表9-1 高齢者糖尿病治療ガイドライン

① 空腹時血糖が 140mg/dL 以上
② 糖負荷試験後の血糖が 250mg/dL 以上
③ HbA$_{1c}$ が 7%以上
④ 糖尿病網膜症あるいは微量アルブミン尿症

以上を認める場合に厳格な血糖コントロールが必要である.

1 高齢者糖尿病における危険因子の治療目標値と留意点

	治療目標値	留意点
体重	BMI＝22 (BMI＝体重 kg/(身長 m)^2)	BMI＝22 で疾病が最も少ないという証拠はないが, 22 を目標に体重を管理する
血糖	空腹時血糖　＜140mg/dL HbA$_{1c}$　＜7%	正常化をはかることが望ましいが, 達成が難しい場合は左記の値を目標値とする
血清脂質	①血清総コレステロール 　　冠動脈疾患(－)　＜200mg/dL 　　冠動脈疾患(＋)　＜180mg/dL ②血清 LDL コレステロール 　　冠動脈疾患(－)　＜120mg/dL 　　冠動脈疾患(＋)　＜100mg/dL ③血清中性脂肪　＜150mg/dL ④血清 HDL コレステロール　≧40mg/dL	70 歳までは左記の目標値で治療する 75 歳以上については根拠がないので, 現在検討中である
血圧	収縮期血圧　＜130 mmHg 拡張期血圧　＜80 mmHg	日本高血圧学会では収縮期＜130mmHg, 拡張期＜85 mmHg を目標としている

2 高齢者糖尿病の治療において考慮すべきこと

糖尿病の状態	耐糖能, 病型, 病態, 合併症の状態など
他疾患の状態	他疾患の有無, 重症度, 生命予後など
日常生活機能	基本的 ADL：食事, 排泄, 移動, 更衣, 整容, 入浴 手段的 ADL：買い物, 調理, 家事, 家計, 電話, 薬の管理, 利用可能な交通手段, 社会活動
精神・心理機能	認知機能(長谷川式簡易知能評価スケール, MMSE などで評価) うつ状態(GDS；geriatric depression scale などで評価) 意欲(鳥羽式スケールなどで評価)
社会・経済的機能	家族構成, 家族や友人との交流状態, 住居, 経済的状態, 地域の介護機能など
QOL	フィラデルフィア老年医学センター(PGC)モラルスケールなどで評価

(日本糖尿病学会：科学的根拠に基づく糖尿病診療ガイドライン　改訂第2版. 南江堂, 2007. より一部改変)

(比重が低い). 中性脂肪が多いと比重が低い低比重リポタンパク low density lipoprotein(LDL)や超低比重リポタンパク very low density lipoprotein(VLDL)となり, リン脂質が多いと比重が高い高比重リポタンパク high density lipoprotein(HDL)となる. コレステロールを運ぶリポタンパクも比重の低いもの(LDLC)と比重の高いもの(HDLC)があり, LDLCが動脈硬化を促進し, HDLCが抑制する(メモ 9-2).

ⅰ) 脂質代謝の老化による変化

a. 血清コレステロール

総コレステロールは30~70歳代男性では年齢により変化しない. 女性では加齢により上昇し, 閉経後にピークに達し, 以後わずかに下がる. 70歳代男性の25%, 女性の35%でLDLコレステロールが高い(>140mg/dL).

b. 細胞膜のコレステロール／リン脂質比

細胞膜のコレステロール(C)はイオン化しておらず, リン脂質(P)はイオン化しているため水と親和性がある.

C/P比が高いと親和性が低く, 硬く, 膜のタンパクは動き(**流動性**)が悪い. 老化によりC/P比が上がり, 細胞膜の受容体など膜タンパクの働きが低下する.

ⅱ) 高齢者の脂質異常症

高齢者では動脈硬化と関連して, 脂質異常による病気が多い.

a. 動脈硬化症(Ⅱ-7-B)

血清**総コレステロール**の値とアテローム性動脈硬化の程度は比例する. 65歳未満の若年者のLDLCが180mg/dL以上の場合では心筋梗塞や脳梗塞の発病率が高くなる. 65~70歳でLDLC≧140mg/dLの人は動脈硬化による病気の発病率が高い.

ただ, 85歳以上では高コレステロール血症と動脈硬化による病気の関係は薄く, 85歳以上のリスクの低い高齢者においては脂質を減少させる意味は少ない.

b. 心筋梗塞(Ⅱ-7-D)

スタチンはブドウ糖からコレステロールの合成を抑えて高コレステロール血症を改善する(Ⅱ-6-B-ⅰ). 高齢者の高コレステロール血症をスタチンにより治療すると, 心筋梗塞の発病率が下がったと報告されている.

c. 脳梗塞（Ⅱ-6-B-ⅰ）

脂質異常症があると，太い脳動脈（総頸動脈，内頸動脈，中大脳動脈の根元）に**アテローム性動脈硬化**ができて，血栓を生じる．

以前は欧米に多く，わが国では細い脳動脈の血栓が多かったが，生活習慣の変化によりアテローム性動脈硬化による脳血栓症が多くなってきた．

ⅲ） 脂質異常症の治療

脂質代謝異常を起こさないように，若年期から生活習慣（食事，運動など）に配慮して予防する．高齢者の脂質異常症も生活習慣による改善をまず心がける．それでも効果がないときは薬を使う．

コレステロール（LDL）が高値の場合は**スタチン**を使う（Ⅲ-16-A-ⅰ）．中性脂肪（VLDL）高値の場合は**ニコチン酸**とアスピリンの合剤が効果を示す．LDL，VLDL 高値にはプロブコールやフィブラートも投与する．

コレステロールの腸管からの吸収を抑える薬，陰イオン交換樹脂（レジン）であるコレスチラミンや小腸粘膜の代謝を変化させるエゼチミブも使う．

D 甲状腺
—甲状腺の老化による変化と病気—

甲状腺は首の前面にある 15〜20g の器官で，全身の代謝を高める．老化により甲状腺は若干軽くなり，ホルモンを出す腺組織が線維で置き換わる．

ⅰ） 甲状腺の老化による変化

a. 甲状腺刺激ホルモン thyroid stimulating hormone（TSH）

TSH は脳下垂体前葉より出る．TSH は T_3 や T_4 を甲状腺より放出する．老化により不変または軽度低下するといわれているが，大きく変化しない．

b. サイロキシン thyroxine（T_4）

甲状腺より出るヨードを 4 個有する T_4 の合成は下がるが，分解・排泄も下がる．そのため，血中 T_4 濃度は老化により変化しない．

c. トリヨードサイロニン triiodothyronine（T_3）

甲状腺より放出されるヨードを 3 個有する T_3 は老化により減る．T_3 は T_4 より作られ，細胞を活性化する作用がより強い．老化により T_4 から T_3 に変わりにくく，全体として甲状腺の働きは低下する．

ⅱ） 高齢者の甲状腺の病気
a. 甲状腺機能低下症
　高齢者に多い．全身にむくみ（浮腫），顔面や脚の腫れぼったさが現れる．皮膚が乾燥し，眉毛などが抜ける．声がかれ，難聴，便秘傾向になり，寒がる．活動性が下がり，認知機能が低下することもある．脈，腱反射も遅くなる．重症になると，意識が障害され（Ⅲ-18-E-ⅱ），昏睡に陥ることもある．

　検査上，貧血や高コレステロール血症がみられ，心電図では電位が低く，胸部 X 線写真で心臓が大きくなる．肝機能障害や低タンパク血症も現れる．

　T_4 製剤により治療する．冠動脈硬化や高コレステロール血症があれば，T_4 を少量（12.5〜25μg/日）から始めて心電図をみながら慎重に増やす．

b. 甲状腺機能亢進症
　甲状腺が大きくなり，全身の活動が亢進する．若い女性に多い．しかし，高齢者でも甲状腺機能亢進症は少なくない．動悸，発汗，暑がり，軟便〜下痢，体重減少や意識の変容（**せん妄**）（Ⅲ-18-E-ⅱ）がみられることもある．

　重症になると昏睡などの意識障害に陥ることもある．心房細動など不整脈もよく現れる．冠動脈硬化症に不整脈が加わると，死亡する危険もある．

　甲状腺ホルモンを抑制する抗甲状腺薬（メチマゾールやプロピルチオウラシル）を投与する．心房細動に β 遮断薬（プロプラノロール）が有効である．

E　その他のホルモンや物質の老化による変化と病気
―恒常性維持の老化による変化と破綻―

ⅰ） 脳下垂体ホルモン
　脳下垂体には前葉と後葉があり，視床下部が支配する．脳下垂体から出たホルモンは各臓器に働く．性機能関連ホルモンが老化により著しく増える．

a. 成長ホルモン growth hormone（GH）→
　視床下部から出る **GH 放出ホルモン** GH releasing hormone（GH-RH）や**睡眠刺激**による前葉からの GH の分泌は老化により低下する．しかし，血中の GH 濃度は大きくは変化しない．

b. ソマトメジン，
　　インスリン様成長因子Ⅰ insulin-like growth factor-1（IGF-Ⅰ）↓
　ソマトメジン（IGF-Ⅰ）の血中濃度は老化とともに低下する．

c. プロラクチン↑

乳汁分泌ホルモンであるプロラクチンは視床下部からの刺激により脳下垂体前葉から出る．プロラクチンの血中濃度は老化により軽度上昇する．

d. 副腎皮質刺激ホルモン adrenocorticotropic hormone (ACTH) →

視床下部より分泌される ACTH 放出ホルモンは脳下垂体前葉より ACTH を放出する．血中 ACTH 濃度は老化により変化しない．

e. 黄体刺激ホルモン luteotropic hormone (LTH) ↑↑

老化によりテストステロンやインヒビンの血中濃度が低下する．両者により抑制される LTH の血中濃度は 50 歳代以後著明に上昇する．

f. 卵胞刺激ホルモン follicle stimulating hormone (FSH) ↑↑

女性では閉経後エストロゲン，エストラジオールが卵巣より分泌されなくなる．女性ホルモンによって抑制されていた FSH が脳下垂体前葉より分泌される．老化により血中濃度は著しく上昇する．

g. 抗利尿ホルモン antidiuretic hormone (ADH) →

脳下垂体後葉ホルモン ADH の血中濃度は老化により変化しない．しかし，塩分濃度の増加や脱水などの刺激により，ADH の分泌は上昇する．

ii) 副腎皮質ホルモン

脳下垂体前葉から出た ACTH により刺激されて，副腎皮質ホルモンが副腎より出る．副腎皮質ホルモンには糖質コルチコイド，鉱質コルチコイド，アンドロゲンの3種類がある．

a. コルチゾール→

糖質コルチコイドであるコルチゾールの血中濃度は老化により変化せず，日内変動にも影響されないが，代謝回転は老化により遅くなる．

b. アルドステロン↓

鉱質コルチコイドであるアルドステロン濃度は老化により低下する．食塩制限や立位負荷によるアルドステロンの分泌は老化により著しく低下する．

c. デヒドロエピアンドロステロン dehydroepiandrosterone (DHEA) ↓↓

副腎アンドロゲン(DHEA とその硫酸塩)の血中濃度は老化により直線的に下がる．

iii) 性腺ホルモン

男性ホルモンと女性ホルモンは脳下垂体前葉を抑制する．

a. テストステロン↓
男性性腺から出るテストステロンの血中濃度は老化とともに低下する.

b. インヒビン↓
女性卵巣の顆粒膜細胞および男性セルトリ細胞より出るインヒビンの血中濃度は老化により低下する. 糖タンパクのインヒビンはLTHやFSHの分泌を抑制する.

c. エストラジオール↓↓(男性→)
女性ホルモン, エストラジオールは卵巣, 副腎, 精巣でできる. 女性のエストラジオール血中濃度は閉経後激減する. 男性では老化により変化しない.

d. エストロン↓↓(男性→)
女性ホルモン, エストロンは卵巣, 副腎, 精巣で作られる. 女性ではエストロン血中濃度は閉経後激減する. 男性では老化によって変化しない.

iv) 代謝関連物質

a. 1,25(OH)$_2$ビタミンD$_3$↓
骨代謝と関係し, 血中濃度は老化により軽度に低下する(Ⅱ-12-A-ⅱ).

b. メラトニン↓
脳の松果体より出て, **睡眠**と関係する. メラトニン血中濃度は老化により低下する.

c. レプチン↓
脂肪細胞より出て, エネルギー代謝と関係する. 血中濃度は老化により低下する(Ⅲ-16-C-ⅰ).

d. レニン↓
腎臓でアンジオテンシノーゲンをアンジオテンシンにする. 老化とともに低下する(Ⅱ-13-A-ⅳ).

v) 抗利尿ホルモン不適合分泌症候群 syndrome of inappropriate secretion of antidiuretic hormone (SIADH)

ADHが不適当に持続的に分泌されて, **低ナトリウム血症**を起こす. 高齢者に多い.

肺小細胞癌などの**悪性腫瘍**, 脳卒中や脳炎などの中枢神経の病気, 肺炎や薬物(ビンクリスチン, クロルプロパミドなど)が原因となる.

意識障害やけいれんが起こることもある(Ⅲ-18-E). 尿中ナトリウムが

増え，血中ナトリウムは減るが，浮腫はない．水分制限（1日500～1,000mL）をし，原因の治療をする．デメクロサイクリンを投与する．

ⅵ）痛　風

核酸の構成成分**プリン体**が分解されて**尿酸**になる．尿酸がたまると痛風となり，激しい関節の痛み，関節の結節，腎障害（3大症状）などを起こす．

30～60歳代の男性で，核酸の多い食事（美食）をする人に多い．血清の尿酸濃度が高く，夜間就寝時に第一中足趾に夜間多く発症し，アルコールや食事が誘発する．

発作時にはコルヒチンを，慢性期にはアロプリノール，プロベネシドを投与する．食事などの生活習慣の指導をする（Ⅱ-13-B-ⅲ）．

まとめ

- 恒常性を保つため，老化により代謝・内分泌は大きく変化する．
- 老化による血中濃度の変化は生殖に関連するホルモン以外は顕著でない．
- 糖尿病や脂質異常症など代謝・内分泌の病気は高齢者に多い．
- 中年期の生活習慣による予防が重要である．
- 効果のある薬物も多い．

メモ 9-1　HbA$_{1c}$

HbA$_{1c}$の値は日本独自の測定法（JDS）によるもので，国際的なHbA$_{1c}$の測定法（NGSP）より0.4％低い．そのため，2010年7月にNGSPに変更されたため，ガイドライン変更の可能性もある．

メモ 9-2　リポタンパク

中性脂肪や脂肪酸コレステロールエステルを中心として表面をリン脂質膜が覆う．キロミクロンはアポB-48を担体とし，食事性脂質を運び，中性脂肪を脂肪組織や筋肉に，コレステロールを小腸から肝臓に運ぶ．VLDLやLDLはアポB-100を担体とし，肝臓から中性脂肪を脂肪組織や筋肉に，コレステロールを末梢組織に運ぶ．HDLはコレステロールを末梢組織から肝臓へ運ぶ．

10 消化器系の老化と病気

―胃や腸などが老化によりどう変わり，病気になるか―

　食物を食べ，消化し，栄養を吸収し，不要なものを排泄するのが消化器である．消化器は老化の影響をそれほど強く受けないと思われていたが，高齢者の消化器は若年者と違った特徴がある．

A 老化による消化器の変化
―消化器は老化によりどう変わるか―

ⅰ）口　腔
　歯の欠けている人が高齢者では多く，義歯を使っている人もいる．義歯が合わないと，消化が悪くなるだけはなく，不随意運動（**口舌ジスキネジア**）もみられる．

a. 咀嚼能低下
　高齢者は歯の欠損，歯肉の萎縮，歯の周囲の浮腫，咀嚼筋の筋力低下，舌の運動機能低下，顎や舌の協調運動障害があり，咀嚼しにくくなる．

b. 顎骨萎縮
　老化とともに，硬い物を食べる機会が少なくなる．顎骨への刺激が下がり，顎骨が萎縮する．顎骨萎縮は咀嚼を困難にし，萎縮が一層進む．

c. 唾液流量低下
　高齢者の唾液の量が減り，口が乾燥する（**口腔乾燥症**）．乾燥した口腔には細菌が繁殖しやすくなる．喉頭の働きも低下し，誤嚥を起こして，**誤嚥性肺炎**の誘因となる．

d. 味覚低下
　味を感じる**味蕾**（みらい）が老化により萎縮して，味覚が低下する．中でも辛みの感覚が弱くなり，辛い食物を好んで食べるが，高血圧にはよくない．

ⅱ） 咽頭と食道
a. 咽頭・喉頭筋低下
　咽頭では空気と食物の流れが交叉する．両者の流れを分けることが大切で，分別がうまくできないと誤嚥を起こす（Ⅲ-18-B）．
　高齢者では咽頭の筋力が弱く，咽頭の刺激による嘔吐様の反射（**催吐反射**（さいとはんしゃ））が低下する．そのため，食物が鼻腔に入ることがある．
b. 食道の運動
　食道は粘膜，粘膜筋板，固有筋層の3層があり，いずれも老化により萎縮する．その結果，食道の運動や食道内の圧力が異常になることがある．食道の神経の働きも悪くなり，食物の移動もスムーズに進まないことがある．
c. 食道裂孔ヘルニア
　食道裂孔ヘルニアは老化と関係が深い．横隔膜に食道を固定している靱帯が弱くなり，胃が横隔膜の孔を通って胸腔にずれ込む．症状は軽い．

ⅲ） 胃
a. 腸上皮化生
　老化により胃粘膜が十二指腸に近い幽門側から食道に近い噴門に向けて徐々に腸の上皮に置き換わる．ピロリ菌の影響によると考えられる．
b. 胃酸分泌低下
　胃粘膜から出る胃酸は幽門側では減り，噴門側のみとなる．高齢者では十二指腸潰瘍が少なく，胃潰瘍が多くなる．
c. 胃前庭部の運動
　胃前庭部の運動機能が老化により障害される．運動が緩慢になり，胃内容が胃上部から食道へ逆流しやすくなる（**逆流性食道炎**）．
d. ピロリ菌の影響
　ピロリ菌に感染すると，胃粘膜が萎縮する．慢性期には胃酸やガストリンの分泌は高まる．進行すると**萎縮性胃炎**になる．

iv) 小　腸

a. 小腸の形の上での変化
　小腸粘膜は老化により萎縮し，絨毛の高さは低く，吸収面積は小さくなる．結合組織は変性し，動脈は硬化し，支配神経は減る．

b. 小腸の動き
　小腸の動きを支配する自律神経の活動は老化とともに低下する．しかし，平滑筋の運動は上昇し，小腸通過時間は老化によって変わらない．

c. 小腸での消化
　小腸粘膜からは消化酵素が出て，栄養を吸収しやすいように分解する．老化により粘膜が萎縮して，消化酵素の分泌は低下するものが多い．乳糖をガラクトースとブドウ糖に分解するラクターゼも，老化により低下傾向にある．

d. 小腸での吸収
　水，電解質，栄養素を吸収する．吸収面積が老化により減り，水・電解質の吸収は低下するが，脂肪やタンパク，水溶性ビタミンの吸収は変化しない．
　脂溶性ビタミンの吸収は老化により増すが，$1,25(OH)_2$ビタミンD_3，カルシウムや鉄の吸収は減る（Ⅱ-12-A-ⅱ）．

v) 大　腸

a. 大腸の形の上での変化
　粘膜や筋層は萎縮する．結合組織は変性し，腸管壁が弱くなり，ヘルニアを起こし，仮性憩室となる．しかし，大腸の憩室自体は高齢者では少ない．

b. 大腸の動き
　大腸を支配する神経の数は減る．神経から出るアセチルコリンが減るため，大腸の運動が低下する．大腸通過時間は老化により延長し，**便秘**を起こす．

vi) 直腸と肛門

a. 直腸と肛門の筋肉
　直腸の弾力性や肛門括約筋の筋力は老化とともに低下する．直腸の粘膜や粘膜下層が固定できず，ずれやすくなる．高齢者では排便時に大腸の粘膜が体外へ出ることがある（**肛門脱**，**直腸脱**）．

b. 直腸と肛門の神経支配
　老化により**外肛門括約筋**の収縮に関係する**恥骨神経**の働きが悪くなる．外肛門括約筋は収縮しにくく，肛門性の便失禁が起こる．

vii） 膵　臓

a. 膵臓自体の変化
　膵臓の重さは老化により軽くなり，消化酵素を出す**腺房細胞**(せんぼうさいぼう)も減る．代わりに，線維が多くなり，脂肪やアミロイドが沈着する．

b. 膵管径増加
　膵液を出す**主膵管**の径は太くなり，細い膵管も膨らむことがある．

c. 外分泌機能
　消化酵素の分泌の老化による変化は少ない．トリプシンやリパーゼの分泌や便中のキモトリプシンは軽度に低下する．

viii） 胆管と胆嚢

a. 胆管の変化
　胆管上皮は老化により萎縮し，胆管平滑筋は弱くなる．高齢者の総胆管の直径は増す．**乳頭括約筋**の働きが悪くなり，十二指腸液が逆流し，胆道の感染が多く，ビリルビン結石が胆道にできやすい．

b. 胆嚢の変化
　老化により胆嚢壁の膠原線維が増え，壁が厚くなる．弾力性が減って**収縮拡張能**も低下する．胆汁中の**胆汁酸**が老化により減り，コレステロールが多くなると，コレステロール系の胆石ができる．

ix） 肝　臓

a. 肝臓の形の変化
　肝臓の容積は減るが，ほかの臓器より老化による変化は少ない．肝細胞も減少するが，異常な物質の蓄積や細胞の変形は少ない．

b. 血流低下
　肝臓の血流は老化により低下するが，それほど著しくはない．

c. 肝臓の働きの変化
　肝臓は種々の物質を合成や分解(**代謝**)する．老化によりアルブミンやビタミンKを合成する能力は低下する．
　スルホブロモフタレインナトリウム sulfobromophthalein sodium (BSP) という色素の代謝が肝機能を反映するが，老化により低下する．過酸化物を除く脱過酸化反応も高齢者では弱い．
　アンチピリンやベンゾジアゼピンなどの薬を代謝して作用をなくす働きは

表10-1　消化器の形態学的変化

1. 唾液腺の変性・萎縮
2. 食道粘膜・粘膜筋板・固有筋層の萎縮
3. 胃粘膜筋板・粘膜上層の線維化（ピロリ菌によるもの？）
4. 腸上皮化生（高位胃潰瘍）
5. 腸管粘膜萎縮（腸管粘膜の新生細胞数の減少）
6. 腸管結合組織変性
7. 腸管動脈の粥状硬化
8. 腸管神経変性（アセチルコリン系）
9. 小腸の絨毛の高さ減少
10. 吸収面積減少
11. 膵腺房細胞数減少
12. 膵臓線維化，脂肪変性，アミロイド沈着

老化により低下する．抗結核薬イソニアジドやアルコールの代謝は高齢になっても変わらない．

x）　老化による消化器の形の変化

老化による消化器の組織の形の変化をまとめた（**表10-1**）．

xi）　老化による消化器の働きの変化

老化による消化器の働きの変化をまとめた（**表10-2**）．

B　高齢者の消化器病

―高齢者に多い消化器の病気―

消化器の病気は腹痛，下血などにより発見される．しかし，高齢者は訴えが少なく，典型的でないため，しばしば見過ごされる．

ⅰ）　消化器腫瘍

高齢者の消化器癌に対する治療法が進歩し，効果が上がってきた．

a．胃腫瘍

胃癌の大部分は，上皮から発生する**腺癌**である．早期診断や**ピロリ菌**への対応により，死亡率が下がっている．胃透視や内視鏡検査に加えて，超音波検査や血清ペプシノーゲンⅠの測定が胃癌の**早期診断**に役立つ．

表 10-2　消化器の機能的変化

1. 嚥下機能低下→誤嚥
2. 食道運動機能異常
3. 食道内圧異常(食道壁内神経叢の機能低下,蠕動波形成減少→食物・胃酸排泄能障害)
4. 横隔膜・食道靱帯の強度低下(食道裂孔ヘルニア)
5. 胃前庭部の運動機能障害(食道への逆流)
6. 腸管分泌低下→便秘
7. 腸管の柔軟性・伸張強度低下→仮性憩室
8. 直腸粘膜・粘膜下層の可動性上昇→排便時の粘膜逸脱
9. 腸管血流・血圧低下・血管攣縮・腸管内圧上昇→虚血性壊死
10. 腸管運動性低下→便秘
11. 排便反射低下→便失禁,便秘
12. 外肛門括約筋の収縮能低下→肛門性便失禁
13. 胆囊壁の膠原線維上昇
14. 胆囊壁の肥厚・拡張
15. 胆汁酸分泌低下→コレステロール系胆石
16. 乳頭括約筋機能低下→十二指腸液逆流→胆道感染

胃癌は主に外科的に切除する.進行癌に対する抗癌薬の有効性は確立していない.早期ならば5年生存率は90%以上である.

b. 大腸腫瘍

①大腸ポリープ

85%が**腺腫**で,60歳以上で50～60%の人に大腸腺腫がみつかる.大部分が下行結腸で,複数個の場合も多く,100個以上を**ポリポーシス**という(メモ 10-1).

内視鏡で発見され,1cmまでならば,内視鏡により切除する.大きなポリープや病理診断で悪性になる可能性があれば,外科的に切除する.

②大腸癌

動物性脂肪食が多くなり,繊維の摂取が少なくなったために,大腸癌が増加してきた.高齢者が増えると大腸癌が増加すると予想される.

下血,便通異常,腹痛,体重減少を訴えるが,通過障害で初めてわかることもある.転移が起こり,臓器障害,疼痛,しびれなどを示すこともある.

貧血,便潜血,腫瘍マーカーが診断の手がかりになるが,大腸内視鏡および生検による病理組織像が決め手になる.

内視鏡的治療は高齢者では出血や穿孔の危険性が高く,慎重に行う必要がある.外科的手術は合併症の増悪やせん妄に注意する.

c. 食道癌

男性に多く，2/3 が 60 歳以上である．高齢者では進行した状態で初めて受診するため，大きな癌（5cm 以上の長さ）が多い．

嚥下障害が最も多く，全身衰弱，食欲低下，胸痛も訴える．X 線検査で診断するが，内視鏡による生検で多くは**扁平上皮癌**を認める．

癌が ≦6～7cm，画像で局所浸潤，遠隔転移がなく，十分な体力・気力があり，心肺合併症のない高齢者では手術を行う．手術不可能例には放射線療法をする．

d. 肝　癌

肝細胞癌が 95％ で，胆管癌は少ない．発病は 50 歳代がピークで，最近増えている．悪性腫瘍中，肝細胞癌の死亡順位は男性 3 位，女性 5 位である．

原因は **C 型肝炎**（75％），B 型肝炎（15％）で，C 型は B 型より 5～10 歳高齢で発病する．アルコール性は 3～4％ である．肝細胞癌の 90％ は**肝硬変**を合併する．

自覚症状に乏しく，進行癌で腹水や黄疸で気づくこともある．**上腸間膜動脈造影 CT** が有用で，マーカー（メモ 10-2）やエコー，MRI も参考になる．

限局した癌は切除，エタノール注入，マイクロ波による凝固，ラジオ波により焼灼する．根治が難しいときは動脈塞栓術や選択的化学療法を行う．

e. 膵臓癌

大部分が膵管上皮より発生する（**膵管癌**）．70 歳以上の男性に多く，現在増加し食道癌と同頻度である．60％ が十二指腸に近い膵臓頭部癌である．

高齢者では不定愁訴で始まるが，その後，腹痛，黄疸，体重減少が現れ，痛みは胸膝位で軽くなる．白色便や糖尿病が出ることもある．血中アミラーゼ，リパーゼが上昇し，carcinoma 19-9（CA19-9）が 80％ で，癌胎児性抗原 carcinoembryonic antigen（CEA）が 50％ で陽性となる．

超音波で低エコー域，尾側の膵管拡張がみられる．**内視鏡的逆行性膵胆管造影** endoscopic retrograde cholangiopancreatography（ERCP）や血管造影による診断もする．

可能な場合は切除する．膵頭部癌は膵頭十二指腸切除術を，びまん性に浸潤した癌は膵全摘術を行う．切除できないときは 5-フルオロウラシルを投与する．

ii） 胃の病気

胃は酸性であり，細菌がいないと考えられていた．しかし，胃の細菌**ヘリコバクター・ピロリ**（ピロリ菌）が胃炎，胃潰瘍，胃癌を起こすことがわかった．ほかの感染症と同じく，抗菌薬による治療も始められている．

a. 胃潰瘍

ピロリ菌が大きく影響する．胃粘膜の**攻撃因子**（胃酸，ペプシンなど）が**防御因子**（粘液，粘膜血流，プロスタグランジンなど）より強いときに起こる．30％で消炎鎮痛薬やステロイド薬の影響がある．

高齢者の胃潰瘍は食道に近い部位にできる．症状が顕著でないことも多く，突然下血や吐血で始まる．胃に孔が開く（**穿孔**）まで無症状のこともある．

プロトンポンプ阻害薬と H_2 遮断薬を使う．防御因子系の薬（プロスタグランジン製剤）やピロリ菌を除くアモキシシリンとクラリスロマイシンを併用する．

b. 胃　炎

高齢者では胃の粘膜がただれたり，上皮がはがれたりして修復するとき，異常になる．胃の分泌腺も萎縮して，十分消化できない．

原因は**ピロリ菌**である．高齢者では訴えがなく，内視鏡で胃粘膜のただれや萎縮がみられる．血中ガストリン上昇も参考になる．

治療は H_2 遮断薬や粘膜保護薬を使う．胃の運動低下に，メトクロプラミドなどを投与することもある．

iii） 肝臓・膵臓の病気

a. 肝硬変

肝臓の病気が治らずに進行すると肝硬変になる．肝臓全体で肝細胞が線維に囲まれ，肝臓の機能が低下する．

全国で30〜40万人の患者があり，70％は男性である．肝硬変の80％以上は肝炎ウイルス，特に **C 型肝炎**によるもので，10％がアルコールによる．

初期には全身倦怠感，食欲低下，腹部膨満感があり，進行すると肝機能が低下し，種々の症状が出る．肝機能低下によりアルブミン合成障害（浮腫，**腹水**，胸水），貧血，コレステロール減少，凝固因子欠乏による出血が現れる．

代謝が低下し，黄疸（掻痒感），ステロイド代謝障害（クモ状血管腫，手掌紅斑），アンモニア上昇（**肝性昏睡**）が現れる．門脈圧が高くなり，側副血行路（**食道動脈瘤**，腹壁静脈怒張），胃・十二指腸潰瘍がみられる（メモ 10-3）．

血清アルブミン，コレステロール，コリンエステラーゼが減る．プロトロンビン時間が延長し，血液凝固が悪くなる．アンモニアやγグロブリンが上昇し，色素(BSP)の分解が遅れる．

選択的腹腔動脈造影で肝臓内の動脈が細く，蛇行してコルク栓抜き様の形になる．肝シンチグラムでこうもり形の異常が，CTでは表面の凹凸がみられる．

浮腫・腹水があれば食塩を制限し，利尿薬を投与する．肝性脳症があれば，腸内細菌からのアンモニアの発生を減らすためにラクツロースや吸収されない抗菌薬を投与し，**分枝アミノ酸**の点滴もする．

食道静脈瘤や消化管から出血すれば，バソプレシンとβ遮断薬を投与し，内視鏡を用いた静脈瘤硬化療法や静脈瘤結紮をする．

b. 胆石症

太った女性に多く，60歳以上では**胆管結石**が増え，胆嚢結石は減る．高齢者では**ビリルビン石**，細菌感染が多い．腹痛，発熱，黄疸を伴うが，高齢者では典型的な症状がなく，不定愁訴が多い．超音波により診断する．

症状が軽ければ超音波検査で経過を追う．コレステロール石による痛みがあれば経口胆石溶解薬や体外衝撃波で胆石を砕く．胆管内にビリルビン石があれば，手術により結石を摘出する．

c. 胆嚢炎

原因の多くは**大腸菌**で，高熱，右上腹部痛，黄疸が出る．高齢者は症状が乏しく，胆嚢に孔が開き(穿孔)，**腹膜炎**になって初めて気づくこともある．

慢性期は胆道炎から移行して，不定愁訴が多いが，時に急性増悪することがある．エコーで胆嚢の形の異常より診断する．

急性期には抗菌薬投与，緊急胆道減圧術か緊急開腹術かの判断をする．抗菌薬で改善しないときは減圧し，胆嚢の壊死や穿孔があれば開腹する．

d. 膵　炎

原因はさまざまで(**表10-3**)，膵臓の消化酵素が膵臓内に漏れ出し，組織を**自己消化**する．30～50歳に多く，55歳以上は重症になりやすい．

みぞおち～背部にかけて，強い痛みが続く．前かがみになると楽になる．アルコールや脂肪の多い食事が悪化させる．重症になるとショック，呼吸困難，意識障害，出血傾向が現れる．CTで診断する．**血清アミラーゼ**が著しく上昇し，カルシウムが下がる．血糖やヘマトクリットが上昇する．

多くは軽症で，鎮痛薬(合成麻薬を含む)投与と絶飲食，H_2遮断薬投与，

表10-3 膵炎を起こす原因

1. アルコール(25%)
2. 胆石症(20%)
3. 代謝・栄養障害(副甲状腺機能亢進症,脂質異常症,ビタミンD過剰)
4. 膵損傷・外傷・手術
5. 循環障害(ショック,低酸素状態)
6. 毒素(有機サリン,サルモネラ)
7. 薬物(ステロイド)
8. 感染症(ウイルス,マイコプラズマ)
9. 原因不明(25%)

抗酵素療法(アプロチニン,ガベキサート(FOY),ウリナスタチンなど),抗ショック療法,感染予防をする.手術をすることもある.

iv) 腸 炎

 高齢者の腸炎は**下痢**による**脱水**のため危険である.血液が凝固しやすくなり,血栓症を起こすことがある.塩分や糖を含んだ水を経口摂取させるか,生食を点滴する.尿量が確保され,電解質のカリウムが高くなければカリウムを加える.

a. 細菌性腸炎

 サルモネラ菌,病原性大腸菌,カンピロバクターなどで汚染された物を食べたために起こる.

 発熱,強い腹痛,嘔吐,頻回の下痢が現れ,便に粘液,膿,血液が混じることもある.4〜10日で次第に回復する.便の菌を同定し,症状が強ければ抗菌薬を使うが,それ以外は整腸薬を投与する.脱水があれば輸液をする.

b. ウイルス性腸炎

 原因は**ノロウイルス**が多く,11〜12月に流行する.潜伏期間は24〜48時間程度で,小腸の吸収障害,下痢は2週間程度続く(Ⅱ-15-B-xi).

c. 薬剤性腸炎

 薬により**耐性菌**ができ,大腸の**菌交代現象**(Ⅱ-15-B-vii)のために大腸炎が起こる.

 ①**偽膜性大腸炎**(Ⅱ-15-B-vi)

 クロストリジウムなどが大腸に大量に繁殖し,産生した毒素が腸粘膜を傷害する.セフェム系,ペニシリン系,クリンダマイシンなど抗菌薬を投与した2〜20日後に水様性下痢,腹痛,下腹部膨満感などが起こる.

内視鏡にて大腸，特に直腸に**フィブリン**様のタンパクを主体とする**偽膜**がみえる．培養でクロストリジウムなどを同定する．白血球増加，血沈亢進，低カリウム血症になることもある．バンコマイシンの経口投与で治療する．

②**出血性大腸炎**（Ⅱ-15-B-ⅴ）

クレブシエラや変異した大腸菌が原因である．抗菌薬投与数日後に水様性下痢，腹痛，血便が出る．横行結腸などの粘膜に発赤，ただれ，潰瘍を認める．原因の抗菌薬を中止するだけで速やかに改善することもある．

③**MRSA 腸炎**（Ⅱ-15-B-ⅰ）

胃切除後などの高齢者に第3世代のセフェム系の抗菌薬を投与すると起こる．**上気道の MRSA は胃酸がないため大腸にまで達する**．水様性下痢は出るが，偽膜や血便はみられない．バンコマイシンにより治療する．

d. 腸結核（Ⅱ-15-B-ⅷ）

40～60歳に多い．結核菌が腸粘膜下層リンパ組織に入り，腸の粘膜が厚くなり，潰瘍を作る．活動性肺結核の人が痰を飲み込み腸に結核が感染する．

回盲部（回腸と盲腸のつなぎ目）に起こりやすい．厚くなると腸が閉塞し，潰瘍ができれば腹痛，便秘，下痢が起こる．抗結核薬で治療する．

e. 潰瘍性大腸炎

30～60歳で発病する．主に大腸の粘膜をただれさせ，慢性の潰瘍を作る．よくなったり悪くなったり反復する．直腸や結腸の粘膜から粘膜下層に炎症が起こる．抗大腸抗体やリンパ球の異常などがみられる．

軽症では下痢，粘液便が出る．重症では血性下痢，腹痛，発熱などを訴える．潰瘍性大腸炎は重症度で分類する（**表 10-4**）．中毒性巨大結腸，穿孔，出血を合併することがある．

内視鏡や組織所見より診断する．軽症はサラゾピリンを投与し，重症はステロイド投与や白血球除去療法，外科的治療を併せて行う．

表 10-4　潰瘍性大腸炎の重症度判定

1. 下痢（≧6回/日）
2. 血便
3. 発熱（≧37.5℃）
4. 頻脈（≧90/分）
5. 貧血（ヘモグロビン≦10g/dL）
6. 血沈亢進（≧30mm/時間）

1，2は必須，4項目以上で重症

v) 肛門の病気

a. 内痔核

肛門の閉鎖に役立つクッション(静脈・細い動脈のネットワークと筋肉・結合組織などの細かい線維)である．便秘が原因で腹圧をかけると，大きくなり**出血**するが痛みはない．

日常生活で肛門に負担をかけないようにして，薬で治療する．症状がひどく，治らないものや病状の進んだものには手術をする．

b. 肛門脱(脱肛)

内痔核の脱出により，直腸下部の粘膜と肛門管上皮が肛門の外へ出る．肛門括約筋や直腸と肛門を支える組織が老化により弱くなり起こる．

c. 直腸脱

直腸粘膜全体が肛門の外に出る．肛門は正常の位置で，腹圧が加わると起こる．肛門直腸の粘膜を縫って(**直腸固定術**)治療する．

まとめ

- 消化器の老化は外見上，それほど顕著ではない．
- 老化により，消化器はダイナミズムが減ってくる．
- 高齢者の消化器病は消化器の老化を基礎としたものが多い．
- 老化に加えて，感染症や薬物などが発病に関係する．

メモ 10-1 クロンカイト・カナダ症候群

大腸全域にわたるポリポーシスに脱毛，四肢のびまん性色素沈着，タンパク漏出を伴う．平均60歳で発病するが，癌になることは少ない．女性で頑固な下痢が続き，全身衰弱様になることがある．

メモ 10-2 肝細胞癌のマーカー

血中の2型アルカリホスファターゼ(ALP)，γグルタミルトランスペプチダーゼ(γ-GTP)，異常プロトロンビン(PIVKA II)，α胎児性タンパク(AFP)がある．これらのタンパクは正常の肝細胞では作られず，未分化の肝細胞癌細胞のみが作る．

メモ 10-3 門脈圧亢進症

腸管などから出て肝臓へいく血流(門脈)が肝硬変のために妨げられ，

門脈の圧力が上昇する．体循環へいく血流（側副血行路）が多くなり，食道・胃静脈瘤ができ，脾臓が大きくなる．胃・十二指腸の血流が悪くなり，潰瘍を作る．

11 皮膚・感覚器系の老化と病気

―眼，耳，鼻，皮膚が老化によりどう変わり，病気になるか―

　外界から刺激を受け，情報を分析し，ほかの情報と統合して，どう反応するかを決めて行動する．老化により感覚器の働きが低下すると，情報収集が難しくなる．花咲ける老化を実現するため，情報収集を効率よく行う方法を工夫したい．

A 眼の老化による変化
―高齢者の眼はどう変化するか―

　眼から得る(視覚)情報は高齢者にも大いに役に立つ．物を見て情報を得る方法や眼の構造を知る必要がある(**図 11-1**)．

　外からの光は**角膜**や**前眼房**を通り，**虹彩**の中心にある**瞳孔**から**水晶体**に至る．水晶体はガラスのレンズとは違い，軟らかく，伸び縮みする(**メモ 11-1**)．

　水晶体は，外の景色が**網膜**にきっちりと像を結ぶように調節する．水晶体と網膜に間にはゼリー状のゲルが詰まっている(**硝子体**)．

　網膜には光を感じる細胞やその働きを調節する細胞があり，外界をできるだけ正確に写し取る．網膜の働きには酸素や栄養が必要であるため，血管もある．

　網膜は血管の多い**脈絡膜**やその外側の**強膜**により保護されている．網膜に写った映像は神経刺激として，**視神経**を経て脳の後部にある視覚野に伝えられる．

　視覚野に達した刺激が記憶などほかの情報と統合され，特定の物として認識される．これらの精巧なシステムは長期間使い続けているうちにくたびれてくる．

Ⅱ 人の老化と老年病

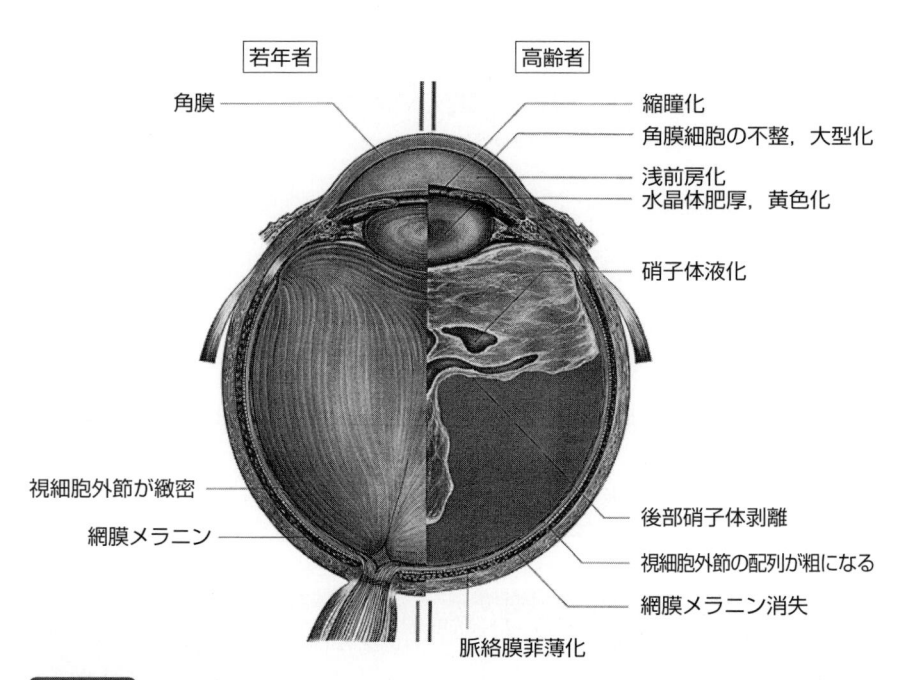

図 11-1 眼の老化
（市川 宏：眼の老化 1. 図説臨床眼科講座第 4 巻老人と眼．9，メジカルビュー社，1984．より改変）

ⅰ） 角膜内皮細胞

　角膜は透明な組織であるが生きており，透明な角膜内皮細胞が角膜の働きを支えている．角膜は酸素や栄養を運び，神経があり痛みを感じるが，血管はない．

　老化とともに角膜内皮細胞は減り，形が大きく，ふぞろいになる．角膜への物質輸送は悪くなり，透明性が落ちる．角膜の外側（辺縁）には脂肪がたまり，白い輪状の濁り（**老人環**）ができるが，物を見る上で支障はない．

ⅱ） 水晶体黄色化

　老化により水晶体は黄色くなる．水晶体に含まれるトリプトファンというアミノ酸が変化して，黄色い蛍光を発する．水晶体には弾力のあるタンパク（**α-クリスタリン**）が多い．老化により硬いコラーゲンタンパクが多くなり弾力を失う．水晶体が光を散乱し，対象の形が不鮮明になり，コントラストが落ちる．

iii) 硝子体融解

透明ゲル状の硝子体の中央部が液体状に溶ける．硝子体の後方にある膜がはがれて網膜から離れる(**剥離**)．60歳以上では65％の人に起こる(図11-1)．

硝子体が剥離した破片は硝子体の中をフワフワ浮遊して，蚊が飛ぶように見える(**飛蚊症**，メモ11-2)．病的なものと間違える人も多い．

iv) 網脈絡膜菲薄化

網膜には血管や神経が密に分布するが，それらも老化する．網膜の細い動脈の周りに**ヒアリンタンパク**がたまる(メモ11-3)．

高齢者の脈絡膜にある毛細血管の直径が細くなり，脈絡膜の厚さも薄くなる．脈絡膜と網膜色素上皮の間で物質が交換しにくくなる．

v) 網膜上皮の老化

物質交換が障害され，網膜色素上皮の酸素や栄養は不足する．網膜色素上皮の下にリポフスチンがたまり，**ドルーゼ**ができる(メモ11-4)．

メラニンを含んだ顆粒が減り，網膜の色も薄くなり，網膜上皮の底にリポフスチンが増える．視細胞，特に棒状の桿体の外節が老化により変形する．

vi) 視覚中枢の変化

光を感じる一次視覚野の老化による変化は少ない．一方，見た物が何であるかを識別する二次性視覚野(**視覚連合野**)の神経細胞は減って，軽度に萎縮する．

B 眼の老化による機能変化
―高齢者の眼の働きはどう変わるか―

物を見るために眼を動かし，光の量を調節し，光を屈折し，形や色を認識する．涙は眼を保護するが，老化によって涙の出方も変わる．

i) 眼球運動速度の低下

老化により，30歳以降，眼の動きは遅くなる．眼球運動―中でも上を見る**上方視**が強く制限され，上が見にくくなる．眼を動かす筋肉が萎縮し，眼の上方にある脂肪などの組織が圧迫する．

ii） 涙液量の低下

　涙は眼を潤し，栄養を与え，不要な物を除き，細菌やウイルス感染から眼を守る．涙は涙腺から出て，涙管より鼻へ流れる．老化により涙腺の分泌は減り，眼球は乾燥する．細菌やウイルスを洗い流せず，感染症が増える．

iii） 屈折力低下

　水晶体の表面にある皮質が老化により硬くなり，水晶体全体の屈折率は下がる．高齢者では水晶体が厚くなり，近くが見づらく**遠視**や**乱視**になる．

iv） 調節力の低下

　水晶体の弾力性は老化により低下する．水晶体を伸縮させる毛様体の筋力も低下する．高齢者では調節力が落ち，老眼になる．近視眼の人は**老眼**になりにくい．

v） 瞳孔の大きさ

　瞳孔の大きさは10歳までは大きくなり，その後，老化とともに小さくなる．成人では4～6mm，高齢者では2.5mm前後となる（**老人性縮瞳**）．

vi） 浅前房化

　虹彩と角膜の間にある前房（**前眼房**）は老化により浅くなる．10歳頃までは深くなるが，15歳を超えると水晶体が厚くなり，前房は浅くなる．

vii） 視覚中枢での処理機能の低下

　大脳の二次視覚野における視覚の処理能力は老化とともに低下し，見た対象を識別するのに時間がかかる．

C 眼の病気
―高齢者に多い眼の病気―

i） 白内障

　歳とともに白内障は増え，40歳代で40％，50歳代で60％，60歳代で80％，70歳代で90％，90歳代で100％になる．視力低下を訴える人は少ない．

視力低下は濁りの程度や部位により異なる．水晶体を包む膜の代謝異常や中心の核に**α-クリスタリン**が凝集して，水に溶けにくいタンパクが増える．

抗酸化薬，還元型グルタチオン，ビタミンが水晶体の代謝を改善する．わが国では年間 100 万件以上の超音波による乳化吸引や眼内レンズを入れる．

ii） 視覚障害
a. 緑内障
失明の原因の第 1 位である．眼の圧力(**眼圧**)が上がり，視神経を抑えて，神経線維の障害や視野異常を起こす．進行すると視力が下がり，視野が欠損する．眼痛，頭痛，吐き気や嘔吐を訴える．

眼圧検査，眼底検査，視野検査により診断する．眼圧降下薬を点眼する．緑内障発作の場合，レーザー光線により虹彩を切開することもある．

b. 糖尿病性網膜症
失明の原因の第 2 位で，年齢とともに増し，糖尿病発病後 20 年で 60％が網膜症になる．網膜毛細血管の障害により重症度を分類する(**表 11-1**)．

良性の網膜症(**単純糖尿病性網膜症**)では症状が少ない．網膜に血管が新生したり出血したりすると視力が落ちる．物の形が変形し，飛蚊症や眼痛を自覚し，失明することもある．

蛍光色素による眼底検査で毛細血管瘤，無血管野，新生血管が見える．血糖を十分コントロールする．悪性になればレーザーにより光凝固をする．硝子体出血や網膜剥離には手術をする．

c. 加齢黄斑変性症
高齢者では**網膜色素上皮細胞**が変性，萎縮する．黄斑部に脈絡膜血管新生やポリープ状の異常血管ができ，視力に最も大切な黄斑が変性する．

視力が徐々に下がり，物の形がゆがみ，小さく見える．蛍光眼底検査で診断し，レーザー治療をするが，予後はよくない．

d. 網膜血管の閉塞症
網膜動脈・静脈が詰まる．突然視力が落ち，視野が欠損する．動脈閉塞は眼圧を下げ，血栓溶解薬や抗凝固薬を使う．静脈閉塞はレーザー療法を行う．

iii） 視覚失認
物は見えるが，それが何かわからない．脳梗塞や認知症の人でみられる．脳の頭頂葉から後頭葉にかけての障害により起こる．

表 11-1　糖尿病性網膜症の分類

良性網膜症		悪性網膜症	
AⅠ	毛細血管瘤	BⅠ	網膜内細小血管異常，軟性白斑，静脈の形態異常，無血管野
AⅡ	しみ状出血，硬性白斑	BⅡ	乳頭と連絡しない新生血管
AⅢ	陳旧性新生血管 増殖停止，硝子体出血なし	BⅢ	乳頭と連絡する新生血管
AⅣ	陳旧性硝子体出血	BⅣ	網膜前出血，硝子体出血（1 年以内）
AⅤ	陳旧性増殖網膜症	BⅤ	硝子体腔へ伸びた新生血管
		BⅥ	網膜剥離，網膜分離

D　難聴の分類
―高齢者の聞こえにくさ―

　音は空気の振動である．両方の耳の鼓膜を振動させ，音を感じる．鼓膜の振動は小さな骨の動きを介して内耳の蝸牛にある感覚細胞を刺激する．
　蝸牛の感覚細胞刺激は聴神経を経て側頭葉にある聴覚の一次中枢に至る．さらに，二次聴覚中枢に送られ，記憶などを頼りに，その音を分析する．

ⅰ）伝音性難聴

a. 外　耳
　外耳は外から見えるいわゆる耳とそこから鼓膜と呼ばれる膜に至るトンネル（**外耳道**）のことをいう．耳鏡という道具を使えば外から簡単に見える．
　外耳道が耳の垢，水や炎症で塞がると，空気の振動が鼓膜に伝わらず，聞こえにくい（難聴）．老化による外耳道の変化は少ない．

b. 中　耳
　中耳は鼓膜と 3 つの小さな骨（**耳小骨**）からなる．老化により鼓膜の弾性が減り硬くなる（**鼓膜硬化**）．石灰がたまることもある（**鼓膜石灰化**）．鼓膜を作っている線維層がすり減り，薄くなる（**菲薄化**）．
　耳小骨の運動も老化により悪くなり，3 つの耳小骨の連携運動が低下し，鼓膜の振動がうまく内耳に伝わらない．

ii) 感音性難聴

　内耳には**三半規管**と**蝸牛**という2つの小さな器官がある．三半規管は平衡感覚（バランス）に関係し，蝸牛は聴覚と関係する．2つの器官は近くにあり，聴覚と平衡感覚が同時に障害されることが多い．

　耳小骨より伝わった振動は，蝸牛の中の内リンパ液を振動させる．**コルチ器官**内の毛を持つ神経細胞（**外有毛細胞**）がリンパ液の振動になびいて刺激される．

　外有毛細胞を支える**基底板**の運動が老化により悪くなる．振動数の高い音（高音）の振動についていけず，高音に対する外有毛細胞の反応が悪くなる．

　感覚神経細胞である**外有毛細胞**は老化とともに変性して，音を感じる細胞が減り，リンパの振動を神経刺激として脳に伝えにくくなる．

iii) 中枢性難聴

　内耳の有毛細胞で感じた刺激を伝える**蝸牛神経**は，三半規管の平衡感覚を伝える前庭神経と一緒になり聴神経（内耳神経）となる．蝸牛神経は脳の橋と延髄の境目にある蝸牛神経核に至る．

　その後，側頭葉の一次聴覚中枢で音として把握する．音刺激は二次中枢である**聴覚連合野**で音の意味，性質を判別するが，その働きは老化により低下する．

E 聴覚機能の評価
―聞こえにくさをどう検査するか―

　音の聞こえ方を機械で精密に，定量的に測ることができる．高齢者で難聴を訴える人は多く，原因を調べ，補聴器が必要かどうかを評価する．

i) オーディオグラム

　機械により音を発生させて聞こえるかどうか，被検者にボタンを押させる．機械は高い音から低い音までさまざまな周波数の音が出せる．

　高齢者では**高音**が聞きにくい．高齢者に話しかけるときは高い声ではなく，低い声で，ゆっくり話しかけると聞き取りやすい．

ii) 聴性脳幹反応

　機械で音を聞かせて，延髄と橋の境目にある蝸牛神経核で神経細胞から電気信号が出るかどうかを脳波により調べる．聴覚障害が内耳から蝸牛神経核の間で起こったのか，脳の中で起こったのかを知ることができる．

　脳死の判定に聴性脳幹反応を使う．蝸牛神経核を含む脳幹の機能が働いているかどうかを検査する．

iii) 聴覚刺激の中枢性弁別能

　聞こえた音がどんな音かを判別する能力である．聴覚連合野で行われ，音の意味などを識別する．言語の意味を理解する能力も含まれる．

　老化により中枢性弁別能は低下する．神経細胞が減り，神経の伝達効率が下がり，集中力がなくなり中枢性弁別能が低下する．

F 聴覚の病的状態
―高齢者にみられる耳の病気―

i) 老人性難聴

　高齢になると耳が遠くなり，高い音が聞きづらい．蝸牛にあるらせん状のコルチ器の感覚神経細胞(**外有毛細胞**)の消失が主な原因である．刺激を脳に伝える神経線維も変性して伝わり方が悪くなる．

　内耳の代謝の老化による変化がその基礎にある．代謝の変化は一部，蝸牛毛細血管の動脈硬化によるものである．

ii) 耳鳴り

　音がしないにもかかわらず，音がすると感じる．高齢者の多くが訴え，静かな環境や活動をしていないときに耳鳴りが強くなる．

a. 自覚的・真性耳鳴
　内耳の障害によって起こり，耳鳴りが持続する．蝸牛の**内リンパ液**の流れが異常になり，外有毛細胞を刺激して耳鳴りと感じられる．

b. 他覚的・仮性耳鳴
　血管の拍動による雑音が耳鳴りと感じられ，他覚的にもわかる．筋肉(咀嚼筋など)の収縮時に**筋肉**の動きが耳鳴りと感じられる筋性雑音もある．

iii）失　語（Ⅱ-6-B-ⅰ）

　失語は言葉の意味はわからないが流暢に話せる**流暢性失語**と発話が流暢でない**非流暢性失語**がある．左側の側頭葉にある聴覚連合野などの障害により音は聞こえるのだが，その言葉の意味がわからないという流暢性失語もある（**感覚性失語**）．

　「聞こえにくい」という高齢者は聴覚連合野の障害があり，聞こえるが意味のわからない人も多い．認知症や脳卒中で現れ，補聴器により改善しない．

ⅳ）失音楽

　右の側頭葉の障害によりメロディーがわからなくなり，**失音楽**となる．音楽と言葉は左右の脳が分担する．失語症の人に，メロディーをつけた歌によるリハビリテーションをすると，失語の訓練がうまくいく．

Ｇ　老化による嗅覚の変化
―歳をとると嗅覚はどう変わるか―

　においは空気とともに鼻に入り，鼻粘膜の**嗅上皮**にある受容体を刺激する．刺激は嗅神経を通って，大脳の**嗅覚中枢**に達する．嗅覚中枢ではにおうという感覚と同時に，それが何のにおいかを識別する．

ⅰ）嗅覚は老化により変わるか

　鼻は空気の通り道であるため，永年の間に嗅上皮がフリーラジカルなどにより傷つく．高齢者ではにおいの種類を問わず嗅覚が低下する．

　においの種類をかぎ分けて，何のにおいかがわかる能力も老化により悪くなる．微妙なにおいをかぎ分けられないと，料理がまずくなる．

ⅱ）高齢者で嗅覚を障害する病気

　鼻が詰まる（嗅裂閉鎖）と**閉塞性嗅覚障害**を起こし嗅覚が悪くなる．嗅上皮の働きが低下すると**嗅上皮性嗅覚障害**になる．高齢者では**嗅神経障害**や**嗅覚中枢障害**もある．

　認知症においては嗅覚中枢の働きが低下し，においがかぎ分けられないこともある．大便をもてあそぶ（**弄便**）行為も嗅覚の異常があって初めて可能になる．

閉塞性嗅覚障害は副鼻腔炎の治療などでよくなる．嗅上皮の障害にはステロイドの外用が有効なこともある．中枢性の嗅覚障害は治療が難しい．

H 老化による皮膚の変化
―歳をとると皮膚はどう変わるか―

皮膚は身体の表面を覆っており，光，紫外線にさらされる．皮膚は表皮，真皮，皮下脂肪，付属器からできている．付属器は皮膚表面に脂肪を出す皮脂腺，汗を出す汗腺，毛髪，爪などである．皮膚の老化は外からも見える．

ⅰ) 老化による表皮の変化

皮膚の最表面に膜様の角層があり，**ケラチン**という水に溶けないタンパク，保温や乾燥防止のための脂肪，糖脂質(**セラミド**)があり，身体を保護する．

その下に顆粒層，突起を持った有棘層(ゆうきょくそう)があり，表皮の最下層の基底層細胞からケラチンを取り込んで，皮膚表面へ押し上げる．

a. 老人性乾燥症
50歳以上では脇腹(側腹部)や腰部などの皮膚が乾燥して，白い粉がふいたようになる．下腿は角質の水分が減って，ウロコのようになる(**鱗屑**(りんせつ))．

b. 表皮の増殖性変化
紫外線，電離線，化学物質が長い間にDNAを障害し，テロメラーゼによる修復が悪くなり，表皮が増殖する．良性変化が多いが，前癌性変化もある．

c. 表皮基底層の色素細胞の変化
色素細胞に黒い**メラニン**(メモ11-5)がたまる．日焼けをするとみられる変化で，高齢者ではシミ(**老人性色素斑**)として残る．逆に色素細胞が減少してメラニンが失われ，皮膚の色が抜けて白くなることもある(**老人性白斑**)．

ⅱ) 加齢による真皮の変化

a. 真皮の萎縮
真皮が老化により萎縮して薄くなる．真皮はセロファンのような薄い皮膚で光を反射して光沢がある．少しの刺激で傷つきやすいので注意する．

b. 表在性血管の持続性拡張
皮下の表在性血管が拡張している．鼻の頭・両脇や下腿・足に現れ，網目状のことが多い(**網状皮斑**)．糖尿病など自律神経障害のある人に多い．

c. 老人性紫斑
　高齢者の細い血管は弱いため，軽い刺激で出血して**紫斑**を生じる．脳梗塞や心筋梗塞の予防のために**抗血小板薬**を服用している人に紫斑が出やすい．
d. イボ（skin tag）
　イボのように，皮膚の盛り上がりが高齢者でよくみられる．首，頸部や脇の下に多いが，良性のもので生命への危険はない．
e. 皺襞形成
　しわ（皺襞）が多くなる．皺襞は線維芽細胞のコラーゲンやエラスチンなどの**弾性線維**が光刺激やフリーラジカルにより傷ついてできる（メモ 11-6）．
f. 項部菱形皮膚
　紫外線により結合組織が変性する．農夫や水夫など日光にさらされた高齢者の項部に多く，女性は少ない．大小の深い皺が斜めに交叉して**菱形**になる．
g. 星状偽瘢痕
　高齢者の**手背**の皮膚が萎縮する．線状や星形の皮膚の瘢痕（傷跡）であり，この部分に紫斑はできない．
h. 弾力線維症（光線性弾力線維症）
　黄色い皮膚，**頸部鳥肌状皮膚**，ファーブル・ラクショー症候群（メモ 11-7）や上述の項部菱形皮膚も光線性弾力線維症によるものである．
i. 静脈性循環不全
　静脈瘤が代表例で女性の下腿に多い．永年，立ち仕事をしてきた女性が高齢になると静脈瘤が現れやすい．しかし，日常生活には大きな支障はない．

iii） 皮膚付属器の老化による変化
　皮膚自体と同じく，皮膚付属器も老化により著しく変化する．毛髪の脱落や白髪は多くの高齢者が体験する．
a. 皮脂腺の変化
　皮膚や毛髪を乾燥させないため，真皮の毛髪の側方に皮脂腺がある．若い人は皮脂腺分泌が多く「脂ぎっている」が，高齢者では減って「**枯れてくる**」．
b. 汗腺の変化
　汗は真皮の汗腺から汗管を通り皮膚の表面に出る．汗が蒸発する際，蒸発熱を奪い体温を下げる．老化により汗腺の機能は低下し，皮膚は乾燥する．
　高齢者では発汗が少ないため，皮膚からの体温の発散が難しくなる．そのため，夏季には体温が身体の中にたまって，**熱中症**になる．

c. 毛髪の変化

毛髪を作る毛母細胞は真皮の深層にあり，そこから毛髪が表皮を貫いて体表に出る．老化により毛髪中の色素細胞が減り**白髪**となる．また，毛髪の数も減る(**脱毛**)．男性のほうが女性より顕著である．

d. 爪の変化

爪はケラチンという毛髪と似たタンパクでできている．老化により40歳頃から爪に縦じわが入る(**爪甲縦条**)が，病気とは関係がない．

I 皮膚の病気
―高齢者によくみられる皮膚の病気―

高齢者では，皮膚の老化を基礎にした病気の中で最も多いのがかゆみ(**老人性皮膚掻痒症**)である．歳のせいとして片づけないで，苦痛を取り除く．

i) 老人性皮膚掻痒症

一見正常の高齢者がかゆみを覚える．高齢者が皮膚に発疹を伴ったかゆみを訴えることもある(**表11-2**)．

表11-2 高齢者のかゆみ

発疹	部位	病　　気
―	部分的	老人性乾皮症 局在性皮膚掻痒症(陰部，肛門周囲など)
―	全身性	老人性皮膚掻痒症(老人性乾皮症が基礎にある) 汎発性皮膚掻痒症(閉塞性黄疸，原発性胆汁性肝硬変，癌(肝・胆嚢・膵臓など)，慢性腎不全，人工透析，糖尿病，痛風，甲状腺機能低下症，多血症，ホジキン病，白血病，多発性硬化症，脊髄癆，寄生虫妄想，神経症，ストレス，薬物，食品(ヒスタミン含有)など)
＋		湿疹・皮膚炎(皮脂欠乏症，接触性，脂漏性，アトピー性など) じんま疹(急性，慢性)・痒疹・薬疹 真菌症(白癬，カンジダ) 動物性皮膚症(疥癬，毛虫皮膚炎など) その他

ii) 肛門・外陰部掻痒症

高齢者の肛門周囲や外陰部に皮膚掻痒症が起こる(Ⅱ-13-C-5)が，発疹はみられない．薬物を塗る外用療法，薬物内服やそれらの併用療法がある．

外用療法は湿気を保つために尿素軟膏，ヘパリノイド軟膏，抗ヒスタミン薬含有軟膏を使う．内服療法は抗ヒスタミン薬や抗アレルギー薬を使う．

iii) 老人性血管腫

40歳以上の人の体幹に出る．丘疹状の毛細血管の拡張がみられる．数mmの大きさ(粟粒から小豆大)で，半球状に盛り上がる鮮紅色の結節である．

iv) 老人性色素斑

高齢者の日光露出部に現れる．表皮が少し厚くなり，メラニン色素が増える．光による老化で，日常的に繰り返して浴びた紫外線によると考えられる．

顔面，手の甲，前腕などの日光にさらされた皮膚に，5〜20mm大の円形・不整形の褐色斑が数個から十数個，年齢とともに増える．前癌状態である**日光角化症**や悪性の黒子(ほくろ)を除外するため，時により病理組織検査をする．

ケミカルピーリング，凍結療法，レーザー，美白剤などの治療法がある．治療後はサンスクリーンなどで遮光したほうがよい．

v) 老人性脂腺増殖症

中年から高齢者(65歳以上の男性の約10%)で黄色調の丘疹や小結節(ふくらみ)を作る．毛髪に開口する脂腺がブドウの房状に増殖する．

老化以外に免疫抑制薬や副腎皮質ホルモンの内服後にも出る．癌の合併例もあり，**免疫不全**との関連性が推測される．

顔面(前額部，頬部，鼻の周囲)に数mmの黄白色の丘疹あるいは小結節がみられる．表面は平らで，中心部がへそのようにくぼむのが特徴で，しばしば多発する．

美容的観点から切除もするが，液体窒素による冷凍凝固術が有効な例もある．本症自身は重篤な疾患ではないが，悪性腫瘍との鑑別，背景としての免疫不全に留意する．

vi） 老人性白斑

高齢女性より男性に多い**点状の白斑**である．色素細胞の老化と考えられる．四肢や体幹に，米粒大で数個から数十個の白斑が出るが，個人差がある．

診察だけで診断できる．癜風菌による低色素斑とは組織学的検査で鑑別する．ステロイドや紫外線で治療するが，それほど有効ではない．

vii） 老人性面皰（めんぽう）

日光により生じる高齢者の顔の**ニキビ**で，黒い丘疹である．男性に多く，若い人のニキビと違い炎症はない．眼の外側から頬にかけて，毛孔が硬くなる（**角化**）．多くは小さな黒い斑点が十数個集まる．自覚症状はない．

viii） 老人性疣贅（ゆうぜい）

中年以後年齢とともに増える良性の**脂漏性角化症**（しろうせいかくかしょう）である．遺伝歴があり露出部の皮膚にみられる．顔面，頭部，前胸部，背部に多い．褐色で健康な皮膚の色から黒色までさまざまな濃さがある．大きさは数mmのものから2～3cmの丘疹あるいは結節である．

表面はザラザラすることが多く，汚れた毛穴のような黒点が多数みられることもある．悪性腫瘍が疑われるときは組織検査をする．

日常生活が不便なときや，顔面など外見上問題があれば治療する．手術，凍結療法，レーザー治療，電気外科的治療をする．液体窒素により病変を凍らせる凍結療法は麻酔の必要がなく簡便でよく行われ，凍結後1～2週で自然にとれる．

まとめ

- 感覚器の老化は高齢者を外見上，特徴づけるものである．
- 高齢者の情報収集能力は低下する．情報の分析や統合も低下することがある．
- 感覚器の老化は直接の死因とはならない．
- 感覚器の老化や感覚器の病気は高齢者には苦痛になることが多い．
- 高齢者の感覚器に関する訴えにも対応してほしい．

11 皮膚・感覚器系の老化と病気

メモ 11-1 水晶体
タンパクと水からなるレンズのような透明な組織である．水晶のように硬い頑丈なものでないので注意する．α-クリスタリンというタンパクが光の屈折に関係する．

メモ 11-2 飛蚊症
視界に糸くずや黒い影あるいは蚊のようなものが見え，視点を変えると，その物が動き回るように感じる．多くは老化により発生する生理的なものであるが，網膜剥離や硝子体出血など病的な場合もある．

メモ 11-3 ヒアリン
高血圧が持続すると小血管に均質な無構造のタンパクがたまる．動脈内腔は狭く，組織への酸素や栄養の供給が妨げられて，脳，腎臓，網膜などの細胞を破壊し，機能を低下させる．

メモ 11-4 ドルーゼ
眼底のさまざまな形をした黄白色小病変である．脈絡膜からの栄養障害により網膜色素上皮が変性し，壊れて網膜の奥にたまる．黄斑変性を起こすこともある．

メモ 11-5 メラニン
黒い色素のもとになる．細胞内で低分子のアミンが多数結合した高分子になり，黒色を示す．皮膚のメラニンはチラミンが結合して生じるが，神経系ではドーパミンやノルアドレナリンからできるニューロメラニンが主体である．日焼けも皮膚のメラニンが表皮の基底層にあるメラノサイトという細胞で増えるため，黒い皮膚になる．高齢者ではメラノサイトが減って，白髪になる．

メモ 11-6 しわ・たるみ
しわは表皮性と真皮性の2種類がある．表皮の新陳代謝の低下と角質の水分減少が浅いしわ（ちりめんじわ）を作る．老化や紫外線により真皮のコラーゲンや酸性ムコ多糖類が減り，変性して，皮膚のハリが失われて深いしわになる．皮膚のハリがなくなると皮膚が下がり，フェイスラインにたるみが現れる．

メモ 11-7 ファーブル・ラクショー症候群
男性高齢者のこめかみや眼の周囲に現れる．皮膚は黄褐色で凹凸が目立つ．また，毛包性，面皰状の黒い点と皮内に軟らかい小結節（嚢胞）とが混在する．

12 骨・運動器の老化とその病気

―骨，関節，筋肉が老化によりどう変わり，病気になるか―

　高齢になると，動作が遅くなり，転倒や骨折などの事故の頻度が増える．骨・運動器の病気が認知機能などほかの機能に影響することも多い．

A 老化による骨の変化
―高齢者では骨がもろくなる―

　老化により骨は変化し，それを理解することは高齢者の病気を予防・治療する上で重要である．

ⅰ）骨量の変化

　骨はタンパクと硬さを保つリン酸カルシウムというミネラルでできている．骨の強さは80％がミネラル(**骨量**)に依存する．骨量は20〜45歳でピークになり，45歳頃から低下する．老化による骨変化は骨の種類により違う．

a. 皮質骨

　皮質骨(**長骨**)は大腿骨のような長い骨である．四肢などにあり，速い運動と関係する．50歳以上になると，年齢とともに直線的に徐々に低下する．

b. 海綿骨

　海綿骨(**扁平骨**)は脊椎や骨盤など平たい骨で，骨髄が多く，骨髄移植に使う．姿勢の維持など遅い運動と関係する．50〜60歳の女性で急激に骨量が減るが，60歳以上になると骨量の低下は緩徐である．

ⅱ）骨代謝調節系・骨動態

　骨を吸収する**副甲状腺ホルモン**の分泌が増える半面，$1,25(OH)_2$ ビタミン D_3 濃度は下がり，腸管からの**カルシウム**の吸収は老化により低下する．

表12-1 老化による骨合成促進物質の変化

insulin-like growth factor-Ⅰ (IGF-Ⅰ)	インスリン様成長因子	老化により
transforming growth factor-β (TGF-β)	トランスフォーミング成長因子	量が減少 骨への反応性が低下

a. 皮質骨
皮質骨の厚さは老化とともに下がる．骨の形成と骨の吸収は中間層で増える．皮質骨の内層では骨の吸収は増えるが，骨の形成は老化とともに減る．

b. 海綿骨
海綿骨の微細構造(**骨梁**)は老化とともに疎になる．相対的に骨吸収が骨の形成を上回り，骨が薄くなり，ひどいときには孔があくこともある(**穿孔**)．

c. 老化による骨の変化に及ぼす因子
高齢者では筋力が下がり動きが減り(**不動**)，副甲状腺の働きが高まる．骨を作る骨芽細胞の数や機能も老化により低下する．骨の**分化**を促す物質の量が老化により減り，骨の**合成**を促す物質への反応性も悪くなる(**表12-1**)．

B 老化による運動器の変化
―高齢者では運動器の働きが悪くなる―

ⅰ) 関 節
関節には骨と骨の間に軟骨というクッションがあり，力を吸収し運動をスムーズにする．この仕組みを永年使っていると，疲労して働きが悪くなる．

関節軟骨のコラーゲン線維は老化により増える．コンドロイチン硫酸が減り，ケラタン硫酸やヒアルロン酸が増える．関節軟骨の水分は減る．過度の激しい運動をすると，関節軟骨が変性して，痛みのため動かしにくくなる．

ⅱ) 筋 肉
筋肉は遅い持続運動をする赤筋に多い**タイプ1型線維**と速い運動をする白筋に多い**タイプ2型線維**がある．老化によりタイプ2型線維が萎縮する．
筋肉を収縮させる刺激から筋収縮が始まるまでの時間(潜時)，収縮に要す

る時間や収縮を緩める時間が老化により延びて，遅くなる．
　筋肉を使わないと廃用性萎縮に陥る．中枢神経や末梢神経の障害は筋肉を萎縮(**神経原性萎縮**)させるが，末梢神経障害のほうが筋萎縮は強い．
　筋肉自身の病気でも萎縮する(**筋原性萎縮**)．筋肉の間に結合組織が増え，さまざまな大きさの筋線維ができ(**不同**)，筋肉細胞が死に(**壊死**)，壊死を取り除く(**貪食**)．
　リポフスチンという老化に伴って現れる蛍光を発する構造物が増える．ミトコンドリアの数も多くなり，筋小胞体は広がる．

C 高齢者の骨・運動器の病気
―骨・運動器の病気により高齢者は生活しにくくなる―

　高齢者の骨・運動器が病的状態になると，動きが難しくなる．移動しにくくなり，補助器具が必要になり，寝たきりになることもある．

i) 骨粗鬆症

　高齢者では骨量が減り，骨梁が崩れるため，骨が弱くなり(**脆弱性増加**)，骨折の危険性が増す．

a. 原発性骨粗鬆症

　多くの閉経後の女性にみられる退行性変化である．若い女性でも妊娠後に骨粗鬆症が起こる．

b. 続発性骨粗鬆症

　さまざまな病気により骨粗鬆症が起こる(**表12-2**)．原発性骨粗鬆症に続発性骨粗鬆症の原因が加わると増悪するので，誘因を避ける．

c. 高齢者における骨粗鬆症の診療

　骨折予防が重要である．骨量を目安に診断や治療をする．60〜70歳代の女性では脊椎の**椎体圧迫骨折**が，80歳以上では**前腕骨遠位端骨折**，**大腿骨頸部骨折**，**上腕骨近位端骨折**が多い．活性型ビタミンD_3製剤，ビスホスホネート，女性ホルモンにより治療する．

ii) 変形性骨関節症

　高齢者は関節痛，腰痛，手足のしびれをよく訴える．老化により弾性線維が減り，軟骨や椎間板の変形や摩耗も生じる．

表12-2 続発性骨粗鬆症

内分泌疾患	甲状腺機能亢進症，性腺機能不全，クッシング症候群
栄養障害	壊血病，低タンパク，ビタミンA・D過剰
薬　　物	コルチコステロイド，メトトレキサート，ヘパリン
廃用症候群	臥床，骨折後
全身疾患	骨形成不全，関節リウマチ，糖尿病，肝疾患

軟骨に隣接した骨が萎縮し，骨に袋状の**囊胞**ができる（退行性変化）．軟骨に接した骨が逆に**硬化**を起こし，棘のように飛び出す（**骨棘**）．靱帯は厚くなり（**肥大**），骨に変化することもある（増殖性変化）．

変形性骨関節症は老化により増える．高齢者の日常生活動作（ADL）や生活の質（QOL）に直接影響する．

a. 変形性脊椎症

2つの脊椎の間にある**椎間板**が変性して，高さが減り，身長が低くなる．脊椎の靱帯が弱くなり，椎間板が飛び出して**ヘルニア**になることもある．

椎体の端にある終板辺縁が骨として飛び出し，角か棘状の**骨棘**となる．骨は硬化し，椎間の関節軟骨がすり減る（**摩耗**）．関節自体は大きくなり，黄色靱帯も肥厚し，脊髄が入る管は狭くなり（**狭小化**），神経症状が現れる．

腰痛，臀部痛，頸部痛，手や脚のしびれ，器用な動作の障害（**巧緻運動障害**），筋力の低下，ふらつきや**馬尾性間欠跛行**（**メモ** 12-1）が現れる．

b. 変形性関節症

長い間使っているうちに関節軟骨が摩耗し，変性する．関節の滑膜は増生し，軟骨に接する骨は硬くなり（骨硬化），棘のように飛び出す（骨棘）．

高齢者の膝関節，股関節，手指遠位指節関節，第1手根中手関節，肘関節，肩関節，足関節に起こる．**変形性膝関節症**は頻度が高く，男性（15％）より女性に多い（30％）．**変形性股関節症**は骨盤の臼蓋が変形して，股関節亜脱臼を起こし，歩行が難しくなる．

ⅲ）慢性関節リウマチ

多くの関節に起こる慢性の炎症である．発熱や全身の臓器障害を伴う，最も多い自己免疫性の膠原病である．高齢者では機能が障害され，生活が不

自由になる．関節滑面のアレルギー性変化で始まり，骨や軟骨を侵し，関節が破壊されて変形し，腫れる（腫脹）．

手指などの関節が対称性に炎症を起こし，痛みや**朝のこわばり**が特徴である．関節以外にも皮下の結節，胸膜炎，肺線維症，血管炎による皮膚病変，末梢神経障害，強膜炎などの眼症状を伴う**悪性関節リウマチ**がある．

貧血，リウマチ因子（RF）陽性，淡黄色の関節液，白血球，IgG-RF 陽性，X 線で関節周囲の骨萎縮，左右対称性の関節部の骨破壊を認める．

従来使われてきたアスピリンなどの抗炎症薬，ステロイドに加えて，金などの免疫調整薬，メトトレキサートなどの免疫抑制薬，インフリキシマブなどの生物学的製剤が最近よく使われる．

ⅳ） 多発筋炎・皮膚筋炎

横紋筋の炎症で，体幹近くの筋肉が痛み，対称性に筋力が落ちる．紫紅色の皮膚所見が両上眼瞼などに現れると皮膚筋炎である．多発性関節炎や肺症状もみられるが，悪性腫瘍（30％）や間質性肺炎，肺炎を合併する．

C 反応性タンパク（CRP），クレアチンキナーゼ（CK），血沈が上昇する．ステロイド，免疫抑制薬（シクロホスファミド，アザチオプリン，メトトレキサート）を投与し，生活の指導をする．

ⅴ） リウマチ性多発筋痛症

65 歳前後の高齢者に発病し，体幹に近い四肢の筋肉が痛む．微熱や倦怠感を伴う．10～20％に**側頭動脈炎**が合併し，側頭動脈炎の 50％に本症が合併する．

血沈が著しく促進し（40mm/時），CRP も陽性になる．多発筋炎とは異なり，CK は上昇しない．少量のステロイド（プレドニゾロン 10mg/日）投与により効果がすぐに現れる．

ⅵ） 低カリウム性ミオパチー

低カリウム性周期性四肢麻痺は思春期の男性に多い．高齢者では，下痢や利尿薬などによる低カリウム血症が引き金になり，力が入らないことが多い．

カリウムが多く含まれる果物などを食べるという対処法だと副作用がない．カリウム製剤の内服も勧められる．必要に迫られて点滴などにより投与する際にはゆっくりカリウム濃度を補正する．

vii）甲状腺機能低下性ミオパチー

　高齢者では甲状腺機能が低下することが多く，筋力も低下することがある．痛みを伴った筋肉の硬直が起きる．筋肉を打腱器でたたくと，筋肉が盛り上がることもある．精神神経症状を伴うこともある．

まとめ

・骨・関節の病気で ADL や QOL が低下する高齢者が多い．
・転倒を避け，関節の負担を減らすよう心がける．
・若年期からの生活習慣にも配慮する．
・炎症や骨代謝異常に対する治療も考慮する．

メモ 12-1 ｜ 馬尾性間欠跛行

脊髄の最下部から出る神経（馬尾）が圧迫されて起こる．歩行しているうちに痛みやしびれが足先から脚の上に向かって広がる．椅子に座って休んだり，しゃがみこんだりすると，短時間の休憩で回復して，またしばらく歩行ができる．

13 腎泌尿器・生殖器系の老化と病気

―腎臓，膀胱，生殖器が老化によりどう変わり，病気になるか―

　食事・水分を摂取し，体内で利用し，不要なものを大小便や汗として排泄する．進化の過程でこの仕組みが完成し，泌尿器系は必須の臓器になった．

　生殖器は子孫繁栄のための臓器である．すでに子孫を残すという役割を終えた高齢者に残存する生殖器の意味を問い直してみたい．

A 老化による腎臓の変化
―高齢者では腎臓の働きが変化する―

　「肝腎」という言葉のとおり，腎臓は重要な臓器である．人工透析や腎移植が可能な現在でも，腎臓の意義は大きい．**慢性腎臓病** chronic kidney disease（CKD）という言葉ができて，高齢者の腎臓の役割も再検討されている．

ⅰ） 腎臓重量の減少

　腎臓の重さは80歳で30％減る．腎臓に入る動脈（腎動脈）は糸くずのように細い毛細血管になり**糸球体**を作る（図13-1）．毛細血管に接して，**メサンギウム細胞**があり，**基底膜**がそれらを包んでいる（図13-2）．

　老化により，糸球体の細い動脈にヒアリンタンパク，すなわちコラーゲンがたまる（Ⅱ-11-A-ⅳ）．基底膜が厚くなって，メサンギウムが拡大する．

ⅱ） 腎動脈の動脈硬化

　大動脈から直角に，水平に出る腎動脈は高齢者では動脈硬化（アテローム硬化，Ⅱ-7-B-ⅰ）が起こる．糸球体の細動脈硬化性変化により，腎臓は硬くなる（細動脈硬化性腎硬化）．

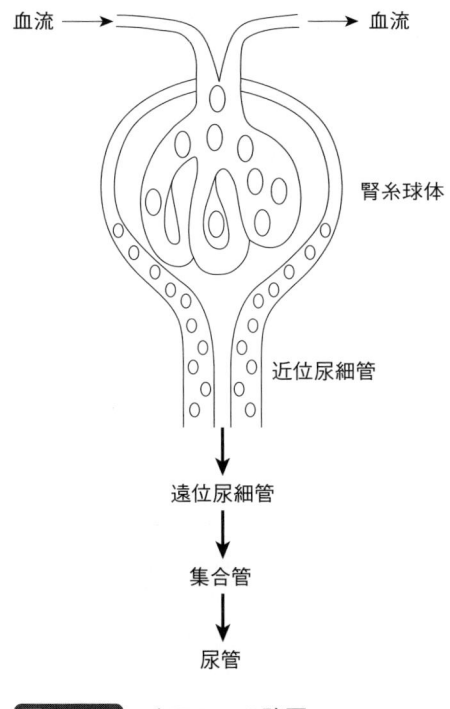

図13-1 ネフロンの略図

iii) 腎血漿流量低下

老化による腎動脈硬化は腎臓の血流, 腎血漿流量 renal plasma flow (RPF)を低くする. 昼間, 立位や坐位では腎血流は重力により低下するが, 夜横になると重力の影響がなく, 血流は増えて, 尿量が多くなる.

iv) 糸球体濾過値の低下

高齢者では糸球体濾過値 glomerular filtration rate(GFR)は細い動脈が障害されて下がる. GFRとRPFの比, **濾過率** filtration fraction(FF)は老化とともに上がり, 腎血流の影響のほうが大きい.

v) 尿クレアチニン排泄量(クレアチニンクリアランス, Ccr)の低下

糸球体濾過値の指標としてCcr値が使われる. 筋肉のクレアチンよりできたクレアチニンが血中に出て, 糸球体より尿中に出る. Ccrはクレアチニ

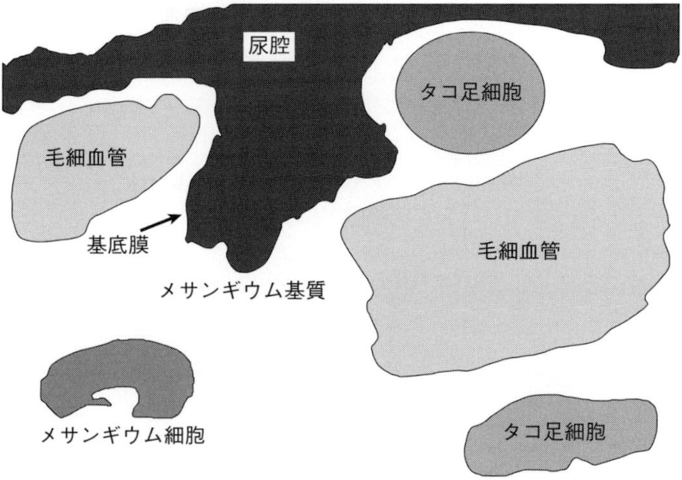

図 13-2 基底膜の模式図（電子顕微鏡レベルの拡大図）
図 13-1 の腎糸球体を電子顕微鏡レベルまで拡大した．毛細血管中の水分といらなくなった老廃物が尿腔へ排泄される．その機序にメサンギウム細胞やタコ足細胞が関係し，基底膜やメサンギウム基質が重要な役割を果たす．

ンの尿中の濃度と血漿中の濃度の比より計算する．

 Ccr(mL/min)は男性で(140 − 年齢)×体重(kg)/72×血清クレアチニン(mg/dL)，女性で 0.85×男性の割合で老化により減る．Ccr が 30 mL/分以下になると，血液尿素窒素 blood urea nitrogen(BUN)が上昇し，腎機能が低下する．

vi) 血清レニン活性の低下

 タンパク分解酵素レニンは腎糸球体近傍の平滑筋細胞で作られ，老化とともに下がる．血圧と関係が深く，腎障害により高血圧になる(II-7-A-ii)．

vii) むくみ（浮腫）

 高齢者の下腿に浮腫がよく起こる(**表 13-1**)．動脈硬化のある高齢者でも夕方に下腿がむくむ．昼間は腎血流が低下し，尿量が減り，浮腫が発生する．
 就寝臥位中は動脈硬化があっても腎血流は増えて，夜間の尿量が多くなり，浮腫はなくなる．高齢者が夜間何度も排尿するのは浮腫のためである．

表 13-1　高齢者における浮腫の原因

部位	原因	病名
全身性	腎臓	腎不全
	心臓	うっ血性心不全
	肝臓	肝硬変
	甲状腺	甲状腺機能低下症
	肺	慢性閉塞性肺疾患（COPD）
局所性	脳	脳卒中
	関節	変形性関節症
	静脈	静脈血栓症
	腫瘍	骨盤内悪性腫瘍
	膠原病	リウマチ性関節炎

　高齢者の夕方の**下腿浮腫**は病的なものでなく，老化によるもので，無理に飲水を控えるとか，利尿薬を投与しない．病的な浮腫には迅速に対応する．

B 高齢者の腎臓の病気
―腎臓の病気はほかの病気と関係が深い―

ⅰ）糸球体の病気

　糸球体の炎症である**糸球体腎炎**は 30 歳代に最も多く発病し，その後減少する．慢性の糸球体腎炎が高齢者で急に悪化することもある．
　膜性腎症は成人の**ネフローゼ症候群**の 30〜80％を占める（メモ 13-1）．男性にやや多く，40〜70 歳で発病する．糸球体基底膜の上皮直下に顆粒状の免疫複合体ができる免疫異常が主な原因である．

ⅱ）全身の病気に伴う腎臓の病気

a. 腎硬化症
　高血圧，動脈硬化（Ⅱ-7-B）により腎臓の血流が低下し，糸球体の毛細血管にヒアリンタンパクがたまり，**尿細管**が萎縮し，間質の結合組織が増える．

タンパク尿は1日1g以下で，ネフローゼ症候群はなく，血尿もない．腎臓は小さいが，徐々に進行し，腎不全になることは少ない．原因の治療が大切である．

b. 悪性腫瘍

悪性腫瘍によりネフローゼ症候群になることがある．**癌**(肺癌，胃癌，直腸癌などの腺癌)と**悪性リンパ腫**(ホジキン病)が各々約40％である．

癌患者の多くが膜性腎症になる．悪性リンパ腫ではT細胞の機能異常やリンホカインによる糸球体基底膜障害が透過性を亢進させる(Ⅱ-14-B-ⅱ)．

c. 多発性骨髄腫(Ⅱ-14-B-ⅲ)

ベンスジョーンズ型Mタンパクが尿中に出て，腎尿細管にたまり，腎機能が低下する．アミロイドがたまることもある(アミロイド腎)．

d. 結節性多発動脈炎(Ⅱ-14-D-ⅳ)

40〜60歳で現れる．急速に進行する**糸球体腎炎**を起こすことがある．発熱，腎不全，高血圧，タンパク尿，血尿があり，血清BUNやクレアチニン値が上がる．

e. シェーグレン症候群(Ⅱ-14-D-ⅴ)

40歳代にピークを持つ膠原病で，女性に多い．**遠位尿細管**を障害してアシドーシスを起こすが，間質性腎炎や糸球体の病気を合併することもある．

ⅲ） 代謝疾患に伴う腎臓の病気

a. 糖尿病性腎症

糖尿病の三大合併症の一つである(Ⅱ-9-B-ⅱ)．最近，高齢者で増えており，透析が必要な病気の第1位である．

微小血管が悪くなり，糸球体の**腎硬化症**を起こす．タンパク尿，浮腫，高血圧，腎不全が発生する．タンパク尿が最初に現れ，血尿や尿円柱を欠く(表13-2)．

早期に尿に**微量アルブミン**が現れ，血糖を正常にする．持続的に尿タンパクが出た場合は，血圧をコントロールする．腎不全になれば早めに血液透析をする．

b. 痛風腎(Ⅱ-9-E-ⅵ)

尿酸が体内に多くなり，尿中に尿酸塩が出て，結石を作り，尿路を塞いで腎臓が膨らむ(**水腎症**)．腎盂腎炎，慢性間質性腎炎を起こし，タンパク尿が現れ，腎不全になることもある．

表 13-2 糖尿病性腎症の病期と所見・治療法

病期	臨床所見		治療
	尿タンパク（アルブミン）	GFR	
第1期（腎症前期）	正常	正常 時に高値	血糖コントロール
第2期（早期腎症）	微量アルブミン尿	正常 時に高値	厳格な血糖コントロール，降圧治療
第3期-A（顕性腎症前期）	持続性タンパク尿	ほぼ正常	厳格な血糖コントロール，降圧治療，タンパク制限
第3期-B（顕性腎症後期）	持続性タンパク尿	低下	降圧治療，低タンパク食
第4期（腎不全期）	持続性タンパク尿	著明低下（血清クレアチニン上昇）	降圧治療，低タンパク食，透析療法導入
第5期（透析療法期）	透析療法中		透析療法，腎移植

表 13-3 慢性間質性腎炎の原因

感染症	慢性腎盂腎炎，膀胱尿管逆流
薬物	アスピリン，フェナセチン，サルファ剤，シクロスポリン，抗リウマチ薬
重金属	鉛，カドミウム
電解質	低カリウム血症，高カルシウム血症
その他	痛風，シェーグレン症候群，腎部の放射線照射

c. リポタンパク糸球体症

脂質代謝異常（**高リポタンパク血症**，Ⅱ-9-C）ではリポタンパクが糸球体の細動脈にたまり，糸球体腎症やネフローゼ症候群を起こすこともある．

iv） 尿細管・血管病変

腎臓の間質や尿細管が障害され，尿細管・間質性腎炎を起こすことがある．薬の副作用，感染症や血管障害により急激に起こるほか，慢性の間質性腎炎もある（**表 13-3**）．

v） 腎不全

　老化による腎機能低下に病気が加わり，腎機能が低下する（**メモ** 13-2）．高齢者では余裕がない上，少しのストレスでも腎不全となるので注意する．

　摂水が減ると，高齢者は**脱水**を起こし，腎不全になりやすい．**薬**や**造影剤**が原因になることもあり，腎不全が増えている．

vi） 腎腫瘍（腎癌）

　近位尿細管の上皮から出る悪性腫瘍で，高齢男性に多い．大部分が**腺癌**で，肺，骨，肝臓に転移する．腎部の痛み，腹部腫瘤，血尿が出る．高カルシウム血症の現れることもある．手術療法以外に有効な治療手段はない．

C　加齢による尿路・生殖器の変化
―高齢者の尿路・生殖器の働き―

ｉ） 膀胱壁の変化

　膀胱の壁には平滑筋と横紋筋がある．老化により膀胱壁の筋肉が減り，膠原線維（コラーゲン）が主体の結合組織に代わり，収縮力が下がる．

ii） 膀胱・尿道の神経性変化

　老化により神経が変性し，膀胱容量や伸展力が減る．排尿筋が勝手に収縮する（**無抑制膀胱**）．尿道の閉鎖力も下がり，尿流量は減り，排尿が難しい．

iii） 精巣の変化

　老化により重さが減り，精子を作る細胞はだんだんなくなる．精巣の基底膜は厚くなり，精子を作り栄養を与え精子を離脱させる**セルトリ細胞**は減る．

iv） 前立腺の変化

　男性ホルモンと関係が深い．老化により**テストステロン**などが減り，前立腺から出る女性ホルモン，エストラジオールは増える（Ⅱ-9-E-iii）．

　老化によるホルモンの変化が前立腺を肥大させる．前立腺間質にある結合組織や平滑筋が膠原線維に代わる．前立腺組織の基底膜が厚くなり，腺が退縮して，ヒアリン結合組織になる．

v) 女性生殖器の老化

　老化による性ホルモンの変化により，高齢女性の性器は変化する．更年期(閉経期)に顕著になるが，それ以後はゆっくり変化する．

a. 外陰部

　エストロゲンが減少し，脂肪が減り，大小陰唇は薄く萎縮する．外陰部の皮脂腺も減り，尿の汚染が炎症を起こして**かゆみ**を訴える(Ⅱ-11-Ⅰ-ⅱ)．

b. 腟

　腟の入口や腟腔は高齢者では萎縮して狭い．腟壁のしわもなくなり平滑で，伸展性が乏しい．萎縮により腟円蓋部はなく，腟粘膜は薄く，出血しやすい．常在菌により酸性になっていた腟が菌の変化により酸性度が減り，感染しやすい．

c. 子宮

　子宮筋は老化により萎縮して，線維化する．子宮体部が頸部より萎縮が著しく，頸部の割合が大きくなる．頸管も狭くなる．

　子宮腟部の扁平上皮と頸管円柱上皮の境界は次第に頸管内に移動し，子宮腟部びらんは縮小し，なくなる．子宮頸癌は頸管内に移動し，発見しにくくなる．

　子宮内膜は閉経期に厚くなるが，その後エストロゲンが減って萎縮し，薄くなり，感染しやすくなる．**エストロゲン**反応性は保たれ，補充療法により出血する．

d. 卵巣

　重さは30歳代より減り始め，40歳頃より急速に減少し，50歳で半分に，70歳代で1/3となる．若年期には20～40万個あった卵胞細胞が閉経後になくなる．

　卵巣から出るエストロゲンの血中濃度は35歳頃から下がり，40歳頃には低下傾向が強く，閉経後数年までその傾向は著しくなるが，それ以後，緩徐に低下するようになる．

　エストロゲンの低下は卵巣刺激ホルモン follicle stimulating hormone (FSH)や黄体刺激ホルモン luteotropic hormone (LTH)の分泌を増やす．閉経後は副腎から出るアンドロステンジオンが脂肪組織などでエストロゲンになる(Ⅱ-9-E-ⅲ)．

D 高齢者の尿路・生殖器の病気
―高齢者は尿路・生殖器の病気で困る―

尿路・生殖器の不具合を訴える高齢者は多いが，羞恥心などのため，オープンにしない人も多い．

ⅰ) 尿路感染症

高齢者，特に施設入居者に多い．前立腺肥大や神経の病気などによる複雑性尿路感染症は対応が難しい．感染症は尿道から膀胱，腎盂腎炎に波及する．

a. 膀胱炎

大腸菌などのグラム陰性桿菌により頻尿，排尿痛，尿混濁が現れる．無症状のこともある．急性膀胱炎は女性が多い．高齢者では慢性の膀胱炎が主で，男性にやや多く，合併症があるので，よく再発を繰り返す．

尿に白血球≧5個/視野，尿培養により細菌≧10^5菌集簇/mL を認める．水を補給し，尿量を増やす．必要ならば，感受性のある抗菌薬を投与する．

b. 腎盂腎炎

腎臓の実質と腎盂の境界にまで細菌感染するが，糸球体への感染はない．大腸菌によることが多く，種々の因子が関係する（**表 13-4**）．

尿細菌が≧10^5/mL あれば原因菌とする．尿に白血球が多数あり，白血球円柱を認める．抗体と結合した細菌を蛍光抗体法で検出できる．

細菌のグラム染色を尿で行い，培養により細菌の感受性が高く，腎臓より排泄されやすい抗菌薬を投与するとよい．

ⅱ) 失禁・頻尿・インポテンス

a. 尿失禁

排尿の意思がないのに尿が漏れる．自分の意思で排尿する神経の障害であ

表 13-4 高齢者で腎盂腎炎を起こしやすい因子

尿路の通過障害	前立腺肥大，神経因性膀胱，尿路結石，膀胱尿管逆流現象
尿道カテーテル	認知症の尿失禁，意識障害など
全身疾患	痛風，糖尿病による感染
薬　物	ステロイド薬，免疫抑制薬

る．前頭葉，脊髄の仙髄や骨盤・下腹部神経の障害で尿失禁が起こる．

排尿を無意識に調節する前頭葉の部位があり，高齢者，特に**認知症**の人で，そこが障害されると失禁する．**脳卒中**や**脊髄障害**でも尿失禁が起こる．

便所へ定期的に行き，排尿させるとよいが，介護に抵抗する認知症の人は失禁をする．音楽や身近な人の声をテープやビデオで見聞させ，抵抗や興奮を抑えて，うまく排尿をさせることもできる．

b. 頻　尿

尿を頻回にする高齢者がある．昼間≧7回，夜間≧3回を頻尿とするが，頻尿の自覚は個人差がある．70歳以上になると，昼夜ともに排尿の回数が顕著に増え，1回の尿量が減る．夜間の排尿量は年齢に比例して増える．

高齢者の多くの病気が頻尿を起こす．尿路の通過障害(**前立腺肥大**)や**神経因性膀胱**(脳卒中)による**残尿**が原因となる．

尿意切迫感，尿失禁，残尿を訴え，感染がよく起こる．頻尿に膀胱平滑筋作用薬，β_2遮断薬，アセチルコリンエステラーゼ阻害薬などを使う．

c. インポテンス

多くは精神的なストレスなどによる．交感神経の緊張により血管が収縮し，海綿体への血液流入が途絶える．動脈硬化による末梢血管の閉塞による器質的なものがインポテンスを起こすこともある．

わが国では男性の勃起障害のみをインポテンスとしているが，アメリカでは女性のインポテンスとして腟や外陰部の血流障害も高齢者で問題になる．

治療薬シルデナフィル(バイアグラ®)は環状グアノシン一リン酸 cyclic guanosine 3, 5′-monophosphate(cGMP)を分解するホスホジエステラーゼ5型の活性を阻害する．外陰部の血管を拡張し，血流量を増やす．副作用として狭心症を起こす．女性用の薬も発売されている．

iii) 前立腺の病気

a. 前立腺肥大症

多くの高齢男性に前立腺肥大症があり，65歳以上では50％以上にみられる．前立腺上皮と間質が過度に増殖する．

尿道が圧迫され狭くなると頻尿などの刺激症状が現れる．長く続くと，膀胱に肉柱ができ水腎症を起こし，膀胱や腎臓の機能が低下する．初期はα_1阻害薬や抗男性ホルモン薬を使う．進行した場合は前立腺を摘除する．

b. 前立腺癌

大部分は**腺癌**であり，70〜75歳の男性に多い．リンパ性・血行性に転移することがある．男性ホルモンであるアンドロゲンが発育を促進し，女性ホルモンであるエストロゲンが発育を抑える．ホルモンと手術で治療する．

ⅳ）子宮・卵巣・卵管の腫瘍

a. 子宮頸癌

20歳代後半から40歳頃まで増加した後，横ばいになり，70歳代後半以降再び増える．罹患率，死亡率ともに若年層で増加傾向にある．

パピローマウイルスが90％以上で検出され，特に扁平上皮癌が多い．低年齢の初交，多数との性交渉，多産，性行為感染が危険因子となる．腺癌もウイルス感染と関連する．若年者を対象に**ワクチン療法**が行われている．

b. 子宮体癌

50歳代がピークで，子宮体癌/頸癌の比は上昇している(15〜20％)．頸癌が途上国で多く，体癌は先進国で多い．高齢者の子宮体癌は予後が悪い．

c. 卵巣・卵管の腫瘍

①**良性腫瘍**

卵管腫瘍の診断は難しく，良性腫瘍はまれである．高齢者の卵巣嚢胞などの良性腫瘍は悪性腫瘍と区別しにくい．高齢者では手術で摘出する．

②**悪性腫瘍**

子宮癌からの転移が40歳代後半より増え，原発性卵巣癌は性器癌の0.1〜0.5％と少ない．手術療法が主体で，抗癌薬の副作用に留意する．

E 高齢者と性
―高齢者にも性の問題はある―

最近，性についての考え方が昔と変わってきた．今までにない，高齢者中心の社会で新しい治療法が可能になった時代に，時代に則した性に対する自分の考えを構築してみる必要があると思う．

ⅰ）子どもをつくること

50年以上前，高齢で出産する人は多かった．自分の孫のほうが子どもより年長であるということもあった．最近，独身期間が長くなり，不妊治療が

進んだため，高齢出産も増加傾向にあるようだ．

　高齢で出産する場合，老化による染色体DNAのほころびが多くなる確率は高い．高齢出産によるダウン症などトリソミー増大の可能性もある．

　できれば，若年期の出産のほうが社会・経済的にも無難であるが，出産時期の選択は個人に任された問題である．十分な配慮を要する課題であろう．

ii）　高齢者の性欲

　老化による生殖器の機能減退と比べて，性に対する欲求や関心の変化は高齢者間でばらつきがある．性欲減退の少ない高齢者も多いと考えられる．

　勃起障害治療薬**シルデナフィル**が利用でき，高齢者の性欲を満たす．シルデナフィルは生殖器の血流を増やす．インポテンスの多くは心理的なもので，シルデナフィルが心理的な効果を発揮して，性欲を増す可能性もある．

　認知症の人で性欲の問題も深刻な場合がある．通常，社会通念による抑制が働いて我慢しているが，認知症では抑制がとれて，異常行動に走り，周囲を困らせることもある．

iii）　孤独の克服

　高齢者ではパートナーの死亡により独居など孤独をかこつことが多い．**孤独感**を性により解消して，花咲ける老化を実現することも可能である．

　子孫をつくるという生物学的生殖能とは別に，**コミュニケーション**の方法として高齢者の性を捉えることもできる．お互いが話し合うこと，食事を一緒にすること，ダンスをすること，肌を触れ合わせることなど種々の方法により孤独感や不安感をなくすことが可能である．

　それにより，引きこもりを少なくし，社会に出ていく意欲が高まることも期待できる．そこから，社会への貢献，文化の発展などへの高齢者としての役割が自覚できることも性欲の効用ではなかろうか．

まとめ

- 腎臓の機能は老化により低下し，種々の病気の基盤となる．
- 泌尿器系は老化により変化し，種々の病気を起こす．
- 生殖機能も老化により著しく低下し，病気の基盤となる．
- 高齢者の性についても再考する必要がある．

メモ 13-1 | ネフローゼ症候群

腎糸球体の透過性が増し，分子量の小さなアルブミンが尿に出る（≧3.5g/日）．そのため，血中のアルブミンが減り，身体がむくむ（浮腫）．脂質輸送タンパクが増え，尿に脂肪が出る．血液の凝固は高まり，末梢の循環は悪くなる．

メモ 13-2 | 腎不全

尿細管障害が急性腎不全を引き起こし，GFR≦30mL/分が数ヵ月続くと慢性腎不全が起こる．抗生物質，抗炎症薬，造影剤，脱水，ショック，手術，外傷が尿細管を障害する．糖尿病，腎硬化症，慢性糸球体腎炎により慢性腎不全となる．貧血，高血圧，浮腫，肺水腫がみられ，BUN，クレアチニン，カリウム，リンが上昇する．食事療法，降圧薬などを投与する．人工透析により有害物質を除く．

14 免疫・血液系の老化と病気

―身体の防御が老化によりどう変わり,病気になるか―

　血液や免疫系は身体の快適な状態,つまりホメオスタシス(**恒常性**)を保ち,外界の有害なことから守る仕組みである.高齢者ではその働きにかげりがみえる.

　高齢者は自分とほかの生物の物(**異物**)を区別することが難しくなる.外界への反応(**免疫能**)が的確でなく,おかしくなることもある.

A 血液の老化による変化
―血液成分は変化しないが余裕がない―

　老化による血液成分の量は,表面的には著しく変化しない.高齢者の血液はゆっくり作られ,壊れるのも遅く,両者の間でバランスがとれている.

i) 骨髄

　赤血球,白血球のうちで顆粒球(好中球,好酸球,好塩基球)や単球,血小板などの血液の成分(血球)を作るため骨髄は**造血器**といわれる.

　骨髄にある造血細胞は老化により減り,脂肪が増える.**海綿骨**の腸骨稜骨髄細胞は30歳までに生まれたときの50%,65歳以上で著しく減り30%程度になる.

　骨髄から血中に末梢血として出る血液細胞数は赤血球がわずかに減少するが,白血球や血小板の数は変わらない.腎臓から出る赤血球の合成に働くエリスロポエチンに対する反応性が老化により下がる.

　赤血球を作るために必要な因子(鉄やビタミンB_{12}や葉酸)は低下傾向にある.血清**鉄結合能**は下がり,**フェリチン**は増える.

ⅱ) リンパ系諸臓器

リンパ球を作るリンパ節は健常高齢者では変わらない．**胸腺**は思春期以後退化して，高齢者では萎縮する．**脾臓**は老化により重さが減る．

ⅲ) 血液の固まりやすさ（凝固能）

血液の凝固に関係するプロトロンビン時間は老化により変化しない．しかし，活性化部分トロンボプラスチン時間の延長率は上昇する．

血液凝固に**ビタミンK**が必要だが，高齢者は食事摂取が減り，偏食し，腸内細菌のビタミンK産生が下がり血液が凝固しにくく，容易に出血する人も多い．

B 高齢者における血液の病気
―血液の病気も高齢者で多い―

貧血が多く，悪性リンパ腫や多発性骨髄腫もあるが，白血病はやや少ない．

ⅰ) 貧　血

酸素を運ぶ赤血球が減る．健常高齢者でも軽度の貧血状態にある．

a. 高齢者での貧血の定義

貧血は性別を問わず血中ヘモグロビン(Hb)濃度を11g/dL以下ならば男女いずれも貧血とする．

b. 症　状

Hbが9g/dL以下になると，身体を動かすと動悸・息切れや疲れやすさ（**易疲労感**）が出る．

c. 診　断

貧血の原因を区別するため，**平均赤血球容積** mean corpuscular volume (MCV)を測る．赤血球が小さいとき（**小球性**）は鉄欠乏性貧血を，赤血球が大きいとき（**大球性**）はビタミンB_{12}欠乏による**悪性貧血**を疑うが，高齢者のB_{12}欠乏で赤血球は必ずしも大きいとは限らない．

①鉄欠乏性貧血

高齢者の貧血の約半数は鉄欠乏性貧血である．そのうち57％は**悪性腫瘍**であり，中でも胃癌によるものが多い．大腸癌，胃潰瘍，胃・十二指腸ポリープ，内痔核など消化器からの出血によるものが多い．

② **慢性炎症**

高齢者の貧血の17％が慢性炎症による．**慢性呼吸器感染症**が最も多く，次いで関節リウマチなどの膠原病による貧血である．小球あるいは正球性貧血である．

③ **腎性貧血**

高齢者の貧血の7.5％を占める．正球性貧血で，貧血にもかかわらずエリスロポエチンは増えない．

④ **ビタミン欠乏**

高齢者ではビタミン B_{12}，葉酸やビタミン B_6 欠乏による貧血も起こる．ビタミン B_{12} 欠乏は大球性正色素性貧血となり，MCV が 120 fL 以上の大型になることもある．胃切除の後などに起こる．

⑤ **肝疾患など**

肝疾患や甲状腺機能低下症の人では大球性貧血がみられることもある．原因不明の貧血が高齢者で多く，**老人性貧血**と呼ぶ．

ii） 悪性リンパ腫

70歳前半に多く，最近増えている．主にびまん性大細胞の異常である．ウイルス感染と関係した悪性リンパ腫が増えており，進行型である．

放射線・化学療法は高齢者では合併症が出やすく，臓器の予備能を考えて治療する．生存率は2年で50％程度である．

iii） 多発性骨髄腫

高齢で骨髄の**形質細胞**が腫瘍化する．骨の痛み，特に腰痛を最初に訴える．貧血，タンパク尿，腎障害，骨破壊像，神経障害，多毛など多彩な症状が出る．

尿にベンスジョーンズタンパクを，血清に**モノクローナルタンパク**を認めることが多い．治療にはメルファランとプレドニゾロンを使う．

iv） 骨髄異形成症候群 myelodysplastic syndrome（MDS）

60〜70歳代で発病し，血球減少（**貧血**）と前白血病状態を示す．血液細胞の形が異常であり，本来の働きをしない（無効造血）．染色体の異常もある．

タンパク同化ホルモン，免疫抑制薬，分化誘導療法，造血幹細胞の移植や DNA メチル化阻害薬なども使われる．

v） 白血病

高齢者の急性骨髄性白血病の発病率は若年者より高い．MDSより移行するものが多く，若年者より予後が悪い．高齢者の臓器予備能は低く，抗癌薬などで治療する際，副作用に配慮する．

C 老化と生体防御機構（免疫能）の変化
―高齢者の免疫能は低い―

高齢者は出生以来，外からの侵襲に対処（免疫）し続けてきた．異物の処理は高齢者で積み重なり，生物としての「知恵」がついてきた．積み重ねはγグロブリンなどの形で貯えられるが，中には疲れて鈍くなったものもある．

免疫能は自分のDNAに組み込まれているが，老化によりDNAにほころびが出て，自分の物を異物と取り違えて，**自己抗体**が現れることもある．

i） T細胞

T細胞は異物を処理・除去する（**細胞性免疫**）．胸腺でできるが，胸腺は老化とともに退縮するため，T細胞の増殖，分化や働きは低下する．

老化により自分のタンパク（自己）と別の個体からきたタンパク（非自己）との区別がしにくくなる．$CD4^+$や$CD8^+$という細胞膜のマーカーを持つT細胞（リンパ球）が減る．中でも$CD4^+$が著しく減り，CD4/CD8比は低下する．

ii） B細胞

B細胞は異物の侵入を防ぐための**免疫グロブリン**を作る（**液性免疫**）．骨髄でできるB細胞の働きは老化により低下するが，T細胞と比べて少ない．

T細胞から出る分裂因子に対するB細胞の反応が悪く，抗体への生体の反応も落ちる．血中IgA，IgG，Mタンパクなどのγグロブリンは増える．

iii） ナチュラルキラー natural killer（NK）細胞

腫瘍細胞などの病的細胞を攻撃する**リンパ球**である．大型で，細胞質に多くの顆粒を持つ細胞であり，老化とともに増える．標的を攻撃するNK活性は，身体に備わった内因性の活性も，反応性に増えた活性も老化により低下する．

iv） 組織球と顆粒球

異物を取り込み（貪食），処理する組織球や顆粒球は骨髄でできる．その数は老化により変わらないが，**貪食能**は下がり，処理のためのスーパーオキシド産生も減る．**抗体依存性細胞傷害** antibody-dependent cell-mediated cytotoxicity（ADCC）も老化により低下する．

v） 免疫と関連した反応

老化により外来抗原への反応性や抗体産生能は変わる．ツベルクリン反応などの**皮膚遅延反応**や ASO は低下し，**O 型抗 A，B 凝集素価**も低下する．

D 高齢者の膠原病
―高齢者の膠原病は若年者と異なる―

i） 自己抗体

高齢者では自分の体内にあるタンパクに対する反応性や抗体産生能が異常になる（自己抗体）．老化とともにリウマチ因子（RF）は上昇する．

ii） 膠原病

高齢者では膠原線維が**フィブリノイド変性**をする（メモ 14-1）．高齢者で多い膠原病には**関節リウマチ**（Ⅱ-12-C-ⅲ），**多発筋炎・皮膚筋炎**（Ⅱ-12-C-ⅳ），**リウマチ性多発筋痛症**（Ⅱ-12-C-ⅴ）がある．それに加えて，新しく**顕微鏡的多発血管炎**（メモ 14-2）や**寛解性対称性抗体陰性関節炎（RS3PE 症候群**，メモ 14-3）などの膠原病も高齢者で注目されている．

iii） 側頭動脈炎

こめかみの側頭動脈が膨れ押さえると痛む．拍動する頭痛，視力障害，舌の壊死がみられる．高齢女性に多く，ステロイド投与により症状が改善する．

iv） 結節性多発動脈炎（Ⅱ-13-B-ⅱ-d）

中高年男性の全身血管の炎症による．発熱（≧38℃）が 4 週以上続き，タンパク尿，血尿，高血圧，関節・筋痛が現れる．ステロイド薬や免疫抑制薬を使う．

ⅴ） シェーグレン症候群（Ⅱ-13-B-ⅱ-e）

　40歳代女性に多い．**涙腺**や**唾液腺**にリンパ球が浸潤し，涙や唾液が出にくい．関節痛，四肢の脱力，間質性腎炎，間質性肺炎，甲状腺腫が合併する．

ⅵ） ベーチェット病

　50歳以上には少ない．**口腔・陰部潰瘍**，結節性紅斑，血栓性静脈炎，虹彩毛様体などの症状や認知症が現れることもある．ステロイドを投与する．

まとめ

- 老化により血球数に大きな変化はないが，造血機能は低下する．
- 老化によるDNAや栄養などの乱れが，血液の病気を起こす．
- T細胞を生みだす胸腺は老化により著しく萎縮する．
- 永年の蓄積により，抗体は増加する．
- 抗原に対する反応性が高齢者では若年者と異なる．

メモ 14-1　フィブリノイド変性

血液を凝固させるフィブリン様に染まる物質が細胞外にしみ出してたまる．細胞障害を伴い，組織を変性させる．膠原病やアレルギー疾患に伴う血管炎の血管壁に現れることが多い．悪性高血圧の際は細動脈の血管壁にみられる．

メモ 14-2　顕微鏡的多発血管炎

60～70歳で発病する血管炎である．発熱，体重減少，関節・筋肉痛がある．血尿が急速進行性腎炎で，咳，呼吸困難，血痰が間質性肺炎で現れる．皮膚潰瘍，紫斑，多発神経炎，急性腹症，消化管出血，虹彩炎も合併する．ステロイド薬を使うが，免疫抑制薬（シクロホスファミドなど）も併用する．

メモ 14-3　寛解性対称性抗体陰性関節炎（RS3PE症候群）

高齢者の両側，対称性の関節炎で，浮腫が手背に出る remitting seronegative symmetrical synovitis with pitting edema（RS3PE）．リウマチ因子，抗核抗体が陰性で，前立腺癌，胃癌，大腸癌などを合併する．ステロイドを投与する．

15 高齢者の感染症

―感染症は老化により，どう変わるか―

　わが国で癌や脳卒中は統計上，多い死因であるが，それらの病気の末期には肺炎などの感染症が合併して，死亡することが多い．高齢者の感染症は死に至らない場合でも，ADL や QOL を下げる．

A 高齢者の感染症
―高齢者に感染症が多い理由―

　感染症の発病には二つの因子が関係する．一つは細菌などの**病原体**や環境などの感染源の問題であり，もう一つは感染を受ける側(**宿主**)の問題である．高齢者の感染症は宿主側の状態が大きな意味を持つ．

ⅰ) 免疫能の低下

　免疫能は高齢者で顕著に低下する(Ⅱ-14-C)ため，高齢者は病原体に感染しやすい．一方，感染経験者も多く，若年者と違った反応をする．

ⅱ) 栄養の低下

　高齢者では栄養が低下しており，体内での貯蔵が少ない．ビタミンCやビタミンEなど免疫能を高める食事を食べることも少ない．感染症の予防のため，十分で偏りのない食事を摂取することも大切である(Ⅲ-16-C)．

ⅲ) 諸臓器の機能低下

　老化により諸臓器の機能が低下し，ホメオスタシスが保てない．感染症に陥ると**多臓器機能障害症候群**により，重篤になることもある(Ⅰ-2-B)．

iv） 自覚症状の低下

高齢者の症状は**非典型的**で（Ⅰ-2-B），感染症でも発熱，痛み，咳などが軽く，病気の発見が遅れることが多い．検査で病気を発見して初めて，その重篤さに驚いて対応することが少なくない．

v） 環境の問題

高齢者が住む環境は感染源として重要である．**施設**入所した高齢者の間で感染症が爆発的に蔓延することがある．施設では清潔を保てない高齢者がおり，感染症が広がる危険がある．早期に発見して，適切な対処をする．

B 高齢者に多い感染症
―どんな感染症が高齢者で多いか―

高齢者は抵抗力が弱く，臓器に余裕がないため，**毒性**の低い病原体でも症状を現す．頻回に感染を繰り返すため**耐性菌**も作りやすい（Ⅱ-8-B-ⅲ-c）．

ⅰ） ブドウ球菌感染症

グラム陽性の黄色ブドウ球菌は多くの毒素を出す強毒菌である．皮膚感染症の主要な病原菌であるが，呼吸器感染，尿路感染，心内膜炎も起こす．毒素により**ショック**状態になることもある（メモ 15-1）．

種々の耐性菌があり，**メチシリン耐性黄色ブドウ球菌** methicillin-resistant *Staphylococcus aureus*（**MRSA**）にはよく遭遇し，臨床的に重要である．

MRSA はメチシリンなど多くのβラクタム薬やその他の抗菌薬に耐性を生じ，治療が難しい．高齢者で多く，挿管やカテーテルから感染しやすい．

院内，施設内感染が多く，健常者でも**保菌者**（キャリアー）である場合，介護者や医療従事者の手指の消毒や手洗いの励行を習慣づける．必要ならば，バンコマイシン，アルベカシン，テイコプラニンなどの抗菌薬で治療する．

ⅱ） 連鎖球菌感染症

グラム陽性の連鎖球菌感染症は**市中肺炎**などの気道感染症を起こす．通常，ペニシリンやセフェム系抗菌薬により容易に軽快する．

ただ，**劇症型Ａ群β溶連菌感染症**という軟部組織の壊死を伴う炎症を起こすことがある．菌血症によってショック状態になり，心内膜炎など**多臓器**

機能障害症候群になることもある．ペニシリンとクリンダマイシンの併用で治療する．

iii）肺炎球菌感染症

グラム陽性双球菌で，高齢者では肺の広い部分に感染する大葉性の市中肺炎を起こす．感染に対する防御力が低いため，菌血症や髄膜炎を起こすこともある．ペニシリンで治療する．ワクチンも開発されている．

iv）ヘモフィルス感染症

グラム陰性桿菌ヘモフィルスインフルエンザ菌は高齢の慢性閉塞性肺疾患（COPD）患者や喫煙者に慢性気道感染症や市中肺炎を起こす．アモキシシリンやセフロキシムなどの抗菌薬を使う．

v）クレブシエラ感染症（Ⅱ-10-B-iv-c）

グラム陰性桿菌で，**肺炎桿菌**とも呼ばれる．糖尿病やアルコール症の高齢者が肺炎や出血性大腸炎を起こし，重篤になることもある．セフォチアムやセフェピムなどのセファロスポリン系抗菌薬を投与する．

vi）嫌気性菌感染症（Ⅱ-8-B-iii-c，Ⅱ-10-B-iv-c）

嫌気性菌は酸素があると生育できない．高齢者では**クロストリジウム**による**偽膜性大腸炎**や**バクテロイデス**による誤嚥性肺炎が多い（**表 15-1**）．

壊死組織を除いて抗菌薬を投与するのが治療の原則である．血液が感染部位に到達しない場合は切開や排膿などの外科的処置をする．

破傷風には抗毒素（免疫グロブリン）やペニシリンを投与する．ガス壊疽に

表 15-1 高齢者における嫌気性菌感染の原因

原因	病名	原因菌
外傷性感染	破傷風	破傷風菌（クロストリジウム）
	ガス壊疽	ガス壊疽菌（クロストリジウム）
食中毒	ボツリヌス	ボツリヌス菌（クロストリジウム）
内因性感染	偽膜性大腸炎	クロストリジウム属
	腹腔・胸腔内膿瘍	バクテロイデス属

は高酸素療法とペニシリンを投与する．バクテロイデスにはクリンダマイシン，リンコマイシンを使う．

vii） 緑膿菌感染症

　感染症治療の間に細菌が代わる（**菌交代**）ことが多い．宿主の細菌への抵抗性が低下し（**日和見感染**），緑膿菌感染症を起こすことがある（メモ 15-2）．

　毒素によりショックや多臓器緑膿菌感染症などを起こすこともある．アミノグリコシドやセフェム系の抗菌薬を使うが，耐性菌を作らないようにする．

viii） 結　核

　好酸菌である結核菌感染は高齢者でも，ほとんど肺（Ⅱ-8-B-ⅲ-d）から始まる．肺結核より胸膜炎，膿胸，結核性髄膜炎，骨・関節結核，泌尿器・生殖器結核，腸結核，結核性腹膜炎などを併発することがある．

　患者が発生すれば必ず保健所に届ける．日本では年間約 25,000 人が新たに発病する．世界の中では日本はいまだ中蔓延国に位置づけられている．喀痰，髄液や組織を採取し，染色や DNA 診断をする．

　治療はイソニアジドを中心に進める．リファンピシンやストレプトマイシンなども併用する．近年薬剤耐性菌の存在が問題視されている．

ix） 真菌感染

　高齢者では免疫能が低下しているため，真菌感染を起こしやすい．**クリプトコッカス**，**アスペルギルス**，**カンジダ**など小さな真菌の感染が多い．アムホテリシン B などの抗真菌薬を副作用に注意して使う．

x） インフルエンザ感染（Ⅱ-8-B-ⅲ-a）

　冬季によく発生し，A 型と B 型があり，前者が多い．高熱と呼吸器症状を起こすが，高齢者では肺炎などを併発し，重篤化しやすい．2009 年春から世界規模で**新型インフルエンザ**が蔓延した（メモ 15-3）．

　簡易キットによる診断が定着している．安静，栄養などの一般療法に加えて，**抗ウイルス薬**を発症後 48 時間以内に使う．**ワクチン**接種も高齢者では積極的に勧める．ワクチンは感染，発症を完全には予防しないが，重症化を防ぐことができる．インフルエンザウイルスは変異を繰り返すため，ワクチンは毎年接種する．

xi） ノロウイルス感染

冬季に多く，嘔吐，下痢など**急性胃腸炎**を起こす．高齢者では脱水，誤嚥などもみられ，重症化しやすい．貝などの**食中毒**と，施設や病院内での**集団感染**の二つのルートがある．職員も感染しやすく，ウイルスの運搬者にもなり得る．

ごく少量のウイルス量でも感染，発症するため，徹底した手洗いと消毒（テーブル，手すり，ドアノブなど），さらに排泄物や衣服を隔離する．ノロウイルスはアルコール消毒では死滅しないため，消毒薬による処理が必要である．

下痢による脱水が起きやすいため，特に高齢者では補液をする．抗ウイルス薬は投与しない．

xii） 肝炎ウイルス感染

A～G型肝炎がある．主にA～C型で，**A型**は経口感染，**B型**，**C型**は血液や体液から感染する．輸血，血液製剤，注射器の使い回しによる感染例があり，社会問題にもなっている．

急性期には感冒様症状，黄疸，悪心がみられるが，はっきりしないことも多い．C型肝炎は慢性肝炎に移行しやすく，**肝硬変**，**肝細胞癌**に進展することもある．各種ウイルスマーカーの検査でウイルス量や免疫状態を評価する．

B型肝炎に対しては抗ウイルス薬，C型肝炎に対してはインターフェロンで治療するが，高齢者に対しては慎重に適応を考える．

医療従事者にとって，血液を介した感染症の防止は重要な問題である．感染防止の基本原則は**表15-2**のようにまとめることができる．

表15-2　血液を介した感染を防止するための原則

1. 感染に関する正しい知識の取得，教育
2. 手洗いの徹底
3. 血液の正しい取り扱い（手袋の使用，使い捨て器具の使用，針のリキャップ禁止など）
4. 機器の完全な消毒（オートクレーブ，ガス滅菌，消毒液，焼却）
5. 感染防止委員会の設置
6. 感染防止マニュアルの作成（緊急時（針刺し事故など）の対応の標準化）

まとめ

- 高齢者は免疫機能が低下し，感染症を起こしやすく，回復が遅い．
- 感染の機会が多く，抗菌薬を使いすぎるため，耐性菌を作りやすい．
- 病原体を迅速に決定して，効果のある薬物を短期間使用する．
- 抗菌薬投与をできるだけ控えて，環境を清潔に保つよう心がける．

メモ 15-1　毒素性ショック症候群 toxic shock syndrome（**TSS**）

黄色ブドウ球菌が作る毒素により，発熱（≧39℃），血圧低下，発疹，筋肉痛，下痢・嘔吐，肝・腎障害，結膜炎，咽頭炎，腟炎を起こし，白血球が減る．まれではあるが，死亡率は高い．

メモ 15-2　日和見感染

人体に毒性の弱い病原体が高齢者などで免疫能の低下したときに感染して症状を出す．病院や施設内で感染することが多い．表皮ブドウ球菌，腸球菌，緑膿菌，セラチア，クレブシエラ，レジオネラ，リステリア，サイトメガロウイルス，カンジダ，アスペルギルス，クリプトコッカスなどに感染する．

メモ 15-3　新型インフルエンザ

豚インフルエンザが人に感染するようになったもので，2009年春にメキシコから世界中に感染が拡大した．WHO は5月にフェーズ6（パンデミック）を宣言した．当初恐れられていた強毒性の H5N1 型の鳥インフルエンザとは異なり，H1N1 型の A 型インフルエンザであり，毒性は従来のものと大差ない．しかし感染力は極めて強く，日本でも 2010 年初めの時点で 2,000 万人以上が感染したと推定されている．若年者に多く発症するという特徴があった．

III

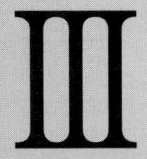

老年病の治療, ケア, リハビリテーション, 福祉

―高齢者が楽しく暮らせるようなマネジメント―

　高齢者が楽しい暮らしを送るためには, 老年病にかからないように予防し, 危険を避けることが大切である. 不幸にして病気になった場合, その病気を薬やそれ以外の方法(非薬物療法)によって, 治療するように努める必要がある.
　非薬物療法としてはケアやリハビリテーションを行うが, 老年病は治りきらないこともある. そのような高齢者に対して, 社会は福祉行政などの形で, 援助をしている. ただ, 高齢者は個々の違いが大きく, その人に合わせて対応することが望まれる.

16 老年病の予防と治療

―老年病を予防・治療するとき注意すべき点―

　高齢者が病気で苦しまずにすむように図ることが老年医学の究極の目的である．高齢者は若年者より，病気と縁が深いが，簡単に治らないものが多い．したがって，治療することも重要であるが，病気にならないよう予防することがより大切である．そのほうが経済面でも効率的である．

　老年病には独特の特徴（表 2-1）や対応の仕方（表 2-4）がある．高齢者の病気に対するマネジメントは若年者の場合とは違う（表 16-1）．

　高齢者が病気になったときには，薬による治療法だけでなく，薬以外の**非薬物療法**をできるだけ有効に活用することを心に留めておくとよい．それに加えて，若年期からの生活習慣などを通じて，予防することも大切である．

　非薬物療法では従来から利用されてきた看護のほかに，リハビリテーション・介護・福祉・栄養などの新しい分野の重要性が増してきた．各分野で専門のスタッフが緊密にネットワークを組んで，相互に連携を高めることによ

表 16-1 若年者と高齢者のマネジメントの違い

若年者	高齢者
1. 単一疾患に集中できる	1. 合併症を配慮しながら対処する
2. 薬による治療が主になる	2. 薬以外の非薬物療法も併用する
3. 薬の副作用が比較的少ない	3. 薬の副作用が出ることが多い
4. 患者による差が比較的少ない	4. 患者によるばらつきが大きい
5. 比較的短期間で回復する	5. 回復するまでに時間がかかる
6. 完治することが多い	6. 完治することの少ない病気がある
7. 社会復帰が望めることが多い	7. 社会復帰できないことが多い
8. リハビリテーションの効果が高い	8. リハビリテーションの効果が乏しい
9. 処置に関する患者の理解力が高い	9. 処置に関する患者の理解力が低い
10. 患者とのコミュニケーションが容易	10. 患者とのコミュニケーションが困難
11. 予防には横断的要因の割合が高い	11. 予防には縦断的要因の割合が高い

って，高齢者を中心としたマネジメントを行うことが望ましい(**パーソンセンタードケア**)．

若年者と異なり，高齢者ではリハビリテーションによる社会復帰はあまり望めない．そのため，介護や福祉の人たちとよく相談して，その人ができるだけ豊かな生活を享受できるような長期の計画を作ってあげるとよい．

若年期における予防も老年病を避けるためには重要で，福祉など公的機関とよく連携しながら介護などを進めることが望まれる．その場合，できるだけ個人の意思を尊重して，効率のよい方法を探したいものである．

A 老年病の予防
―若い頃から老年病の予防は始まる―

若年期から老年病の予防をするのが**花咲ける老化**の目指す所である．若年期の生活習慣に気をつける．具体的には食事，運動，喫煙や飲酒，過度のストレスを回避する方法などを指導することが望ましい(**メモ 16-1**)．

介護を必要としない高齢者になるために，厚生労働省も**介護予防**(**メモ 16-2**)というプログラムを提案している．

ⅰ) 食事による老年病の予防

若年期の**食習慣**は老年病の危険因子となり得る．今日のわが国では食料が豊富になり，栄養をとりすぎること(過栄養)や肥満男性が多くなり(**図 16-1**)，メタボリックシンドローム(**表 16-2**, **メモ 16-3**)の人も増えてきた．

肥満を防ぐためには，摂取カロリーを適切にする．同時に，摂取したカロリーをエネルギーに転換するため，身体を動かす．

メタボリックシンドロームや肥満のある人は**動脈硬化**(Ⅱ-7-B)が進み，心臓，脳，腎臓などの病気が起こり，さまざまな身体的機能が低下する．その基礎には糖代謝や脂質代謝の異常があり，日常の食事摂取と密接に関連している．

中年期に肥満のある人は動脈硬化のほかに，**認知症**にもなりやすいといわれている(**図 6-2**)．特に，肥満の男性はやせている人の倍以上認知症になる危険性がある．

内臓脂肪や皮下脂肪の一部は食べた脂質を直接利用して合成されることもあるが，大部分はブドウ糖から合成される(**図 16-2**)．ブドウ糖からコレス

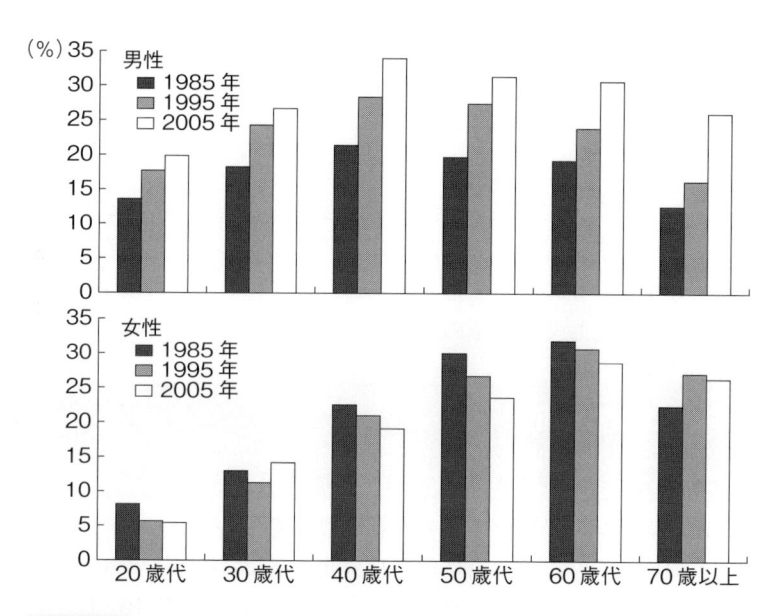

Ⅲ 老年病の治療，ケア，リハビリテーション，福祉

図 16-1 年齢別肥満者（BMI≧25）の頻度
（厚生労働省：平成17年国民健康・栄養調査結果の概要（http://www.mhlw.go.jp/houdou/2007/05/h0516-3a.html）より一部改変）

表 16-2 わが国のメタボリックシンドロームの診断基準

```
腹腔内脂肪蓄積
 ウエスト周囲径　男性≧85cm
　　　　　　　　女性≧80cm
 （内臓脂肪面積　男女とも≧100cm² に相当）
```

以上に加えて以下のうち2項目以上

| 高トリグリセリド血症
　　　　≧150mg/dL
かつ／または
低HDLコレステロール血症
　　　　＜40mg/dL | 収縮期血圧
　　　　≧130mmHg
かつ／または
拡張期血圧　≧85mmHg | 空腹時血糖　≧110mg/dL |

16 老年病の予防と治療

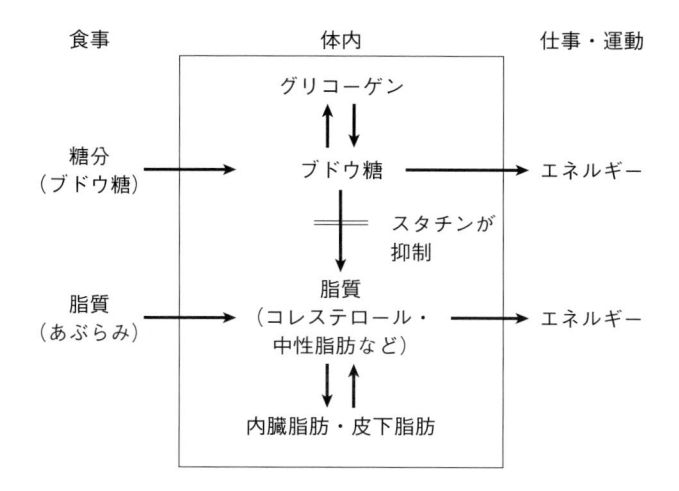

図 16-2 脂質の代謝

コレステロールや中性脂肪は食物からも摂取されるが，主にブドウ糖からも合成される．仕事や運動によりエネルギーを消費すると，脂質の合成は抑えられ，内臓脂肪(腹腔内脂肪)や皮下脂肪は減る．

表 16-3 地中海式ダイエット

1. 野菜，豆類，果物をたくさん摂取する
2. サラダにオリーブ油をふりかける
3. 魚を比較的多めに摂る
4. チーズ，ヨーグルトなどの乳製品の摂取は少なめにする
5. 牛肉・鶏肉の摂取は少なめにする
6. 中等量のアルコール(ワインなど)を規則的に摂取する

テロールへの合成を抑える薬(**スタチン**)は脂質異常症の人によく使われている(Ⅱ-9-C-ⅲ)．

しかし，筋肉などへの副作用があるので，できれば食事によって脂質異常症を予防するほうがよい．最近，その一例として，脂質異常症に限ってはいないが，**地中海式ダイエット**(表16-3)を勧める人もある(メモ16-4)．

また，塩辛い食事を摂ると高血圧を起こしやすくなり，多くの病気を併発する．食事制限は寿命を延長するという動物実験のデータもある(Ⅰ-1-D)．食事の工夫は老年病の予防に大切である．

逆に，高齢者では**栄養不足**により，病気になることがある．食欲低下，嚥下障害，吸収障害も多く，栄養障害に陥りやすい．口から入る栄養が減ると，内臓・皮下脂肪，骨格筋の脂質やタンパクがこの順に分解してエネルギーに変わる．

体重が30kg以下になると，心筋など生命に重要な臓器のタンパクが分解してエネルギーになるため，突然死を起こすことがある．高齢者でやせを訴える人もあるが，体重30kgまでは大丈夫というのが一つの目安である．

全体のカロリー以外に**ビタミン**など特殊な栄養素が欠乏して，病気を起こしたり，危険因子になることがある．高齢者では消化管の手術により，ビタミンの吸収が低下することもある．

辛さに対する味覚が老化とともに低下するため，どうしても塩分を多く摂りすぎる．その結果，血圧が上昇する．そのため，食欲を落とさない程度の薄味の食事が望ましい．

バランスのとれた適切な栄養が摂取できるように，この飽食の時代でも工夫してほしい．病気を予防するために薬を使う前にまず，バランスのよい，適量の食べ物を**おいしく食べる**ことによって老年病の予防を心がけよう．

ⅱ）運動による老年病の予防

四肢などの筋肉を動かして運動をすると，筋肉が収縮して，**エネルギー**（アデノシン3リン酸，ATP）を使う．ブドウ糖や脂肪酸をエネルギーとして消費すると脂質が減って，皮下や内臓にたまりにくくなる（図16-3）．脂質が身体の中にたまりにくくなると，肥満や動脈硬化が予防できる．

筋肉を収縮させるためのエネルギー（ATP）は細胞内のミトコンドリアでつくられ，そのときに酸素が必要となる．酸素によりATPをつくる過程で，**活性酸素**や**過酸化脂質**（メモ16-5）などのフリーラジカルができる．フリーラジカルは老化を促進し，老年病を引き起こす原因になる（Ⅰ-1-D）．

さらに，過激な運動をすると，**脱水**や**虚血**が起こって，心筋梗塞などにより生命の危機が訪れることもある．治療ガイドラインなどによると適度の運動が勧められているが，運動の有効性を支持する根拠は十分とはいえない．

ⅲ）**ライフスタイル**（日常生活の送り方）

よいライフスタイルが余命，生活の質（QOL），社会貢献に役立ち，花咲ける老化を実現することも可能にする．しかし，**ライフスタイルは一朝一夕**

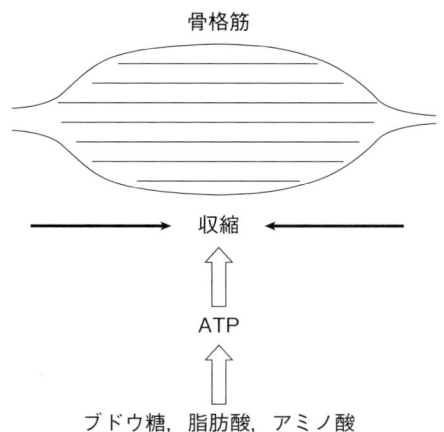

図 16-3 運動による体脂肪の減少

運動をする際，筋肉が収縮する．その収縮にはATPという形でエネルギーが消費される．ATPはブドウ糖，脂肪酸，アミノ酸などからつくられる．そのため，脂肪の合成が抑えられて，体脂肪の蓄積が起こりにくい．

に身につくものではない（メモ 16-6）．

　高齢になってから，急に「歌を唄え」「絵を描け」といわれてもなかなかできず，かえってストレスになることもある．ライフスタイルは，中年期に自分に合った心地のよいものを創造して，高齢期まで持続したいものである．

　中年期からのライフスタイルとして，栄養と運動に加えて，嗜好品，趣味，社会参加なども老化と関係が深い．嗜好品として酒とタバコが問題になる．酒は地中海式ダイエット（**表 16-3**）にも入っているとおり，適量の酒（ワイン，グラス3杯まで）は勧められている．

　タバコは旗色が悪い．パーキンソン病や潰瘍性大腸炎のようにタバコのプラスの面もある．けれども，種々の呼吸器や循環器の病気の危険因子であるため，勧めるわけにはいかない．

　社会参加などの行動をする習慣がある人は適度の刺激が加わり，判断力などを必要とする場合も多い．そのため，科学的根拠は少ないが，廃用性の機能低下や閉じこもりが防げて，老年病予防の可能性もあるとされている（メモ 16-7）．

趣味も大切で，社会参加の一つの窓口になる．趣味を介して友人をつくる機会も増える．自分の気持ちを表現するよう努力もする．目標を決めて，練習など積極的な姿勢がとれるようになる．これらの理由により，一般的には推奨されている．

最近，医療関係者が高齢者に趣味を持つように勧める場面に出合う．しかし，高齢者は新しいことを習熟することが苦手だ．「70歳の手習い」はほほえましいが，実行するとなると大変なのである．中年期から始めた人のほうがすんなり入り込める．

高齢になると時として，抑制が利かなくなるので注意したい．例えば，危険な山登りや車の運転など**無謀**と思える行動に走る人もまれにいる．高齢者で自制が利かなくなったときには，周囲がブレーキをかけなければいけない場面もある．

健康に対する不安感から，せき立てられるように，何かしなければと焦る高齢者もいる．ことに，マスコミなどで「健康の維持には○○」という根拠の乏しい宣伝や言説が氾濫し，それに乗せられている高齢者も多い．

健康に関する宣伝・言説の中には高齢者に経済的負担をかけたり，健康面で副作用をもたらすものもある．本当に根拠があるのか，誇大広告なのか，詐欺なのかを判断する必要があるが，実際は大変難しい．

20年ほど前，大阪と上海で100歳以上の高齢者のライフスタイルに関するアンケートが行われ，長寿の秘訣として両地域で共通した項目があった．それは「**クヨクヨしない**」ことで，健康についても心配しないことであった．

経験的にも，日々の診療の中で漠然と感じていることではあるが，前向きな陽性の感情が統計的にも抽出されている．同様に，社交性とか社会との接触といった面を持つ人が内向的な人より長寿であるという調査結果も出ているが，元気で長生きする人が社会と接する機会が多いのかもしれない．

B 薬物療法の問題点
―高齢者に薬を投与するとき，何に注意すべきか―

病気を薬で治療する機会は若い人より高齢者で多い．しかし，薬で治療するとき，高齢者では若年者と比べて，よく問題を起こす．その問題に対処する方法を身につけることが大切である（Ⅰ-2-E）．さらに，高齢者で多い認知症など，介護を要する人を治療する場合は特別の注意が求められる．

ⅰ） 高齢者の薬物療法に関して注意すべき点

　薬は口から服用するもののほか，肛門内に入れる坐薬，静脈・皮下・筋肉内への注射，皮膚から吸収させる塗布薬や貼付薬がある．高齢者では嚥下が難しく，消化器の病気を抱える人も多いため，舌下錠や貼付薬を投与する機会も多い．

　薬は血液中の**アルブミン**というタンパクと結合して，作用する部位に運ばれる．アルブミンが少なくなると，脂肪組織などへ直接運ばれて貯えられる．脂肪に溶けやすい睡眠導入薬などはアルブミンが少なく，脂肪が多い高齢者では脂肪組織に貯えられて，なかなか代謝されない．

　薬は主として肝臓で薬としての作用がないものにされる．薬の代謝の主役を演じるのはシトクロム P-450 という物質で，その活性は高齢者では低下するため，薬が効かなくなるまでの時間も長くなる．

　一方，**シトクロム P-450** は遺伝子によって作用が異なる．人により，薬の代謝が遅い高齢者と若年者と変わらない活性を示す高齢者がいる．さらに，同時にほかの薬を服用したり，摂取する食物によっても薬を分解する速さが変わる．

　代謝された薬は水に溶けやすい物質になり，**腎臓**から排泄されることが多い．腎臓からの排泄は高齢者で低下する．他方，水に溶けにくい薬やその分解したものは肝臓から**胆汁**に排泄されて腸に出る．

　高齢者は多くの病気を抱えているため，多種類の薬が処方される．薬が相互に作用し合い，薬の作用が変わったり，吸収や代謝も変化したりすることがあるため，予期しない副作用が出たり効き目が減ることもある．

ⅱ） 高齢者の薬物療法に関する問題点への対処法

　高齢者を薬により治療するとき，若い人に比べて薬の代謝速度が遅いなどさまざまな特徴がある．それらの特徴をわきまえた上で治療しないと，副作用などによりかえって病状を悪くすることもある．高齢者を薬で治療するとき，さまざまな問題点に出合う（**表 16-4**）．

　高齢者では薬の代謝速度の遅い人がおり，体内の細胞数も減り，脂肪の占める割合が増え，免疫機能の低い人も多い．高齢者，一人一人に合った処方をする必要がある（メモ 16-8）．そうすると，どうしても**高齢者の薬物療法は複雑になりやすい．**

　高齢者における薬物療法の問題点を克服するための対処法が勧められる

Ⅲ 老年病の治療，ケア，リハビリテーション，福祉

表16-4 高齢者薬物療法の問題点

1. 高齢者は一人で多くの病気を合併するので，すべての病気を薬で治療すると，薬の種類が多くなり，副作用，効果の減弱などの問題が増える
2. 高齢者には特に，精神・神経障害などの副作用が生じやすい
3. 高齢者の薬剤の有効性・副作用は人によってばらつきが大きい
4. 薬剤が体内から消失するまでの期間が高齢者では延びるため，薬剤の蓄積を避ける必要がある
5. 体細胞減少のため水やカリウムの体内貯蔵が少なく，脱水や低カリウム血症を起こす
6. 抵抗力低下（免疫能低下など）のため，治療によっては感染症を起こしやすい
7. 同じ処方を3ヵ月以上続ける場合は，その薬物の効果や必要性を再検討する

表16-5 高齢者薬物療法の問題点への対処

1. 生命や日常生活に大きな支障をきたす疾患の治療を優先する．その他は後回し
2. 薬物の種類を減らして，非薬物療法（ケア・運動・食事など）に頼るとよい
3. 手洗い・清潔を励行する．洗面，口腔内ケア，排便処理，入浴，掃除をする
4. 薬物の投与量は少量から漸増させる
5. 半減期の長い薬物は投与を避けたほうがよい
6. 発熱や感染，強いストレスが加わったとき，薬物投与量を再検討する
7. 病気からの回復が遅いことがあるので，留意する
8. しかし，いつまでもダラダラ投薬し続けるのは問題である
9. 高齢者自身の希望を尊重し，無理強いしない

（**表16-5**）．一言でいえば**高齢者の薬物療法をシンプルにする**ことが大切である．少量の薬を単純に短期間投与する（3S，**メモ 16-9**）．

漢方薬やサプリメント（栄養補助食品）は副作用が少ないとして高齢者にもよく使われている．古くからの伝統や自然界にあるものから抽出した物質として重宝がられているが，効果や副作用など十分に調べられていないものも多い．

薬の種類を減らして，ケア，運動，食事などの非薬物療法を併用することを考えるべきである（**表16-5**）．非薬物療法は薬物療法と比べて，副作用が少ないという特徴がある．

高齢者が副作用を起こしやすい薬（**表16-6**）を服用するときには，少量から始めて，徐々に投与量を増やしていく**漸増法**が望ましい．副作用を起こす可能性について注意を怠らないようにしておくことも必要である．

最近，インターネットには美辞麗句で飾られた治療法，薬や健康食品が氾

表 16-6 高齢者で特に注意すべき薬の副作用

1. 転倒(睡眠薬,降圧薬,鎮痛薬,抗不整脈薬)
2. 健忘症(睡眠薬,抗不安薬,抗パーキンソン病薬,抗甲状腺薬,経口糖尿病薬)
3. 尿失禁(利尿薬,睡眠薬)
4. 低栄養(鎮痛薬,ジゴキシン,抗菌薬)
5. 消化管出血(鎮痛薬)
6. 腎機能障害(アミノグリコシド系抗菌薬)
7. ジゴキシン中毒(低カリウム血症)
8. ワルファリンによる出血

濫している.ある程度の根拠に基づいた商品もあるが,一見科学的にみえて問題の多い方法も少なくない.体験談などで本当らしく見えるものも多い.

iii) 要介護者に対する薬物療法

　認知機能が低下して,介護が必要になった高齢者を薬で治療する場合,特別な配慮をする必要がある.認知機能が低い人には,薬を識別したり,正しい時間に服用することができなくなる.そのため,一度に大量の薬を服用したり,薬の服用を忘れることが多い.

　そこで,ある時刻に服用する薬をひとまとめにする(**一包化**).カレンダーのようなものに服用日・時間ごとにまとめて薬を入れるような工夫もされている.認知症が進むと,薬をシートから出さずに,そのまま服用することもある.胃の中で,薬がシートごと消化されずにたまっていた人にも出会った.

　介護者は高齢者が服用できる状態で薬を用意しておくことが大切である.また,介護者は薬の副作用についての知識を持っておいてほしい.すべての薬は副作用の危険があるため,予期しないような症状が出ないか注意する.

　もし,異常があれば,効果と副作用について医師と相談することが望まれる.その薬の副作用によるかどうかを医師が決める必要がある.介護者が勝手に副作用と決め込んで,急に服薬を中止したために死亡した高齢者もいる.

iv) 薬物療法を効果的にする方法

　高齢者は服薬を忘れることが多く,一日1回投与の薬(**徐放薬**)が使われる.しかし,薬の分解・排泄が悪く,蓄積する危険がある.逆に,効果の出る時間を短くして,一日に数回分割して服用することもある(**on-off 現象**,メモ 16-10).

　胃酸分泌が悪くなり,薬が不安定になるような場合,レモン水で薬を服用

することもある．グレープフルーツなどは，肝臓のシトクロム P-450 に働いて薬の分解に影響するので，薬によっては果物の摂取を控えたほうがよい．

C 高齢者の栄養治療
―栄養をよくして，高齢者を元気にする―

ⅰ）高齢者における二種の栄養障害

高齢者で栄養障害を起こすのは**過栄養**と**低栄養**の両方がある．過栄養は主として前期高齢者(75 歳未満)で，低栄養は後期高齢者(75 歳以上)で問題になることが多い．栄養の面でも高齢者では個人間でのばらつきが大きい．

安静時に使うエネルギー(基礎代謝)は老化に伴い低くなり，身体の活動度も減る．自立した高齢者では過栄養により，介護の必要な高齢者では低栄養により日常生活に支障をきたすことが多い(**表 16-7**)．

過栄養の人では**肥満**や**メタボリックシンドローム**が問題となる(**図 16-1**)．肥満を軽くして，健康を維持することが大切になる(**表 16-7**)．

低栄養の人ではエネルギーに加えてタンパクの摂取も低下して免疫機能が低下し，肺炎や褥瘡などの感染症にかかりやすくなる．チューブや静脈からの栄養の補給が必要になることもある(**表 16-7**)．

ⅱ）高齢者の低栄養状態

75 歳以上の高齢者では低栄養状態になると死亡率，合併症発病率，再入院率が増す．高齢者がどのような栄養状態にあるかを評価することは，その人の将来の生活を知る上で重要である．

表 16-7 高齢者における栄養の問題

過栄養	低栄養
前期高齢者で問題	後期高齢者で問題
自立老年者に多い	要介護老年者に多い
生活習慣病を引き起こしやすい	感染症にかかりやすくなる
健康維持(肥満解消)が重要	栄養補給が必要になることも

iii） 高齢者で低栄養を疑わせるポイント

75歳以上の高齢者全員が低栄養状態であるわけではない．低栄養を疑わせる特徴を持つ高齢者の一群がある（**表16-8**）．

嚥下障害や上肢の運動障害のある人は摂食に介助が必要になる．自発的に食事を摂取することが低栄養を防ぐ大きな要因である．リハビリテーションにより，自分で食事を摂取できるよう指導することが大切である．

認知症の人の中には食事を拒否する（**拒食**きょしょく）とか，同じものばかりを食べる（**偏食**へんしょく）人がいる．特に，前頭側頭型認知症の人の中には炭水化物ばかり過剰に食べる（**過食**）人がいて，栄養のバランスが崩れる．

うつの人は食欲が低下することが多い．夫婦二人で食事していたのに，配偶者の死亡により独居になり，うつ状態で食事を作って食べる意欲をなくす高齢者がいる．

多発性脳梗塞やパーキンソン病などの神経の病気がある人は嚥下機能が低下して，誤嚥の危険性が増す．誤嚥性肺炎を起こし，重篤な状態になることがあるため，誤嚥を恐れて食事を控える人もいる．

認知症や運動機能障害のため，買い物や家事（特に炊事）が困難になって，栄養が十分に摂れなくなることもある．そのような場合は**配食制度**や介護支援などを利用する必要がある．

多くの薬を服用している高齢者は消化機能障害を起こしやすい．消化管運動が悪く，消化・吸収障害が起こる可能性があり，栄養不良の原因となる．

服薬していない高齢者でも，下痢，便秘や逆流性食道炎ぎゃくりゅうせいしょくどうえんなど消化管の障

表16-8　高齢者が低栄養であることを疑わせる状態

1. 摂食に介助が必要
2. 認知症
3. 抑うつまたは独居
4. 嚥下障害・誤嚥
5. 買い物や炊事困難
6. 多種多剤薬物服用
7. 消化器疾患（下痢・便秘・嘔吐）
8. 食欲低下
9. 口腔内障害（入れ歯が合わない：義歯不調）
10. 貧困
11. 食事摂取量，種類の急変
12. 併発する感染症
13. 急激な体重減少（最近6ヵ月で5kg以上）

害を抱えている人が多い．特に，老化により消化管運動が低下して，便秘をよく訴える．便秘による吸収障害や食欲低下のために低栄養になりやすい．

食欲低下はいろいろな原因で起こるが，独居などの環境の変化によるものが最も多い．介護によって，食欲を増進させるような雰囲気にするとよい．

入れ歯が合わない，口腔内が痛む，意図せずに口が動く（**不随意運動**），咀嚼がしにくいなどの理由で食事が摂取しづらくなる．介護予防により口腔衛生に配慮することも低栄養を防ぐ一つの方法である．

経済的理由で栄養が不足する高齢者もいる．貧困による低栄養を福祉や介護の面からサポートして防ぐ工夫も高齢者にとって大切である．

環境の変化により急激に食事の摂取量や内容が変わった場合も低栄養を起こす．環境の変化の例として，**消化管の手術**後の処置には特に配慮する．

肺結核などの慢性感染症にかかった高齢者は食欲低下，発熱などにより食欲が低下して低栄養状態になる．急性感染症でもほかの訴えがほとんどなく，低栄養だけを起こす高齢者もいる．逆に，低栄養が感染症をさらに悪化させることも多い．

低栄養の高齢者は急激に体重が減少することが多い．体重減少の指標としては，6ヵ月以内に5kg以上体重が減少することをメルクマールにする．

iv）低栄養を客観的に見つける

低栄養の客観的な指標には，**体重や上腕の太さ**など身体計測の指標，血液のデータおよび免疫のパラメーターなどの検査値がある（**表16-9**）．

a. 身体計測

身体計測で最もよく使用されるのが**肥満指数** body mass index（BMI）である．「やせ」は18.5未満とする．高齢者では後弯（猫背）など脊椎の変形や下肢の拘縮が起こり，身長測定が困難になることもある．寝たきりや立位保持ができないため，体重の測定が困難なこともある．

そのため，上腕の周囲を計測することがある．臥位でも可能で，低栄養の指標として利用しやすい．施設などで栄養状態を評価するのに簡便な方法である．**上腕周囲長** midarm circumference（MAC）が簡単で，男性は19cm以下，女性は16cm以下の場合，低栄養を疑う．しかし，上肢のみの廃用性萎縮も考えに入れる必要がある．

身体計測結果は個人差が大きく，一時点だけで栄養状態を評価するのは危険である．一定期間に指標がどれだけ変化したかを調べるとよい．1ヵ月に

表16-9 低栄養の客観的な指標

1. 身体計測			
肥満指数（BMI） ＝体重(kg)／身長(m)^2			<18.5
平常時体重比 ＝測定時体重／平常時体重×100(%)			<75%　　　高度栄養障害 75〜85%　中等度栄養障害 85〜95%　軽度栄養障害
体重減少率＝(平常時体重－現在の体重)／平常時体重×100(%)			6カ月以内の体重減少≧10%あるいは1日の体重減少率≧0.2%を中等度以上の低栄養とする
上腕三頭筋皮下脂肪厚（TSF）	上腕三頭筋周囲長（AMC）＝上腕周囲長（MAC）－π×TSF	上腕筋面積（AMA）＝AMC^2/4π	日本人年齢別標準値に対する割合 　　　<60%　　　高度栄養障害 　　60〜80%　中等度栄養障害 　　80〜90%　軽度栄養障害 　　≧90%　　正常
2. 血液データ			
血清アルブミン			<3.5g/dL
プレアルブミン			<10mg/dL
トランスフェリン			<200mg/dL
血清総コレステロール			<150mg/dL
3. 免疫パラメーター			
遅延型皮膚過敏反応			ツベルクリン反応陰性
リンパ球			≦1,500/mm^3
4. 食事摂取量			
摂取エネルギー（≦1,000Cal），タンパク，脂質，炭水化物			
5. 代謝亢進状態			
甲状腺機能亢進症，感染症，創傷，発熱など			

5%以上，1週間に2%以上の体重減少を起こした人は要注意である．

b. 血液データ

　血液データでは**血清アルブミン濃度**がよく使用される．アルブミンは半減期が17〜23日と長いため微妙な低栄養を見逃すことがある．入れ替わりの早いプレアルブミン（半減期1.9日）やトランスフェリン（半減期7〜10日）が指標として使用されることもある．

コレステロールはブドウ糖から合成されるので，高齢者の栄養状態を反映する．血清中の**総コレステロール濃度**が 150mg/dL より低ければ，低栄養とする．

血液尿素窒素(BUN)とクレアチニンの比(BUN/Cr)が 25 以上の場合は**脱水状態**を疑う．低栄養の人は脱水に陥り，生命の危機的状態になるので，用心をする．

c. 免疫パラメーター

免疫機能を反映する指標として，**ツベルクリン反応陰転化**や**リンパ球数**の減少を利用する．これらは必ずしも低栄養による変化ばかりではなく，ほかの多数の因子に影響されるので注意する．

d. 食事摂取量

食事摂取量の計算も低栄養の指標となる．過去 3 日間の食事内容，摂取状況を聞き，栄養士に摂取エネルギー，タンパク，脂質，炭水化物の量を計算してもらう．摂取エネルギーが 1,000 Cal 以下である場合，低栄養状態と評価する．

e. 代謝亢進状態

代謝の亢進も検討することが大切である．感染症，創傷，発熱，甲状腺機能亢進症などのとき，エネルギー消費が増す．代謝亢進状態が低栄養ややせを起こす可能性がある．

v) 高齢者を栄養で元気にするコツ

a. 経口栄養補給

高齢者の栄養補給はできるだけ**経口**によるほうがよい(Ⅲ-18-B)．食物をかみ砕く(咀嚼)，飲み込む(嚥下)などが難しい高齢者も多い．これらの人にもできるだけ栄養を経口で補給するように心がけたい．

味わいながら食事をするという感覚は永らく慣れ親しんだ生命感と直結した感覚で，できるだけ大切にしてあげたい．咀嚼・嚥下困難がある人には食品を液体状あるいはゼリー状にする試みもよい．

味つけもその人の好みに適したものにしたい．バニラ味，コーヒー味など好みに合った味を楽しんでもらう．急に濃厚な，カロリーの高いものを経口投与すると，下痢をすることがあるので，注意してほしい．

低栄養になると，カロリーを補うために，骨格筋のタンパクを分解して，タンパクから生じたアミノ酸からエネルギーを得る代償機序が働く．当然，

表 16-10　筋肉減少症の原因

1. 低栄養（加齢による食事摂取量，摂取アミノ酸の減少）
2. 筋肉タンパク合成能の低下
3. 末梢神経障害
4. 活動度の低下
5. 生体内ホルモンバランスの変化（テストステロン，デヒドロエピアンドロステロン，成長ホルモン，インスリン様成長因子の減少）
6. 炎症性サイトカインの上昇（IL-1，IL-6，TNF-α上昇）
7. 酸化ストレス

筋肉は萎縮（**筋肉減少症**）して運動しにくくなり，転倒・骨折・寝たきりとなることもある．

筋肉減少症ではホルモンのバランスが変化する，炎症性サイトカインが多くなる，活動性が低下する，神経系が障害されるなどといったことが関係する．しかし，最も重大な原因は低栄養である（**表 16-10**）．

b. 経管栄養
①経腸栄養

低栄養が近いうちに回復できると考えられる場合，鼻から入れる胃管を使う．長期間胃管を入れたままでは，鼻孔に炎症を起こしたり，胃管から感染症が発症することが多いので，長期間使用しないほうがよい．

在宅で長期間栄養補給をする場合，**経皮内視鏡的胃瘻造設術** percutaneous endoscopic gastrostomy（PEG）をする．PEG による経腸栄養は栄養補給を確実，容易で安全なものにした．高齢者や家族の肉体的，精神的負担が減り，認知症の人などによるチューブの自己抜去，鼻咽頭腔の違和感による不穏，刺激による誤嚥性肺炎などの事故が減った．

経腸栄養を開始した直後に，しばしば下痢や腹満感が訴えられる．それらの訴えがあれば，経腸栄養剤の濃度を薄くし，注入速度を遅くして，PEG の注入部位の長さを調節する．

②中心静脈栄養

経腸栄養が実施しにくい場合や消化管の安静が必要なときは末梢の静脈から栄養を補給する．しかし，長期間，十分なカロリーを補給するためには太い静脈（上行大静脈などの**中心静脈**）から持続点滴により栄養を補給する．

中心静脈から高カロリー輸液をすると，高齢者では細胞内への取り込みや代謝速度が遅いため，高血糖や高浸透圧利尿による脱水を起こす危険があ

る．電解質のバランスが崩れて低ナトリウム血症や低カリウム血症になることもある．

老化による心臓の拍出量低下に加えて，虚血性心疾患などを抱える高齢者では心臓に負荷がかかることもある．輸液が過剰になると，心不全や肺水腫など重篤な症状を起こす危険性も考慮するべきである．

高カロリー輸液に伴う副作用を防ぐには内服薬と同様の**漸増法**をするとよい．最初は生理的食塩水に近い低カロリーの輸液を低速で輸液し，徐々にカロリーを増加させ，注入速度を速めることが勧められる．

人によっては数ヵ月間，輸液を続けることもある．長期の中心静脈栄養をする場合は，必要な微量金属，ビタミン，必須アミノ酸，必須脂肪酸などを添加しなければならない（メモ16-11）．

c. 低栄養状態の高齢者に対する栄養補給メニュー

①基礎代謝量

基礎代謝は安静にしていても，心拍動，呼吸，消化管運動，神経・肝臓・腎臓・骨格筋の活動のために消費されるエネルギーのことである．年齢，男女で基礎代謝量は異なる．

基礎代謝量は「**基礎代謝基準値×体重**」から計算する．70歳以上では基礎代謝基準値（Cal/kg/日）は男性で21.5，女性で20.7である．標準体重を男性57.2kg，女性49.7kgとすると，基礎代謝量はそれぞれ1,230, 1,030Cal/日となる．

例えば，体重35kgの低栄養状態にある男性の基礎代謝量は753Cal/日となる．低栄養から回復させるためには，これ以上のカロリーを摂取させる．

活動中の高齢者では活動度に応じたエネルギーを摂取させる．標準体重で普通の身体活動をする高齢男性は1,850Cal/日，女性は1,550Cal/日である．

②食事内容

高齢者の**タンパク必要量**は0.82g/kg/日である．この1.25倍がタンパクの推奨量である．そのため，男性では58.6g，女性では50.9gのタンパク摂取が勧められる．

低栄養状態の高齢者はタンパクも欠乏することが多い．これらの高齢者には**必須アミノ酸**の多いタンパクを摂取させる．なお，腎機能障害のある高齢者でも過度のタンパク制限は差し控えたほうがよい．

脂質摂取量はエネルギー比として総エネルギーの15～25％がよい．摂取脂肪の内容は，飽和脂肪酸：一価不飽和脂肪酸：多価不飽和脂肪酸＝3：4：

表 16-11　高齢者の一日の食事摂取基準値

	高齢男性（≧70歳）	高齢女性（≧70歳）
推定エネルギー必要量 　身体活動[ふつう] 　身体活動[高い]	 1,850Cal 2,100Cal	 1,560Cal 1,750Cal
タンパク(推奨量)	60g	50g
総脂質(目標量)(%エネルギー)	15〜25%	15〜25%
炭水化物(目標量)(%エネルギー)	50〜70%	50〜70%
食物繊維	≧25g	≧25g
カルシウム	600mg	550mg
ビタミンC	100mg	100mg
ビタミンK	75μg	65μg

3が適当である．$\omega-3：\omega-6=1：4$を目安にするとよい（メモ 16-12）．

　脳や赤血球は炭水化物しか利用できない．炭水化物の摂取目標量は男女とも全エネルギーの50〜70%である．高齢者の食事摂取基準量を**表 16-11**に示す．

　食物繊維は消化されない成分である．排便を促し，耐糖能を改善し，血清コレステロール濃度を下げる．食物繊維を25g/日以上摂取することが望ましい．

　高齢女性では骨量が減る．**カルシウム摂取量**を増やすと骨量の減少はある程度阻止できる．高齢者ではカルシウム摂取が低下し，70歳以上の男性でカルシウムを600mg/日，女性で550mg/日摂取する必要がある．

　高齢者では**ビタミンC**やKが不足する．ビタミンCの必要量は男女とも100mg/日で若年者と同量である．ビタミンKは70歳以上の男性で75μg/日，女性で65μg/日を摂取させる必要がある．

　低栄養が長期に続くと，高齢者では**微量金属**も欠乏する．クロム，モリブデン，マンガン，鉄，銅，亜鉛，セレンなどが必須の微量金属である．

d. 高齢者の低栄養に対する治療法

①低栄養の高齢者をみつけ出す

　低栄養状態の高齢者は種々の訴えや既往歴を持ち（**表 16-12**），いろいろな所見がある（**表 16-13**）．低栄養の疑いがあれば，身体計測，血液検査，

表 16-12　低栄養状態の高齢者の訴え

1. 食欲の減退
2. 易疲労感
3. 全身の体力低下
4. 意識障害やせん妄
5. 既往歴
   （消耗性疾患（癌・閉塞性肺疾患），脳卒中，関節リウマチ，うつ病，摂食障害）
6. 外科手術，服薬の影響
7. 食物アレルギー
8. アルコールの過剰摂取
9. 食事摂取に関する宗教的な戒律
10. 喪失体験，住居の移転，所得の変化

表 16-13　低栄養状態の高齢者でみられる所見

1. 観察・記録した食事・水分量	低下
2. 消化器症状	嘔気，嘔吐，下痢，便秘，食道の通過障害，胸やけ，上腹部停滞感
3. 皮膚・毛髪	乾燥，皮下脂肪減少，浮腫，爪の変形，細く・乾燥・腰のない毛髪
4. 心血管系	徐脈，不整脈，血圧低下
5. 筋・骨格系	運動の減少，廃用性萎縮，離床困難，骨端の腫脹
6. 神経・精神系	味覚・嗅覚の低下，咽頭・嚥下反射の低下，四肢麻痺，せん妄，見当識障害，抑うつ
7. 眼球	眼球結膜の貧血・充血・乾燥，視力低下
8. 歯牙	喪失，虫歯，歯周炎，義歯不適合
9. 口腔	口腔粘膜の乾燥，口腔の不衛生，口角・口内炎

免疫パラメーターの検査（**表 16-9**）を経時的に行う．

　②**低栄養の人への援助**

　低栄養の人に対する対応の仕方を身につけるとよい（**表 16-14**）．高齢者はできるだけ自発的に低栄養に取り組むことが大切である．そのためには，高齢者に好きなものを食べさせることが望まれる．

　③**低栄養の予防・栄養教育**

　低栄養は予防可能な状態であるため，**予防**に力を入れる（**表 16-15**）．高齢者とその家族や介護者に十分**教育**することも必要である（**表 16-16**）．

表 16-14 低栄養状態の高齢者に対する援助

1. 感染予防と食欲増進のため，食事の前後に口腔ケアを行い，口腔を清潔にする
2. 高齢者の嗜好に合わせた食事を与える．1回の食事摂取量を少なくした分食を勧める
3. 温かい食事は温かく，冷たい食事は冷たくして配膳する
4. 高カロリーの栄養製剤を経口・経腸栄養によって補給する
5. 食事動作の自立を促すため，スプーンを握りやすくする．太い柄のスプーンやフォークを用いるなど，食器を工夫する
6. 視力障害のある高齢者にはその都度献立の説明をする
7. 食事をするときはゆっくりと落ち着いて食事できるようにする
8. 嚥下障害のある高齢者には特別の配慮をする
9. 経腸栄養をする場合，下痢，誤嚥に注意する．中心静脈栄養の場合，カテーテルの感染，血栓症，栄養代謝に関する合併症に注意する
10. 薬の副作用の場合，処方を検討する
11. 高齢者や家族に最近生じた危機体験，ライフスタイルの変化について尋ね，精神的支援をする

表 16-15 高齢者における低栄養の予防

1. 食事の摂取量，バランスを注意して観察する
2. 食欲低下のある場合は高齢者の好みを取り入れ，食べやすい食事を提供する
3. 歯牙および義歯の具合を観察することによって咀嚼について検討し，歯科治療を勧めたり，食べやすい形態の食事に変更したりする
4. 栄養価の高い機能性食品を補給する

表 16-16 高齢者に対する栄養教育

1. 必要な栄養所用量(エネルギー)や必要なタンパクについて説明する
2. 体重，肥満指数(BMI)，血液検査など低栄養の指標について説明する
3. 栄養価の高い食品を紹介する
4. 在宅の高齢者に対しては必要に応じてホームヘルプサービス，食事の宅配サービスなどの公的サービスを紹介する
5. 在宅の高齢者の経腸栄養，中心静脈栄養に関しては介護者および本人に十分指導する

D 外科治療とその問題点
―高齢者にメスを入れるとき，どんな注意をすべきか―

外科や麻酔の技術，栄養治療，回復期リハビリテーションなどが進歩し，高齢者でも手術を受ける機会が多くなった．感染症や血栓症などへの配慮により，今後も高齢者の手術例が増えるだろう．高齢者医療における外科治療の重要性はこれからも増すと考えられる．

高齢者にメスを入れると，さまざまな問題が生じる．老化により細胞数が減り，機能が低下する．**多病**，**栄養障害**に加え，**免疫能**や**代謝回転**が下がる．高齢者の病気の特徴をわきまえ，術前や術後の管理にも特別の配慮をしてほしい．

i) 高齢者を手術するときに留意すべき点（表 16-17）

手術が必要な病気でも，高齢者では訴えが典型的ではなく**不定愁訴**のようなものが多い．そのため，緊急を要する病気でも**診断が遅れる**ことがある．

高齢者は外部からのストレスに対する**感受性が低い**ため，ある程度のストレスには耐えられる．しかし，ストレスが限界を超えれば，**代償**が不十分で，**貯え**が少ないため，緊急事態に対処できなくなる．

抱えている病気が多いため，手術前の準備を十分にする．準備が不十分であれば，手術中や手術後の危険が増す．

手術まで時間のある**待機手術**の結果はよいが，**緊急手術**の危険性は待機手術の数倍になり，術前の準備の大切さがわかる．

高齢者の合併症はなかなか克服できない．合併症を起こさないように術前，術中，術後に細心の注意を払えば，良好な手術結果が得られる．

高齢者は同じ年齢でも，機能には個人差が大きい．そのため，単に高齢者であるという理由だけで，手術の**適応禁忌**とはならない．

表 16-17 高齢者の手術療法の留意点

1. 臨床症状が非定型であるため，手術の必要な疾患の診断が遅れることがある
2. 臓器の予備能が低下しているため，強いストレスに対処できないことがある
3. 手術前に十分な準備が必要である
4. 緊急手術は待機手術より危険性が高い
5. 手術中，手術後に，合併症を起こさないように細心の注意を払う
6. 単に高齢であることは手術の禁忌にはならない

ii） 高齢者の手術の危険性

　高齢者は通常，多くの病気を抱え，神経・精神機能，循環機能，呼吸機能，肝機能，腎機能などが低下していることもある．栄養状態や免疫能に問題のある高齢者も多い．

　高齢者は感受性が低く，病初期の異常を察知することが少ない．そのため，病気が進行してから異変に気づくことが多い．

　したがって，**進行した病気に対する手術療法**を余儀なくされることが多い．転移した癌や進行した心内膜炎の手術をする医師が難渋することもある．さらに，症状を年のせいにしたり，家族に対する遠慮なども災いする．

iii） 高齢者の手術を決定するには

　高齢者の手術を決定するための因子は，医学的観点以外にもさまざまな問題に配慮しなければならない（表16-18）．高齢者から手術の承諾を得るためには，高齢者自身の**自己決定権**が最優先される．

　ただ，認知症の人を手術する際，インフォームド・コンセントを得るのが難しいこともある．代諾者として，家族などから承諾を得る例が多い．しかし，あくまでも本人の意思を尊重したいものである．

　手術後の生活環境についても，高齢者の場合は十分配慮したい．術後の日常生活動作（ADL）の低下が予想されるときは**ケアの体制**についても配慮する．できれば，術前から術後の環境を整えるとよい．

iv） 術前の評価

　高齢者は機能にばらつきが大きいため，手術を受ける高齢者の状態を十分に詳しく把握する．手術前に改善できる問題点は可能な限り改善しておくとよい．

　術後の生活の質（QOL）が改善するように，術前の諸種の検査や**高齢者総合機能評価**（CGA）を行い，手術中や術後の合併症を避けるように心がける．

a. 身体的評価

　理学的所見，血液・尿検査，心電図，心エコー検査，肺機能検査をする．

表16-18　高齢者の手術を決定するための因子

1. 医学的基準	3. 生活の質（QOL）への配慮
2. 本人の承諾	4. 生活環境への配慮

それに加えて，日常生活動作（ADL）も評価する（**表6-5**）．

基本的なBADLと道具を使う手段的なIADLがある．BADLの評価には**バーテル指数が**（**表6-5**），IADLには**ロートンによる尺度**が使われる（**表6-5**）．後者の食事，家事，洗濯は女性のみで評価し，男性では評価しない．

b. 精神・心理学的評価

インフォームド・コンセント取得や手術で得られる効果や危険性を十分理解してもらうために，精神・心理学的評価をする．高齢者は手術的侵襲によって，認知機能が低下したり，認知症の人ではせん妄が起こることが多い．

そのためMMSE（**表3-3**）や改訂長谷川式簡易知能評価スケール（**表3-2**）を使う．これらの評価により手術後の高齢者の知的な状態を追跡する．

c. 社会的評価

手術を受ける高齢者が社会的にどのような状況にあるかを評価する．介護の必要性の有無，介護者の有無，家族との関係，家族支援の有無，**キーパーソン**（主に介護してくれる人）の存在，できれば経済的状況も把握する．

v） 術後の管理

高齢者は術中・術後に合併症を起こすと重篤になりやすい．合併症は起こってからの対応より，術前に予防したほうが容易で安全である．

a. 呼吸管理

術前の呼吸機能検査により肺活量，1秒量，1秒率が減少し，機能的残気量や死腔の増加がよくみられる．換気や血流の分布が悪くなり，動脈酸素分圧が低下することもある．**気道反射**が低下し，痰を排出しにくい高齢者も多くいる．

全身麻酔から覚醒するのが遅い人には，人工呼吸管理をし，十分覚醒してから抜管する．術後，持続硬膜外麻酔などで痛みを除くと，痰の排出，深呼吸，早期離床ができる．

b. 循環管理

高齢者は体内の細胞数が少なくなり，体内の水の貯えも減る．心臓からの血液拍出量も少なく，動脈硬化により末梢血管の抵抗が増す．血圧調節能力も低い．

高齢者の血液循環は不安定であるため，手術による循環器系の合併症が起こりやすい．手術後は安静にするため，血液が凝固しやすくなり，**肺塞栓**や**脳塞栓**を起こす危険がある．

> **表16-19** 高齢者手術後のせん妄の特徴
>
> 1. 男性に多い
> 2. 中等度以上の手術の侵襲に多い
> 3. 全身状態や経過の悪い例に多い
> 4. 前駆症状として，不眠や不安を訴える
> 5. 術後からせん妄発症までの間に意識清明の期間がある
> 6. 幻覚を主とするせん妄が多い
> 7. 興奮を伴うことが多い
> 8. 通常は2～3日，長くとも1週間で正常化する
> 9. 後遺症は残らない

　手術による出血を少なくする目的で，血栓の予防のために処方されていた抗血小板薬や抗血栓薬を中止することが多い．それによって起こる末梢血管の血栓を予防するために，**弾性ストッキング**を下肢に着用する．

c. 精神・神経障害の予防

　高齢者は**脱水**や**低カリウム血症**などの電解質異常を起こしやすい．手術で生じた傷の治癒に働く，サイトカインに対する感受性も若年者とは異なる．手術後の恒常性（ホメオスタシス）は乱れ，恒常性回復への対応が難しい．

　高齢者の神経細胞数は減り，神経系のネットワークに余裕もない．恒常性の乱れが高齢者の神経系に加わると，**せん妄**が起き，点滴を抜去してしまうなど管理が難しくなることが少なくない（**表16-19**）．

　輸液量や電解質の調節，酸素濃度の増加，体温調節など恒常性の回復に加え，環境の整備など非薬物療法も考慮する．それでもせん妄が強く，持続するときにはハロペリドールやフルニトラゼパムを静脈内に投与する．

d. 術後感染症の予防

　高齢者は感染症をよく起こすため，術前から栄養状態を高めるよう栄養を補給する．抗菌薬による腎不全などの副作用もまれではないので注意する．

e. 術後の痛み

　術後の痛みを緩和するため持続硬膜外麻酔をすると早期に離床できる．高齢者でも積極的に行うが，痛みが去れば，できるだけ早期に持続硬膜外麻酔を抜去する．

f. 早期リハビリテーション

　長期間臥床すると，高齢者では運動機能，精神機能ともに**廃用性機能低下**（萎縮）が起こる．鎮痛処置などにより，できるだけ早期に離床させる．

　手術前後は食事が経口摂取できないため，骨格筋などのタンパクがエネ

ギーに利用される．そのため，筋肉が萎縮するので，萎縮を防ぐため起立歩行や上肢の運動をできるだけ早期から行う．

臥床により精神機能も低下するため，意欲の低下や認知機能の低下を招く．それらを阻止するために，早期に離床をさせ，意欲をかきたてるプログラムを**リハビリテーション**として考慮すべきである．

g. 日常生活への復帰と経過追跡

高齢者に手術を積極的に行うようになったが，長期の予後を日常生活の中で追求してゆくことが，今後の高齢者手術の参考になる．

癌の手術で5年生存率が検討されているが，高齢者では生存率だけではなくADLやQOLも問題にすべきである．その評価のためには**CGA**が参考になる．

vi） 現時点の高齢者に対する手術

高齢者でも種々の病気に手術がなされている（**表16-20**）．手術による高齢者への負担を軽減する目的で，**内視鏡**を用いた手術もよく行われるようになった．メスを使用しない**レーザー照射**による腫瘍の切除術も行われる．

患者の状態や手術の方法に関して，術前に十分検討した上で手術をするようになった．多くの病気を同時に抱えている高齢者では，治療の優先順位の選択など，医療従事者のネットワークや患者や家族との意思疎通が大切である．

表16-20 高齢者で行われる手術

1. 腫瘍（胃癌，大腸癌，肝臓癌，胆道癌，膵臓癌，食道癌，肺癌，乳癌，子宮癌，卵巣癌，脳腫瘍，前立腺腫瘍）
2. 動脈狭窄（頸動脈狭窄，冠動脈狭窄，下肢閉塞性動脈硬化症）
3. 動脈瘤（脳動脈瘤，大動脈瘤（胸部・腹部））
4. 出血（胃潰瘍，食道静脈瘤，脳出血，慢性硬膜下出血）
5. 急性腹症（腸閉塞，穿孔性腹膜炎，膵炎，胆囊・胆道炎）
6. 骨折（大腿骨頸部骨折，人工関節）
7. 結石（尿路結石，胆道系結石）
8. 白内障
9. 正常圧水頭症
10. 脱肛，ヘルニア
11. 気胸

> **まとめ**
>
> - 高齢者の治療は多くの問題点が含まれているため，予防に重点をおくとよい．
> - 若年期の生活習慣を改善し，高齢になっても病気にならないようにする．
> - 予防の効果は多数の人についての結果であり，その方法が必ず成功するとは限らない．
> - 高齢者の薬物療法は副作用に注意し，少量から始めて漸増する．
> - 過栄養，低栄養を是正する食事療法にも配慮する．
> - 術前検査を十分にしておくと，高齢者でも安全に手術をすることができる．

メモ 16-1　老年病の予防

病気の予防は明治以来，感染症が対象であった．高齢者の増加に伴い，老年病を予防する計画が実行され始めている．介護予防やメタボリックシンドロームの予防などは不安や恐怖心をあおって，強制的に行う性質のものではなく，バラ色の老年期をつくり出すための積極的なものにしたい．

メモ 16-2　介護予防

高齢者が介護を要することを防ぐためのものである．要支援や要介護のおそれがあれば，地域支援事業や新予防給付として重度化を防ぐ．運動器の機能向上，口腔機能の向上，低栄養改善のうち筋力アップを目的とした介護予防が実施されている．ただ，口腔ケアや栄養改善はほとんど行われていない．

メモ 16-3　メタボリックシンドローム

わが国でメタボリックシンドロームに関する関心が高まっている．肥満（腹腔内脂肪蓄積）に加えて高血圧，脂質異常症，糖尿病を抱える人のことをいう．最近，わが国の基準が変更された（**表 16-2**）．おそらく，身長に左右されるもので，肥満指数 body mass index（BMI）のほうが信頼性は高いと思われる．

メモ 16-4　地中海式ダイエット

地中海式ダイエット（**表 16-3**）を行っている人は循環器の病気やある種

の癌になりにくく，死亡率も下げるといわれていた．最近，それに加えて，アメリカでの大規模試験ではアルツハイマー病発病の危険性が低いことも明らかにされた．中でも適量のアルコールを飲むことが最も重要であるようだ．

メモ 16-5 過酸化脂質

コレステロールや中性脂肪などに含まれる脂肪酸が活性酸素によって酸化されたものをいう．脂肪酸の中に不飽和結合を持つ不飽和脂肪酸があり，その不飽和結合に活性酸素が作用して，過酸化脂質を生じる．過酸化脂質は連鎖反応によりスーパーオキシドラジカルを発生して，DNAやミトコンドリアを障害する．血管内皮・中膜にたまった過酸化コレステロールは動脈硬化を起こす．

メモ 16-6 ライフスタイル

生活習慣を英語でいうとライフスタイルとなる．アランは定義集で「習慣とは考えずにする術，しかも考えてするよりもっとうまく行動する術」といっている．パスカルはパンセの中で「習慣は第2の自然性で，第1の自然性を破壊する」と書いている．わが国でも「習い，性となる」といわれている．

メモ 16-7 廃用性萎縮

日常の活動度が低下し，安静を保たなければならない高齢者に現れる（ヒルシュベルグ反射）．種々の臓器が萎縮し，機能が低下する．活動性低下や臥床により生じる二次的障害で，不動症候群や廃用症候群ともいう．骨格筋萎縮や骨萎縮が顕著で，筋力低下，骨粗鬆症，起立性低血圧，下肢静脈血栓症，褥瘡などが合併する．生命予後にも悪影響を及ぼす．

メモ 16-8 オーダーメイド治療

既製服ではなく，その人のために仕立てた，身体にピッタリ合った服をオーダーメイドという．薬の代謝や効果もその人の生まれつき持っている遺伝子により異なる．遺伝子をあらかじめ調べて，その人の身体にピッタリ合った量の薬を投与する治療が始められている．例えば，血液凝固を抑制するワルファリンや抗腫瘍薬アザチオプリンなどの投与の際に行われている．

メモ 16-9 3S

高齢者に対する処方はなるべく少なく，一日1～2回などの簡単な(simple)ものにする．投与量が過剰になるため，半量あるいは1/4量などの少量(small)にする．投与期間はできるだけ短期間(short)にして，効果がなければ中止する．

メモ 16-10 | on-off 現象

電灯がついたり(on)，消えたり(off)する現象で，薬の効果があるときと，ないときが一日のうちで繰り返す．パーキンソン病でみられるが，ほかの病気でも現れる．一日中薬の効果があり，副作用をなくす努力が必要である．

メモ 16-11 | 必須アミノ酸，必須脂肪酸

必須アミノ酸は人の体内でほかの物質から作れない．トリプトファン，リジン，メチオニン，フェニルアラニン，スレオニン，バリン，ロイシン，イソロイシン，ヒスチジンの9種類がある．
必須脂肪酸はほかの脂肪酸やブドウ糖から作れない多価不飽和脂肪酸のことである．以前はビタミンとされており，食物として摂取する必要がある．

メモ 16-12 | 多価不飽和脂肪酸

二重結合の部位により ω-3系と ω-6系の2種類がある．ω-3系は α-リノレン酸，エイコサペンタエン酸，ドコサヘキサエン酸，ω-6系はリノール酸，γ-リノレン酸，アラキドン酸である．ω-6系は獣肉や植物油に多く，血栓・動脈硬化，炎症を起こし，脳卒中，癌，心筋梗塞になりやすい．ω-3系は魚油，亜麻仁油，海草に多く ω-6系の作用を打ち消す．

17 高齢者のリハビリテーション

―年齢によるリハビリテーションの仕方の違い―

　高齢者のリハビリテーションは若い人とは違う点がある．それらの点に注意しながら，高齢者のリハビリテーションを実施したほうがよい．

A リハビリテーションとは
―高齢者リハビリテーションの意義―

　リハビリテーションという言葉は広く普及しており，日常のさまざまな状況で使われる．それだけにいろいろな意味が込められ，かえって混乱を招くこともある．「身体的あるいは精神的な機能障害のため，通常の社会生活を営むことが困難な人々に対して，医学的治療，訓練，教育，さらに経済的あるいは社会的援助を通して生活に必要な**機能の回復**と **QOL の回復**を図ること」というのが現在の一般的な考え方である．

　したがって，リハビリテーションは決して機能訓練にとどまらない幅広い内容を含んでおり，医療の中でも重要な位置を占めている．特に，もともと老化に伴う機能低下があり，多くの慢性疾患が併存するため治癒が難しい高齢者では，リハビリテーションの意義は極めて大きい．その一方で，高齢者は多くのリスクがあるため（Ⅲ-18），リハビリテーションをするときは常に患者のリスクを管理し，早期発見に努めてほしい．

B 障害の評価
―リハビリテーションに際しては評価が大切である―

　リハビリテーションに限らず医学一般に共通するが，リハビリテーションをするときも，必ずその原因となっている障害の**評価**（**アセスメント**）をす

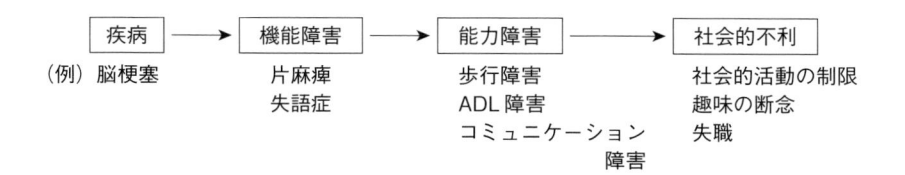

```
（例） 脳梗塞    片麻痺      歩行障害         社会的活動の制限
疾病 → 機能障害 → 能力障害 → 社会的不利
        失語症      ADL障害         趣味の断念
                    コミュニケーション   失職
                    障害
```

図 17-1 国際障害分類（ICIDH）

る．評価方法としては病気により生じる障害を次の三つのレベルに分けて考える**国際障害分類** International Classification of Impairments, Disabilities and Handicaps（**ICIDH**）がリハビリテーション医学や医療で広く用いられている（**図 17-1**）．1980年に世界保健機関 World Health Organization（WHO）によって制定されたもので，障害モデルの一つでもある．

ⅰ） 機能障害 impairment

障害の一次レベルであり，病気から直接生じる解剖，生理および心理的な障害（異常）をいう．次の能力障害や社会的不利の原因となる可能性がある．

ⅱ） 能力障害 disability

障害の二次レベルであり，人間としての普通の活動や遂行力が低下または欠損した状態をいう．次の社会的不利の原因となる可能性がある．

ⅲ） 社会的不利 handicap

障害の三次レベルであり，個人が被る不利益を指す．年齢，性別，社会文化的要因により左右される．機能・能力障害を社会的にみたものである．

2001年，障害者の社会参加を促すために，障害を社会生活という点からより広く捉えた**国際生活機能分類** International Classification of Functioning, Disability and Health（**ICF**）が提唱された（**図 17-2**）．

新しいICFには機能障害，能力障害，社会的不利の代わりに，それぞれ**身体機能および構造**，**活動**，**参加**という言葉が入っている．ICFは障害のネガティブな面に注目するのではなく，障害をより包括的に捉えて障害者の社会参加を促すことが強調されており，その点が優れているといえる．近年はさまざまな場で，ICFが使われることが多くなってきている．しかし現実的な使いやすさという観点からICIDHを使用している施設も少なくない．

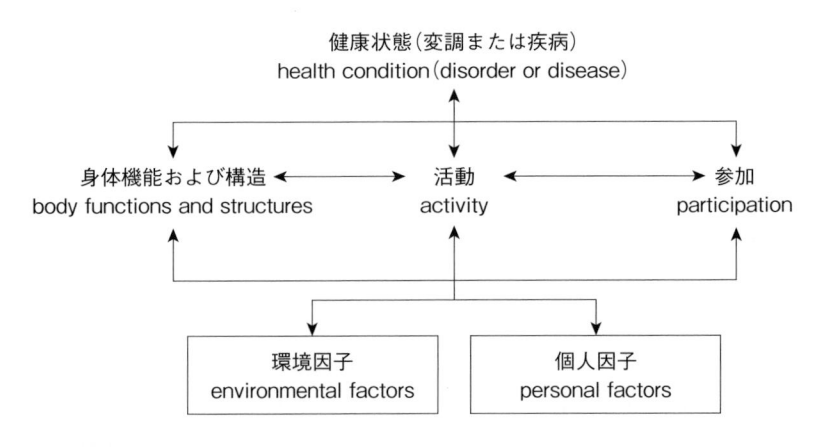

```
                    健康状態(変調または疾病)
                    health condition(disorder or disease)
                          ↑↓
     身体機能および構造 ←→ 活動 ←→ 参加
     body functions and structures  activity  participation
                          ↑↓
           ┌──────────────┴──────────────┐
         環境因子                  個人因子
    environmental factors      personal factors
```

図17-2 国際生活機能分類(ICF)モデルの概念図

C 高齢者のリハビリテーションの問題点
―何が問題になるか―

　リハビリテーションの原則は高齢者であっても成人や小児と変わらない．その目標は「QOLの維持・向上」ということになる．一方で，高齢者ならではの特徴や違いのあることも事実で，高齢者にかかわるリハビリテーションの現場では常にそれらを考えながら高齢者に接することが求められる．

　高齢者のリハビリテーションが若年者と異なる点がある．また，高齢者にリハビリテーションを実施する際に次のような点に留意するとよい．

　①慢性の経過をたどる病気や障害を有することが多く，回復が望みにくいことが多い．障害をどう評価して**ゴール**をどこに設定するかが難しい．

　②若年者では機能回復を通じて職場復帰，社会復帰を図るという大筋が存在する．高齢者ではむしろ**現状維持**や，さらには機能の低下をできるだけ抑えることを目標とすることが多い．

　③**合併症**が多いため，障害の原因となっている病気以外の異常にも常に注意する．例えば心肺機能の低下があるためリハビリテーションプログラムが予定どおり実施できないこともよく経験する．状態が急変することも決して少なくない．

　④老化に伴う種々の機能低下や病気が基礎にあり，リハビリテーションに

よって若年者では起こり得ないような異常な反応，疼痛や合併症を起こすことがある．特に運動療法時の転倒による骨折や，温熱療法時の熱傷などには十分に注意する．
⑤難聴や視力障害，理解力の低下を伴うことがあり，リハビリテーションの障害になる．各個人の状態に合わせた細かい計画や配慮を必要とする．
⑥リハビリテーションを軌道に乗せるには高齢者自身が向上心を持って積極的に参加する必要がある．ただ，高齢者はしばしば自発性の低下やうつ状態を合併し，リハビリテーションがうまく進まないこともある．
⑦**個人差**が大きいだけでなく，同じ個人であっても症状の日内変動や日による変動がみられることもある．その人の特徴をよく把握し，それに対応する．
⑧認知症の人は理解力や判断力が低下し，意思の疎通には特に注意する．一見理解できているようでも予想外の行動をとる例もあり，十分な見守りをする．これには他職種の協力も必要になる．中には**病識**がなく，さまざまな行動・心理症状 behavioral and psychological symptoms of dementia(**BPSD**)を呈する人もあり，現場で問題になることもある．
⑨認知症などで意思決定が困難な場合，家族の意向が重要になる．家族間で意見の相違が存在することもあり，それに振り回されないことも必要になる．**キーパーソン**をしっかり決めておくことがポイントになる．
⑩**リスク管理**の面からいっても，高齢であること自体が大きなリスクになることをよく認識しておく必要がある(Ⅲ-18)．

D 高齢者のリハビリテーションの実際
―リハビリテーションをどう進めるか―

　一般的に理学療法，作業療法，言語療法の三つに分けられ，それぞれを実施する専門職が規定されている．しかし，はっきりした区分があるわけではなく，実際の現場においては混在した形で行われることが多い．特にリハビリテーション・スタッフの数が少ない介護施設や在宅ではその傾向が強い．

ⅰ) 理学療法 physical therapy

　理学療法は，高齢者自身が自動あるいは他動的に運動をすることで回復を図る**運動療法**と，温熱，電気，超音波，水などの物理的因子を利用する**物理**

療法からなる．物理療法は補助的であり，運動療法の占める割合が大きい．
運動療法には以下のものがある．
①関節可動域 range of motion（ROM）訓練（メモ 17-1）
②筋力増強訓練
③持久力増強訓練
④協調性訓練
⑤マット訓練
⑥坐位・立位訓練
⑦歩行訓練
⑧装具や車椅子の使用
⑨治療的体操

運動療法は意欲や積極性に左右されることが多く，さまざまな場面で高齢者のモチベーションを高める工夫をする．意欲が低下しないように，疲労度をみながら適宜休憩をはさんだり，プログラムを変えるなど，飽きさせない配慮をする．順調にいけば療法士の監視から離れて，高齢者の自主的な訓練を行わせることもある．

代表的な物理療法は**温熱療法**であり，ホットパック，温浴，パラフィン浴などの方法がある．そのほか，**超音波治療**，**極超短波治療**なども行われ，局所を温めることで血流改善や拘縮改善を図り，疼痛の軽減も期待できる．

このような状況下で運動療法やストレッチングをすると，さらに効果が高まる．このほか，**低周波治療**，**牽引療法**，**水治療**なども行われている．また局所の炎症や疼痛を改善する目的で**寒冷療法**を行うこともある．

高齢者では感覚の認識が低下していることが多く，また認知障害の人では理解力や判断力の低下が加わり，持続的に温熱にさらされると，低温熱傷や浮腫を増悪させる可能性がある．十分な注意や監視の下で行う必要がある．

ⅱ）**作業療法** occupational therapy

主に**作業活動**（メモ 17-2）を用いた治療，訓練，指導および援助を行うリハビリテーションの一分野である．自立した生活と機能の回復を目的とする．作業療法は特に**生活活動**の回復が大きなキーポイントになる．

重視される機能として，精神機能，高次脳機能，上肢機能などが挙げられ，日常生活動作（ADL）の評価も重要である．ADL の評価法として**バーテル指数**（表 6-5）と**機能的自立度評価法** functional independence measure

(FIM，メモ 17-3)がわが国でもよく使われる．

作業療法には以下のものがある．

① 機能的作業療法
② 日常生活動作訓練（ADL および IADL 訓練）
③ ROM 訓練，筋力増強・持久力訓練，巧緻性訓練（特に上肢について）
④ 高次脳機能訓練
⑤ 精神医学的作業療法
⑥ 心理面支持的作業療法
⑦ 装具装着，福祉機器利用による訓練
⑧ 職業前評価および訓練

このほか，脳卒中の人などで利き手が障害されている場合，**片手動作訓練**や**利き手を交換**するための訓練をすることがある．作業療法でも ROM 訓練，筋力増強・持久力訓練，巧緻性訓練などは基本的な治療手技であり，これらと各種作業活動を組み合わせることで，より大きな効果が期待できる．

作業や訓練の内容は高齢者にとっても興味が持てるものでなければならない．そうすることによって単調にならず，継続して行うことができる．また作業療法の内容は多岐にわたっており，障害者の状態や障害度をよく評価した上で，きめ細かに設定する必要がある．

近年，認知症に対する作業療法が「**認知症の非薬物療法**」の柱として注目されている（Ⅱ-6-B-ii）．回想法，音楽療法，園芸療法，絵画療法，いわゆる学習療法など多くが提唱され，各地の施設で実施されている．これらの有効性については科学的な検証が必要であるが，大きな期待が寄せられている．

ⅲ） 言語療法 speech therapy

言語障害のある人の**コミュニケーション能力**の改善を目的とする治療法である．言語療法は主として**言語聴覚士** speech therapist（ST）によって実施される．ST は嚥下障害の評価やリハビリテーション，指導にもかかわることも多くなってきている．

高齢者における言語障害としては，**構音障害**と**失語症**が代表的なものである．そのほか，口・顔面失行による発声障害や肺活量の低下など呼吸障害に伴う例もあり，まず原因も含めた正確な評価をする．

言語障害では種々の高次脳機能障害を伴うこともあり，それによりコミュニケーションの障害が助長されている可能性も考慮しなければならない．

失語症のリハビリテーションでは**標準失語症検査**や**ウェスタン失語症検査**Western aphasia battery(WAB)による初期評価をまず行う(Ⅱ-6-B-ⅰ).

訓練室での治療が言語聴覚療法の基本で，通常は個別指導である．ある程度回復すると集団療法が有効なこともある．障害された言語機能の回復を目的とした訓練，残っている言語能力の活用，種々の非言語性手段を利用する．

最もマンパワーを必要とするリハビリテーションの分野でもある．医療スタッフや家族にコミュニケーションの方法を指導し，環境を整備する．失語症は経過とともに改善することも多く，回復に応じた評価や治療内容の見直しが必要になる．

理学療法，作業療法と同様，患者のモチベーションを保つことが大きなポイントとなる．また，認知症，意欲・注意障害など，ほかの高次脳機能障害の有無も必ずチェックし，対応の仕方や治療の方法を検討する．

構音障害は軽度であれば，コミュニケーション上の支障はほとんどない．しかし，高度の場合には対応は制限され，代わりの方法を検討し，家族や介護者に対応するための手段を指導する．高齢者を安心させリラックスした状況におくことや，なじみの関係をつくっておくことが有効である．

E 高齢者のリハビリテーションはチームリハビリテーションである
— チームでリハビリテーションをする —

高齢者のリハビリテーションをする際には，理学療法士 physical therapist (PT)，作業療法士 occupational therapist(OT)，ST などのリハビリテーション・スタッフに任せきりにするべきではない．ほかの医療介護スタッフもリハビリテーションの計画，実施内容，経過を理解し，それらを各人の立場からチェックすることが求められる．

それに加えて，自らの専門領域の情報をリハビリテーション・スタッフに積極的に伝える．施設あるいは在宅では，看護師，介護スタッフがリハビリテーションの一部を担当することも少なくない．

さらに，リハビリテーション・スタッフの間でも，各自の専門の治療法をするだけでなく，他職種が行っているリハビリテーションの内容を理解し，情報を共有することが重要である．これらを円滑に行うためには，節目ごとに**カンファレンス**を開くことが必須である．**クリニカル・パス**を導入するのもよい．

まとめ

- 加齢に伴うさまざまな機能低下を基礎に持ち，慢性疾患を多数合併している高齢者にとって，リハビリテーションの持つ意義は若年者よりもむしろ大きい．
- 高齢者のリハビリテーションのゴールは個人差が極めて大きく，評価をきちんとした上で実施する必要がある．また適宜見直しをする必要がある．
- 高齢者のリハビリテーションではリスク管理を常に考慮しなければならない．
- 高齢者のリハビリテーションはチームリハビリテーションであり，リハビリテーション・スタッフ以外のスタッフも積極的に関与していくことが求められている．

メモ 17-1 関節可動域（ROM）訓練

ROM制限や拘縮の予防の目的で，ゆっくりと関節運動を行うもので他動的ROM訓練，自動介助的ROM訓練，自動的ROM訓練がある．主体となるものは療法士が実施する他動的ROM訓練である．疼痛を伴うことも多く，その対策も重要である．特に拘縮を起こしやすい肩，手指，股，膝，足関節は病初期からの十分な訓練が必要である．

メモ 17-2 作業活動

作業活動は人が日常社会活動を営むための種々の日常生活動作（ADL），仕事や遊び，教育活動などを含む．具体的には，作業台やペグボードなどを利用した運動（活動）のほか，手芸，織物，折り紙，工作，皮細工，園芸，絵画，演劇，音楽などを行う．もちろん患者の背景や状態によって使い分ける必要がある．

メモ 17-3 機能的自立度評価法（FIM）

機能低下による生活能力の障害（介護の必要性）を，セルフケア（食事，整容，入浴，更衣，トイレ），排泄コントロール（排尿，排便），移乗（ベッド，トイレ，風呂など），移動（歩行，階段など），コミュニケーション（理解，表出），社会的認知（社会的交流，問題解決，記憶）の各項目について7段階でスコア化して評価する．0～136点で点数化され，点数が高いほど自立度が高い．

18 リスク管理

―高齢者の安全を守るために何をすべきか―

高齢者が安心して，快適な生活を送れるようにするため，いくつかの点に配慮したほうがよい．容易に実行できる方法やコツがいくつかある．

A 転　倒
―転ばぬ先の杖―

高齢者は転んで骨折することがある．東京都消防庁が行った家庭内救急事故の実態調査によると，65歳以上の高齢者では転倒事故は救急事故の63.4％であった（**図 18-1**）．転倒事故を起こすとそのうち，43.8％が**骨折**した．打撲は31.1％，切創・擦過傷は15.5％，捻挫4.6％であった（**図 18-2**）．

高齢者が転倒により骨折すると，動きにくくなり，心身ともに活動が減り（廃用性），機能が低下する．できるだけ転ばないように心がけたい．

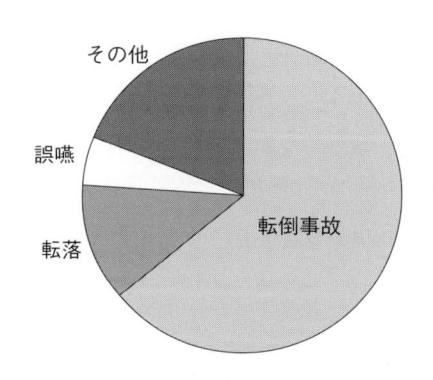

図 18-1　家庭内救急事故の実態調査
（小池荘介：高齢者・乳幼児の不慮の事故予防マニュアル．東京救急協会，1999．より）

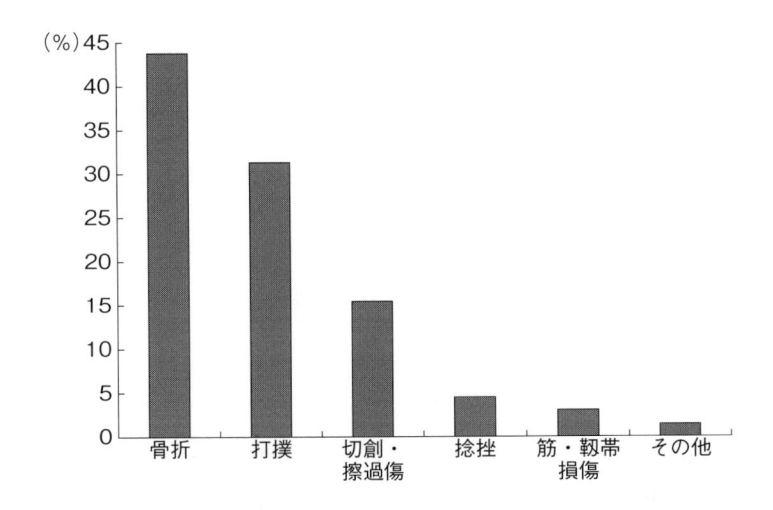

図 18-2 家庭内救急事故における障害の種類
(小池荘介:高齢者・乳幼児の不慮の事故予防マニュアル.東京救急協会,1999.より)

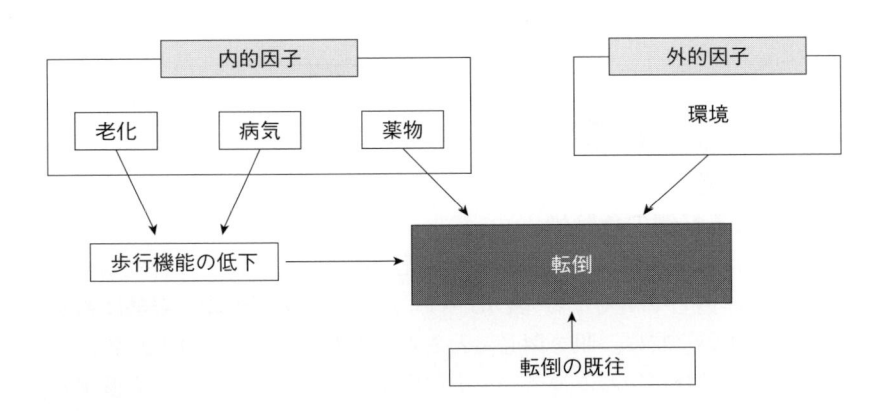

図 18-3 転倒の危険因子

i) 転倒の原因

　転倒の危険を避けるには,転倒を起こす原因(危険因子)を除く.転倒の原因には**内的因子**と**外的因子**がある(**図 18-3**).内的因子は高齢者の身体的要因,すなわち病気で,外的因子は生活の環境である.

表 18-1　転倒を起こしやすくする機能の老化

1. 平衡機能の低下
2. 姿勢反射の低下
3. 反応時間の低下
4. 深部感覚の低下
5. 運動神経伝導速度の低下
6. 巧緻運動の低下
7. 最大筋力の低下
8. 筋の持続時間の低下

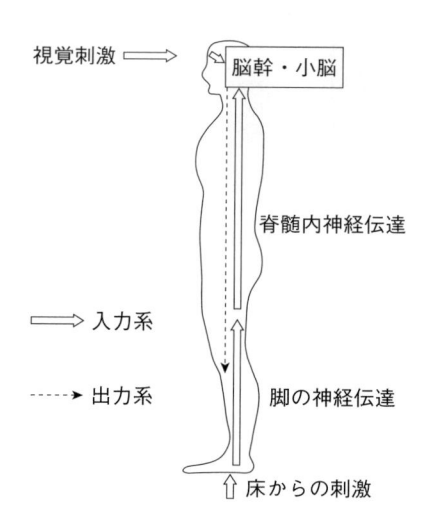

図 18-4　人の平衡のとり方

a. 老化による転倒の危険性

高齢者では転倒の最大の内的因子は老化である．老化により神経系や筋肉が変化して転倒しやすくなる（**表 18-1**）．高齢者は**平衡機能**や**姿勢反射**が低下し転びやすい．特に，眼を閉じるとふらつきが大きくなる（**図 2-2**）．

老化により神経が伝わる速さや反応に要する時間も延び，筋力も低下して運動能力が落ちる．高齢者は視覚によりバランスを補正する（**図 18-4**，メモ 18-1）．

b. 高齢者の病気（老年病）による転倒の危険性（表 18-2）

高齢者の神経の病気は転倒を起こしやすくする．**脳卒中**後は麻痺による筋力の低下に加えて，筋肉の緊張を調節する機能や感覚が障害されて転倒しやすくなる．

パーキンソン病や**多系統萎縮症**では危ない姿勢から回復する反射が悪くな

表18-2 転倒を起こしやすくする病気

1. 神経疾患	
①	脳卒中 （脳梗塞・脳出血後遺症，脳梗塞急性期，血行力学的脳障害，一過性脳虚血）
②	パーキンソン病（姿勢反射障害）
③	脊髄後索障害（平衡障害）
④	多系統萎縮症（平衡障害）
⑤	てんかん
⑥	末梢神経障害
⑦	自律神経障害（起立性低血圧，排尿性失神など）
⑧	認知症（進行性核上性麻痺，正常圧水頭症など）
⑨	慢性硬膜下血腫
2. 循環器疾患	
①	不整脈
②	心不全
③	虚血性心疾患
3. 筋骨格系疾患	
①	骨関節症，関節リウマチ
②	骨折，脱臼
③	筋疾患（多発筋炎，ミオパチーなど）
4. 内耳系疾患	
①	良性頭位性めまい
②	メニエール症候群
5. 視覚障害	
①	白内障
②	屈折異常
③	緑内障
④	眼鏡の不適合

る．レビー小体型認知症，進行性核上性麻痺，正常圧水頭症などで**認知症**が加わると，以前転倒した体験を忘れ，集中力も低下して転倒の機会が多い．

　末梢神経や筋肉の病気で脚力が弱り，脚が持ち上げにくく，少しの段差にもつまずく．脊髄の後索や内耳に障害があると，バランスがとれずに転ぶ．

　姿勢反射は足の裏から伝わる深部知覚や視覚により代償される．高齢者は閉眼時に動揺が大きく，深部知覚や視力の働きが悪いと暗所で転倒しやすい（メモ 18-2）．

　自律神経障害を起こす多系統萎縮症や糖尿病性神経症では，起立性低血圧（メモ 18-3），排尿や咳に伴う血圧低下（メモ 18-4）によって転びやすくなる．**てんかん発作**や不整脈などの循環器の病気でも転倒することがある．

表 18-3　転倒を起こしやすくする薬物

1. 睡眠薬, 精神安定薬, 抗不安薬	6. 非ステロイド性抗炎症薬
2. 抗うつ薬	7. 抗けいれん薬
3. 抗精神病薬	8. 心疾患治療薬(強心薬など)
4. 降圧薬(降圧利尿薬など)	9. 抗パーキンソン病薬
5. 血管拡張薬	10. 造血薬

表 18-4　転倒を起こしやすくする環境因子

1. 1〜2cm ほどの段差
2. 滑りやすい床
3. 滑りやすい履物(スリッパ, サンダル)
4. つまずきやすい敷物(カーペットの端, ほころび)
5. 電気器具のコード
6. 照明不良
7. 出入口の踏み段
8. 不慣れな環境
9. 不慣れな場所での障害物

c. 転倒の危険性を増す薬(表 18-3)

多数の薬を服用する高齢者がいる．不眠を訴えたり，不安感を抱く高齢者が多いため，睡眠薬，精神安定薬，抗不安薬などのベンゾジアゼピン系薬物をよく使う．

高齢者は薬の分解が遅く，効果も長時間続くことがある．薬によりバランスや姿勢反射が悪くなり転ぶことも多い．降圧薬による低血圧，脳循環の低下で転倒することもある．抗けいれん薬カルバマゼピンは内耳の働きを低下させて，めまいを起こすこともある．

d. 転倒の危険性を増す環境(表 18-4)

高齢者が転びやすくなる環境として段差，床，履物，敷物，コード，照明，踏み段がある．慣れない場所も転倒の原因となる．逆に，転倒を避け得る環境も多い．

ⅱ) 転倒と廃用症候群

高齢者が歩行障害，転倒・骨折により動きにくくなり**寝たきり**になることもある．寝たきりになるとバランスが悪くなり，起立性低血圧を起こして再度転倒することもある(表 18-2)．悪循環が生じて，廃用症候群になる恐れ

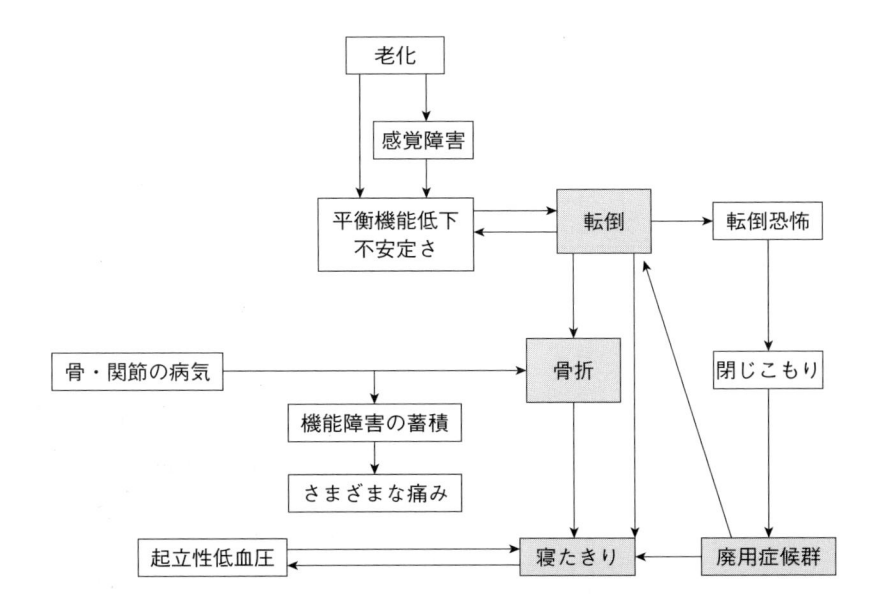

図 18-5 転倒，骨折，寝たきり，廃用症候群の関係

表 18-5 廃用症候群を起こす原因

1. 原疾患によって，ベッドや椅子での安静を必要とする場合
2. 習慣的に日常生活の活動性が乏しい場合（退職後の高齢者など）
3. カタトニアや強剛などの精神・神経疾患により不動や不活発を生じた場合
4. 家具，キャスト，コルセットの長期使用に伴い局所的固定処置をした場合
5. 運動麻痺を生じた場合
6. 関節の拘縮により，四肢の可動域が制限された場合
7. 疼痛により活動が低下した場合
8. 感覚障害により回避運動，反射運動が欠如した場合
9. 巧緻運動障害によりその動作の活用頻度が低下した場合
10. 転倒を恐れて歩かない場合（転倒恐怖）

もある（**図 18-5**）．

高齢者では転倒と骨折以外にも，多くの原因により**廃用症候群**が起こる（**表 18-5**）．廃用症候群は社会的にも大きな問題となる（Ⅲ-16-A-ⅲ）．

廃用症候群を予防するために，引き金となる因子を除く（**表 18-6**）．廃用症候群は運動以外にも多くの機能を低下させる．認知症予防のため，刺激や環境・栄養の改善，循環器の病気・血栓症・感染症を予防する．

表18-6 廃用症候群を起こさないための対策

症　状	原　因	対　策
筋萎縮	運動不足	運動練習，早期離床，筋力強化
関節拘縮	関節運動低下	自発的または他動的に関節可動域の増加
骨萎縮	骨への刺激低下	早期離床
尿路結石	骨破壊，尿路感染	早期離床，尿路挿管の抜去
起立性低血圧	臥床の長期化	早期離床，起立板で立位訓練
下肢静脈血栓	静脈血流停滞	早期離床，弾性ストッキング，自発・他動運動
肺　炎	胸部拡張・体位不良	体位変換，呼吸訓練，関節可動域の増加
褥　瘡	長期間の圧迫	体位変換，清潔の維持，栄養補給
尿失禁	中枢性・末梢性排尿反射の障害	尿路挿管（膀胱留置カテーテル）の早期中止，尿路感染対策，排尿訓練
便　秘	排便機会の低下，食事内容，運動不足	早期離床，水分摂取，食事内容の再検討，立位や歩行の訓練
意欲の低下	刺激・環境の不備	環境の整備，刺激を与える
認知症	刺激・環境の不備，低栄養，ほかの疾患	環境の整備，刺激を与える，栄養状態の改善，循環器疾患，血栓症や感染症の予防

ⅲ）転倒恐怖（メモ18-5）

高齢者は転倒をしばしば繰り返す（**表18-1～4**）．転倒を恐れて活動しないと転倒恐怖になり，それが廃用症候群を悪化させる（**表18-5**，**図18-5**）．

転倒恐怖の防止には**ヒルの評価表** modified falls efficacy scale（MFES）を使う（**表18-7**）．転ばず，自信を持ってどれだけのことができるかを知らせる．MFESはADLやIADLの14項目を転ばずにできるかを記入する．MFESスコアが低いほど転倒恐怖が強い．

転倒恐怖のため活動が減り，かえって転ぶ原因となる．転倒恐怖は転倒を起こす因子にもなる（**表18-5**，**図18-5**）．

ⅳ）転倒しないために

転倒の原因になる内的因子と外的因子を除いて，転倒を避ける．環境を整備して転倒を防ぐために，介護保険も利用して，住居などに手すりやスロー

表 18-7 転倒恐怖の評価表 modified falls efficacy scale (MFES)

項　目	全く自信がない（0点）	少しは自信がある（5点）	完全に自信がある（10点）
1. 着脱衣をする			
2. 食事の準備をする			
3. 風呂に入る			
4. 椅子に座る・立ち上がる			
5. 布団に入る・起き上がる			
6. 来客・電話に応じる			
7. 家の中を歩き回る			
8. 戸棚・物置きまで歩く			
9. 簡単な家事をする			
10. 簡単な買い物をする			
11. 公共の乗り物を利用する			
12. 道路を渡る			
13. 庭いじりをする または洗濯物を干す			
14. 玄関の段差を越す			

プをつけたり，床をすべらないようにする（Ⅲ-19-C-ⅻ）．

　筋力が低下すると転びやすくなるので，筋力をアップする．足の指で床をつかむように力を込めて歩くように訓練すると転倒予防に役立つ．

　高齢者は夜，排尿する機会が多い（Ⅱ-13-A）．暗がりの中で便所へ行くと，視覚による代償ができないため転ぶことがある．高齢者は暗いとふらつきが増すため，足元を明るくして視覚によりバランスを調節する．

　それでも転倒してしまった場合には，骨折を起こさないような治療が必要である．**骨粗鬆症**があれば活性型ビタミン D_3 製剤，ビスホスホネート製剤などで治療する（Ⅱ-12-C-ⅰ）．

B 誤嚥
―むせないように―

家庭で誤嚥が原因で救急車を呼ぶ頻度は転倒や転落より少ない(図 18-1).しかし,高齢者では誤嚥が肺炎を起こし,死に至ることもある.脳卒中,パーキンソン病や認知症の人が死ぬ直接の原因は誤嚥性肺炎が多い.

ⅰ) 嚥下の仕方

食物を食べるとき,口の中で歯や舌を使ってかみ砕き,細かくなった食物(食塊)を咽頭(のど)に運ぶ.咽頭に送られた食塊は食道へ移動する(表 18-8).この過程で最大の難関は咽頭から喉頭(のどぼとけ)の部位である.

咽頭から食道へ運ばれる所で空気が通る**気道**と交叉する.**喉頭蓋**が呼吸と嚥下の交通整理をする(図 18-6).食塊を咽頭から食道へ送り込むとき,喉頭蓋により気道にふたをして,食塊が気道に入らないようにする.

咽頭に食塊が入ると,感覚神経を刺激(求心刺激)して脳の延髄に伝わる.呼吸反射により嚥下の間,呼吸を短時間だけ,無意識のうちに止める.さらに,延髄の嚥下中枢に刺激が送られ,**嚥下反射**が起こる(メモ 18-6).

嚥下反射は嚥下中枢からきた刺激により無意識に口蓋帆が上に上がり,口から鼻への経路を閉じる.喉頭も上がり,喉頭蓋が気道を塞ぐ.この反射は口蓋帆やのどぼとけ(喉頭)が上がるのが外からも見える(図 18-6).

表 18-8 摂食行為と嚥下運動の分類

摂食行為	認知期	食物を口に入れるまで,口元まで食物を運ぶ段階 食べる物が何かを認識し,どれくらい食べるかを決定する
	咀嚼期	食物を口に入れてから嚥下運動をするまで 口の中で噛んで,飲み込みやすい形(食塊)にする
嚥下運動	口腔期	自分の意思で行う随意運動 食物を口の中に保ち,食塊を舌により口腔から咽頭へ送り込む
	咽頭期	自分の意思によらない不随意運動 食塊を咽頭から食道へ送り込む
	食道期	自分の意思によらない不随意運動・蠕動運動 食塊を食道から胃へ送り込む

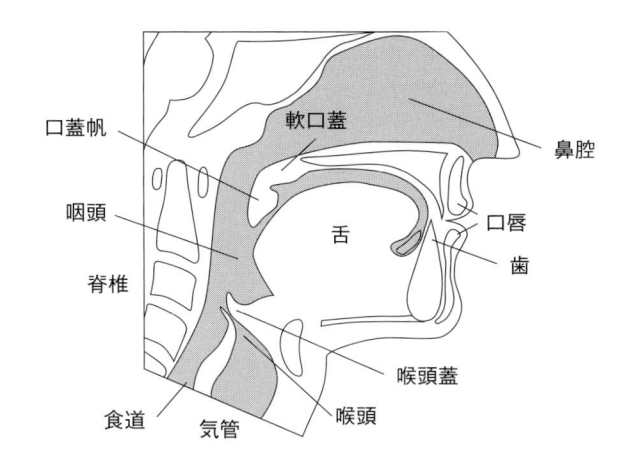

図 18-6 喉頭蓋と気道・食道との関係

ⅱ) 嚥下障害

　高齢者は嚥下障害や誤嚥を起こしやすい(**表 18-9**)．長く病床にある**寝たきり**状態では誤嚥が多い．老化により喉頭が後下方へ移動し，喉頭の締まりが悪くなり，嚥下運動がうまくいかない．

　嚥下反射に関与する神経回路網のうち，どの部位が障害されても嚥下障害が起こる．高齢者では一般に神経刺激が伝わりにくく，嚥下反射が遅く，弱くなる．元気な高齢者でも嚥下障害の準備状態にあると考えてよい．

　高齢者の嚥下障害にもいろいろなパターンがある(**表 18-10**)．脳卒中などにより嚥下が障害されることもあり，以下の二つの脳部位の障害により誤嚥が起こる．

　一つは脳卒中が**大脳**に多発した場合である．左か右か一方の大脳障害では嚥下障害を起こしにくいが，左右両方の脳卒中では嚥下障害が起きやすい．多発性脳梗塞やビンスワンガー型認知症があれば，嚥下障害や誤嚥の危険がある．

　もう一つは孤束核や嚥下中枢のある**延髄**に脳卒中が起こった場合である．延髄梗塞による嚥下障害は症状が顕著で，急激に発病することが多い．同時に嘔吐，めまい，発語の障害を伴うこともある．

　脳卒中による嚥下障害は急速に出ることもあるが，ビンスワンガー型認知症では徐々に進む．急速に発病した脳卒中による嚥下障害は，その後少しず

表 18-9　高齢者で嚥下障害を起こしやすい病気

神経疾患	1. 脳卒中 2. パーキンソン病 3. 筋萎縮性側索硬化症 4. 多系統萎縮症 5. ビンスワンガー型認知症 6. アルツハイマー病 7. 進行性核上性麻痺
悪性腫瘍	1. 悪性腫瘍による活動性低下，全身状態の悪化 2. 口腔癌，舌癌 3. 食道癌
医原性	1. 精神安定薬，睡眠薬，抗精神病薬 2. 抗コリン薬(口腔内乾燥を起こす) 3. 気管切開 4. 経鼻栄養
口腔疾患	1. 歯牙の喪失 2. 歯のかみ合わせ障害 3. 口腔内乾燥 4. 知覚障害
消化器疾患	1. 嘔吐 2. 食道アカラシア 3. 食道気管瘻 4. 強皮症などの膠原病 5. 胃切除後 6. 食道憩室
頸椎疾患	1. 頸椎の変形 2. 頸椎の運動制限
筋疾患	1. 多発筋炎 2. 筋緊張性ジストロフィー

表 18-10　高齢者における嚥下障害のパターン

1. **急性発症型嚥下障害**(脳卒中急性期など)
    ① 大脳の多発性脳梗塞によって起こるもの
    ② 延髄の脳卒中によって起こるもの
2. **不顕性誤嚥**(潜在性の嚥下障害が進行して，誤嚥性肺炎として顕在化するもの)
3. **廃用症候群，全身体力の低下**
4. **食事摂取量の低下**

つ回復することがある．

不顕性誤嚥では，嚥下障害を自覚しないで経過していた高齢者が，**誤嚥性肺炎**になり初めて嚥下障害があったことに気づく．老化により食物の嚥下障害に加えて，唾液を自然に嚥下する能力も低下する（メモ 18-7）．

夜間睡眠中に唾液を誤嚥して不顕性誤嚥や誤嚥性肺炎を招くので，防止するために口腔内を清潔に保つ．口腔内ケアは不顕性誤嚥が起こす誤嚥性肺炎を予防する上で大切である．

入院など長期臥床中に誤嚥することが多く，廃用症候群の一種と考えられる．臥位で食事をすると嚥下が難しく，臥位から回復しても嚥下反射を上手に再開できない人もいる．

食事量が減り，低栄養になると活動性が下がり，意欲も減退する．独居の高齢者は偏食に陥りやすく，低栄養が一層悪化する．それらが重なりあって嚥下障害を増悪し，さらに栄養状態が悪化するという悪循環を繰り返す．

ⅲ）誤嚥性肺炎

誤嚥による肺炎は誤嚥の種類により3つに分かれる（**表 18-11**）．まず唾液を夜間睡眠時に無意識に誤嚥する不顕性誤嚥がある．次に食事の食塊や嘔吐時の吐物による誤嚥性肺炎があり，最も典型的である．そして，胃酸による化学的刺激によっても肺炎を起こす．

不顕性誤嚥の場合は，唾液と一緒に気道に入る細菌，特に弱毒性の細菌による感染である．誤嚥の機会が明らかな顕性誤嚥では食物や吐物など化学的刺激により肺炎が起こる．高齢者では不顕性誤嚥が多いのが特徴である．

誤嚥性肺炎は高齢者に多い．しかも，通常の市中肺炎より死亡率が高い．唾液や食塊には細菌が付着しており，気管から入った食塊は肺で消化されずに異物として残り，化学的刺激となる．液体は固形物に比べると肺で吸収されやすい．

不顕性誤嚥はきっかけがはっきりしないため，誤嚥性肺炎と診断しにく

表 18-11　誤嚥性肺炎を起こす原因物質

1. 口腔内の唾液・喀痰
2. 食塊・嘔吐時の吐物
3. 胃酸などの化学的刺激

表18-12 口腔ケアのタイミング

摂食禁止時	口腔内細菌の常在化を防ぐ
摂食訓練直前	口腔粘膜を湿らせることに役立つ
摂食訓練直後	食物残渣の除去と細菌増殖を防ぐ

く，何度も繰り返す．口腔内ケアをすれば再発が避けられる（Ⅱ-8-B-ⅲ）．口腔ケアを適切なタイミングで行い，口腔内を清潔に保つ（**表18-12**）．

ⅳ）誤嚥の治療

　誤嚥を避けるための対策をする．高齢者が嚥下障害を急に起こせば，しばらく経口摂取をやめさせる．精神・神経症状を含めた全身状態を改善させてから，嚥下のリハビリテーションを始める．

　脳卒中などによる嚥下障害は，発声・発語障害と同様の神経機能低下でよく起こる．そのため，嚥下と同時に発語のリハビリテーションを行う．

　多発性の脳卒中の場合，経口摂取を液体より，むしろ**固形物**から始めたほうが安全である．ゼリー，ヨーグルトやプリンなど，ある程度粘り気や硬さのある食品を少量から始めるとよい．経口食に慣れてくれば，段階的に摂取量を増やす．

　液体を直接経口摂取させると，誤嚥しやすいこともある．ストローやスプーンを使って，少しずつ慎重に嚥下の練習を繰り返す．嚥下障害の原因によって，固形物から始めるか流動物から始めるかを決める（**メモ18-8**）．

　嚥下のリハビリテーションはいくつかのステップに分かれる（**表18-13**）．**表18-13**は脳卒中により急に発病した誤嚥に対する治療法である．徐々に進行してきた場合や，不顕性誤嚥についても高齢者に応じたメニューを作ることが勧められる．

　嚥下の困難な高齢者が食事を摂取する際には，頭と肩を前に傾け，顎を引いて胸につけ，食物が気道内に入り込むことを防ぐのに適した**姿勢**を保ち，意識を食事に集中させる．食事に無関心であったり，疲れているときは無理をさせない．

　片麻痺があれば，麻痺のない側を下にすると，気道に食物が入るのを防げる．飲み込むときにその都度，嚥下運動を2度ずつ繰り返すと，完全に飲み下す効果がある．誤嚥する恐れがあれば，嚥下するたびに咳払いをさせる．

表 18-13　嚥下のリハビリテーション

時　期	内　容
1. 訓練開始期	意識レベルを確認して，坐位をとらせる 全身状態を把握して，嚥下リハビリテーションの可能性を検討
2. 嚥下誘発期	空嚥下訓練 嚥下訓練スクリーニング（水飲み試験を施行）
3. 擬似嚥下期	間接訓練：アイスマッサージ 　　　　　嚥下体操 　　　　　発声練習
4. 前摂食指導期	直接訓練：ゼリー嚥下時の嚥下反射観察 　　　　　障害部位の確認 　　　　　開始食・栄養摂取方法・摂食姿勢・ゴールの決定 　　　　　（ビデオフルオログラフィを参考にする）
5. 嚥下食訓練期	開始食　：ゼリー 嚥下食①：繊維分の少ない裏ごし食 嚥下食②：繊維分のやや多い物 嚥下食③：ミキシングした物のゼラチンゼリーよせ 移行食　：きざみ食，一口大

表 18-14　高齢者の経口摂取の意義

摂食の意味	1. 栄養・水分の供給 2. 規則正しい食事による日内リズムの形成 3. 本能・楽しみとしての食欲の充足 4. 腸管内細菌叢の維持
摂食不能による問題点	1. 水分・栄養の欠如 2. 細菌叢の変化による消化器症状，免疫能の低下 3. 摂食不可能によるストレス，認知症の進行，ADL・QOLの低下

ⅴ）　誤嚥のリスクがある高齢者の栄養管理

　口から食べることは高齢者にとって生命維持だけでなく，生活の中で大きな楽しみになる（**表 18-14**）．しかし，誤嚥によりしばしば肺炎を繰り返すようになると，水分や栄養を維持するために食事以外の方法を検討する．
　嚥下困難な高齢者で強い摂食意欲があれば可能な介助を行う．嚥下訓練をし，食事形態，坐位などの**摂食体位**を工夫してもらい，口腔ケアをする．誤嚥による緊急時の対応も家庭や施設で準備しておくと，経口摂取もできる．

表 18-15 経口摂取が困難な場合に行う外科的療法

目 的	方 法
経口摂取を改善し誤嚥を防止する	1. 気管切開 2. 粘膜下輪状軟骨全摘術,輪状咽頭筋切除術 3. 顎二腹筋移植術,咽頭縫縮術,舌骨下筋切断術 4. 喉頭筋閉鎖術,気管喉頭分離術,喉頭介助術,気管食道吻合術 5. 喉頭全摘術
経口摂取を補う,またはそれに代わる栄養補給	1. 中心静脈栄養 2. 経鼻胃管 3. 胃瘻造設術 4. 十二指腸瘻

気道を清潔に保つため,去痰薬や気管支拡張薬を投与し,**ネブライザー**による吸入や吸引器により喀痰を除く.抗パーキンソン病薬,アンジオテンシン変換酵素阻害薬,脳循環・代謝改善薬の誤嚥予防効果も報告されている.

食事としては粘度の高いゲル状のもの,ペースト状のものがよい.粘度を高める添加物を加えることもある.薬を服用させるときにも,水の代わりに嚥下ゼリーやヨーグルトを用いると誤嚥しにくい.

保存的な方法では経口摂取が十分できないときは外科的に治療する(**表18-15**).どうしても経口摂取したい高齢者には気管切開をする.気管切開は一時的な処置であり,誤嚥が改善すれば閉鎖できる.その他の**外科的療法**は元に戻せず,発声もできなくなることが多い.

しばしば,栄養補給だけのための外科的処置をする.**経皮内視鏡的胃瘻造設術** percutaneous endoscopic gastrostomy(PEG)がよく行われる.PEGは手術的技法として簡単で,侵襲が比較的少なく,体力や抵抗力の落ちた高齢者でも実施可能である.経口摂取を妨げるものではなく,経口摂取の能力が回復した場合,管を抜去して,胃瘻を閉鎖できる.

C 褥瘡
—床ずれを起こさないために—

高齢者で意識障害,神経や運動器官の病気のため,臥床状態が長引けば,褥瘡ができる.褥瘡は糖尿病など全身状態の悪い高齢者に多く,感染症を起こして,生命が危険にさらされることもある.

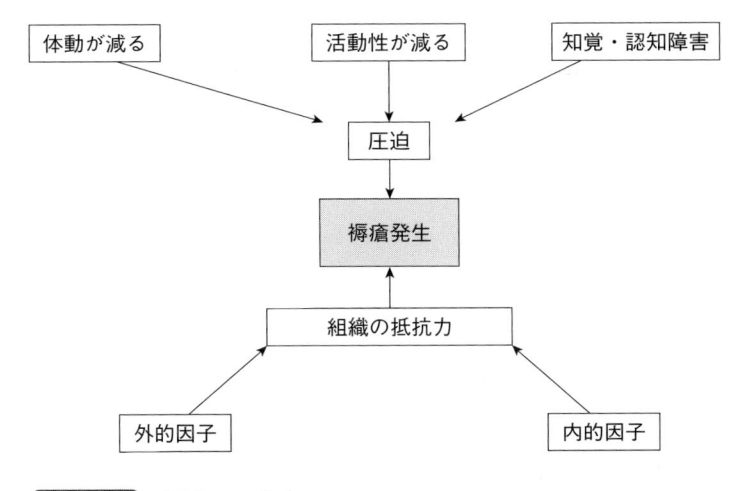

図18-7 褥瘡のでき方

i) 褥瘡の起こり方（Ⅱ-11-H）

　褥瘡は寝たきり状態など持続的に**圧迫**が加わると，圧迫された部位の血流が悪くなるため，酸素や栄養が届かず，細胞や組織が死滅することにより生じる（図18-7）．
　圧迫，摩擦，温度，湿度，感染が褥瘡の誘因となる．一方，全身性の低栄養，貧血，神経の麻痺，失禁，発熱，脱水，加齢，やせも関係する．

a. 圧　迫

　圧迫が持続的に加わる原因の一つは自発的に身体を動かすことが少なくなることである（メモ18-9）．自発的に身体を動かすことを体位変換能力というが，ベッドの上で高齢者が身体を動かせなくなると褥瘡ができる．
　骨の突き出た部分など特定の部位に持続的に圧力がかかる．その結果，圧迫された部位の組織内にある細い血管が狭くなって，血液が行き渡りにくくなり，栄養不足から褥瘡ができる．
　高齢者がベッドを離れて動き回ることができれば，圧迫の持続時間が短くなり，その部位の血流が回復する．動きが減ると褥瘡ができやすくなる．
　圧迫により生じる不快感や痛みがあれば圧迫を避ける．健康人は睡眠中に圧迫による組織の虚血を感じて，身体を動かして血流を増やす．意識障害や知覚障害があると異常がわからず，同じ体位をとり続けて褥瘡が生じる．

b. 組織の抵抗力

組織の圧迫や損傷による褥瘡の発生と関係する要因に，**外的因子**と**内的因子**がある．外的因子は皮膚の潤い（湿潤），摩擦，ずれなどである．内的因子は高齢者の栄養状態，老化による変化，血圧などである．

①**外的因子**

乾燥した皮膚より，適度に**湿り気**のある皮膚のほうが損傷に対する抵抗力が強い．逆に，失禁や発汗により皮膚がベトベトすると（浸軟），皮膚の防御が弱くなり，細菌の繁殖や毒素などの攻撃を受けやすくなって傷ができる．

布団，マット，おむつなどによる**摩擦**は皮膚を傷つける．**ずれ**によって筋肉から皮膚へ伸びている血管の内径が小さく細くなる．血管を通る血液も少なくなり，皮膚への酸素や栄養の補給が減る．

②**内的因子**

栄養状態が悪くなり，アルブミンが減ると浮腫が生じ，皮膚の弾力が減る．貧血の人では組織の酸素や栄養が少なくなる．ビタミンCの欠乏によりコラーゲンの合成が低下し，皮膚の支持組織や毛細血管がもろくなる．ビタミンB群の欠乏は全身の活動性を下げる．低栄養は組織の抵抗力を弱くして褥瘡を生む．

老化により皮膚の皮脂腺の分泌が減り，皮膚が乾燥する．高齢者では皮膚の弾力性が減るため，傷つきやすくなる．皮膚の代謝回転や代償機能も低下するため，いったん傷つくと回復するのが遅い．

ⅱ) 褥瘡にはどんな種類があるか

褥瘡は深さと色によって，対応の仕方が異なる．褥瘡はその**深さ**によってⅠ度からⅣ度に分かれる（**表 18-16**）．深い褥瘡（Ⅲ度，Ⅳ度）は褥瘡の**色調**により4期（黒色期，黄色期，赤色期，白色期）に分ける（**表 18-17**）．

表 18-16 褥瘡の深さによる分類

Ⅰ度	潰瘍を形成する以前の発赤
Ⅱ度	表皮全層と真皮の一部の欠損
Ⅲ度	皮下脂肪層にまで及ぶ潰瘍
Ⅳ度	筋肉，腱，骨にまで及ぶ潰瘍

表18-17　褥瘡の色による分類

黒色期	褥瘡の表面に黒いかさぶたが作られている時期 皮膚・皮下組織が壊死している
黄色期	カサブタが除かれ，表面に黄色の壊死組織，不良肉芽，膿が現れている
赤色期	壊死組織が除かれ，赤い顆粒状の肉芽が増殖している
白色期	赤い肉芽が組織の欠損を埋めるにつれて，傷の縁より表皮ができる この上皮は周囲の皮膚より白いのが特徴である

iii） 褥瘡の予防

いったん褥瘡が完成すると，なかなか治らない．したがって，褥瘡ができないように予防することが大切である．

a. 体位変換

ウサギの実験結果から，圧迫により2時間で褥瘡が生じることが明らかになった．しかし，褥瘡のでき方は栄養状態や使用する寝具により異なる．車椅子を使用しているときは15〜20分に1回，座り直させるとよい．

b. 30度側臥位

30度の角度をつけて一方を下にした側臥位にして寝ると，骨の突出による圧迫がなくなり，広い面積の臀部の筋肉により体重が支えられる．ただし，やせている人では30度にこだわることなく，負担の少ない角度を探す．

c. 30度までベッドを上げる（ギャッチアップ，ヘッドアップ）

ベッドの角度を45度に上げると，上半身の体重の50％が仙骨部から尾骨部に集中する．ベッドを上げ下げするとき，皮膚とベッドの間にずれや摩擦が生じる．背中をベッドからいったん浮かせて（背抜き），皮膚のずれを避けるとよい．

d. 踵の除圧

踵にも褥瘡がよくできるので，踵にかかる圧迫を除く努力をする．下腿部に座布団やクッションなどを当てて，踵を浮かせるとよい．踵を浮かせるための円座はほかの部分を圧迫するので，使わないほうがよい．

e. 体圧分散寝具の使用

身体の重さによる圧迫を分散させるための寝具が使われる．できるだけ，寝具と身体の接触面積を広くすると，骨の突出部に加わる圧力を分散させられる．最近，エアーベッドが体圧分散に効果があるとして使われている．

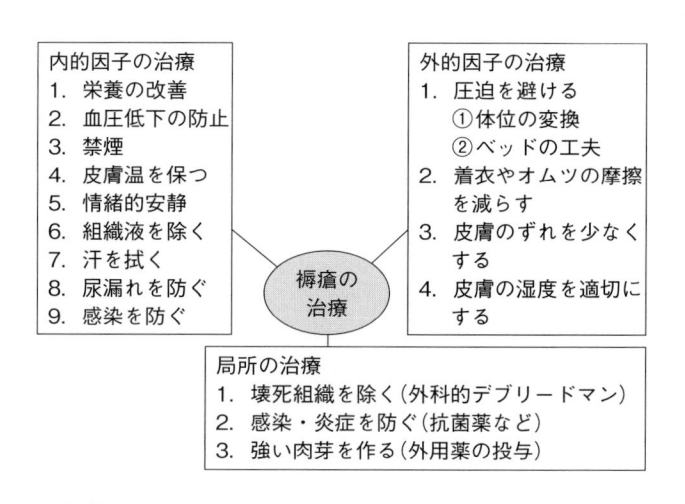

```
内的因子の治療                    外的因子の治療
 1. 栄養の改善                     1. 圧迫を避ける
 2. 血圧低下の防止                    ①体位の変換
 3. 禁煙                           ②ベッドの工夫
 4. 皮膚温を保つ                   2. 着衣やオムツの摩擦
 5. 情緒的安静                       を減らす
 6. 組織液を除く                   3. 皮膚のずれを少なく
 7. 汗を拭く          褥瘡の         する
 8. 尿漏れを防ぐ      治療         4. 皮膚の湿度を適切に
 9. 感染を防ぐ                       する

              局所の治療
               1. 壊死組織を除く（外科的デブリードマン）
               2. 感染・炎症を防ぐ（抗菌薬など）
               3. 強い肉芽を作る（外用薬の投与）
```

図18-8 褥瘡の治療

ⅳ) 褥瘡の治療

褥瘡をそれ以上悪くしないために，褥瘡が生じてからも，予防は継続して行う．予防に加えて，褥瘡部位の傷の治療や内的因子を改善する．

a. 全身状態の改善

悪い**栄養状態**をよくすることが大切である．褥瘡がひどくなると，褥瘡部より体液が漏れ出して，体内の**アルブミン**の量がさらに減るため，低栄養を改善する必要がある（Ⅲ-16-C）．

糖尿病の人では，褥瘡に新たにできた皮膚組織へブドウ糖が行き渡らず，傷を埋める新しい肉芽が盛り上がらない．傷の感染に対する抵抗力が低く，悪くなりやすい．全身の糖尿病の治療（Ⅱ-9-B-ⅱ）に加えて，褥瘡にブドウ糖，砂糖やインスリンを直接振り掛ける．

内的因子として血圧の低下，喫煙，皮膚温，情緒的ストレス，組織液，汗，失禁による尿漏れなどもある（**図18-8**）．排泄物は弱酸性の皮膚をアルカリ性にして，皮膚に感染を起こりやすくする．全身状態の管理をきめ細かにする．

b. 局所の治療

褥瘡自体の治療を行う場合，褥瘡の深さ（**表18-16**）と色調（**表18-17**）の両方に着目して治療する．日本褥瘡学会は褥瘡の経過を評価するDESIGN-Rという表を作った（**表18-18**）．本評価表を利用してみてはどうか．

表 18-18 日本褥瘡学会による 2008 年度版 DESIGN-R 褥瘡経過評価表

		Depth 深さ　創内の一番深い部分で評価し，改善に伴い創底が浅くなった場合，これと相応の深さとして評価する			
d	0	皮膚潰瘍・発赤なし	D	3	皮下組織までの損傷
	1	持続する発赤		4	皮下組織を越える損傷
				5	関節腔，体腔に至る損傷
	2	真皮までの損傷		U	深さ判定が不能の場合
		Exudate 滲出液			
e	0	なし	E	6	多量：1日2回以上のドレッシング交換を要する
	1	少量：毎日のドレッシング交換を要さない			
	3	中等量：1日1回のドレッシング交換を要する			
		Size 大きさ　皮膚損傷範囲を測定[長径(cm)×長径と直交する最大径(cm)]			
s	0	皮膚損傷なし	S	15	100以上
	3	4未満			
	6	4以上　16未満			
	8	16以上　36未満			
	9	36以上　64未満			
	12	64以上　100未満			
		Inflammation/Infection 炎症／感染			
i	0	局所の炎症徴候なし	I	3	局所の明らかな感染徴候あり(炎症徴候，膿，悪臭など)
	1	局所の炎症徴候あり(創周囲の発赤，腫脹，熱感，疼痛)		9	全身的影響あり(発熱など)
		Granulation 肉芽組織			
g	0	治癒あるいは創が浅いため肉芽形成の評価ができない	G	4	良性肉芽が創面の10%以上50%未満を占める
	1	良性肉芽が創面の90%以上を占める		5	良性肉芽が創面の10%未満を占める
	3	良性肉芽が創面の50%以上90%未満を占める		6	良性肉芽が全く形成されていない
		Necrotic tissue 壊死組織　混在している場合は全体的に多い病態をもって評価する			
n	0	壊死組織なし	N	3	軟らかい壊死組織あり
				6	硬く厚い密着した壊死組織あり
		Pocket ポケット　毎回同じ体位で，ポケット全周(潰瘍面も含め)[長径(cm)×短径(cm)]から潰瘍の大きさを差し引いたもの			
p	0	ポケットなし	P	6	4未満
				9	4以上　16未満
				12	16以上　36未満
				24	36以上

部位[仙骨部，坐骨部，大転子部，踵骨部，その他(　　　　)]

①**深度に着目した治療**

褥瘡の深度を4分類する(**表18-16**).浅い潰瘍(Ⅰ度,Ⅱ度)の場合,保存的治療を行う.深い潰瘍(Ⅲ度,Ⅳ度)の場合は手術をする(Ⅲ-16-D).

②**色調に着目した治療**

黒色期,黄色期,赤色期,白色期に応じて治療する(**表18-17**).黒色期や黄色期は炎症が強く,感染を防ぎ,積極的に深部の壊死組織,不良肉芽を積極的に除き,褥瘡を清潔にする.炎症が強いときは壊死組織を分解する酵素や抗菌薬を使う.

赤色期,白色期には組織分解酵素や抗菌薬はかえって肉芽の盛り上がりを妨げるため中止し,肉芽組織の形成を促進する薬を使う.ハイドロコロイドドレッシング,アルギン酸薬,オルセノンなどの軟膏に代える.

D 脱　水
―高齢者をみずみずしく―

高齢になって枯淡の境地に入ることが,従来の日本人の美意識であった.しかし,社会の状況は変化し,高齢者も枯れてばかりはいられなくなった.どうすれば高齢者がみずみずしく暮らせるかは大きな問題である.

ⅰ) なぜ高齢者は脱水を起こしやすいか

体内の水分は大部分が細胞の中にあり,細胞外の組織中や血管内,腹腔内などにも少しはある.老化により体内の細胞数が減るため,体内の水分の貯えは減る(**図18-9**).高齢者にしわが多くなるのも細胞内の水分が減るためである.

健康人は水分を口から飲んで補う.**嚥下**が難しくなると,口から水分が飲めず,脱水を起こしやすい.ほかに脱水を起こす病気として,感染症,中枢神経の病気,悪性腫瘍,口腔の病気,消化器からの**下痢**などがある.

高齢者の腎臓における水分の濃縮能は低く,塩分(電解質)濃度の低い薄い尿が出る.血液の電解質の濃度や浸透圧は上がる(高張性).利尿薬服用やアルコールを飲むと尿の排泄量が増えて,体内の水分が失われる(**図18-9**).

高齢者では**汗**などによる水分の喪失も病気につながる.高温下の熱中症や感染症で発汗が多くなりすぎると体内の水分が減り,脱水を起こすこともある(メモ18-10).**嘔吐**や下痢により水分を消失すると脱水状態になる.

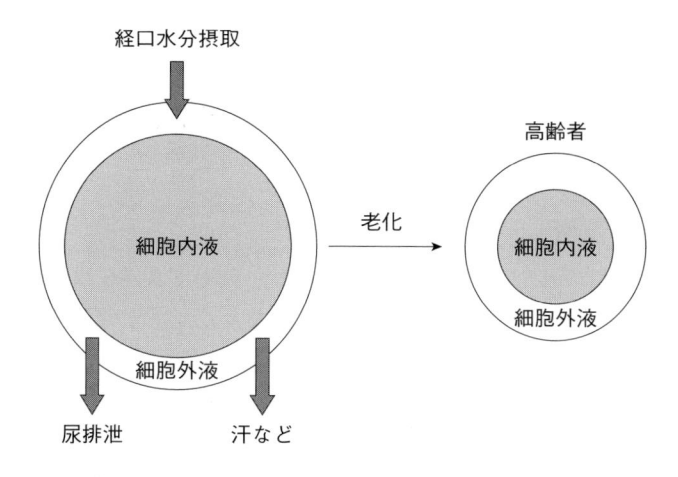

図 18-9 高齢者の水分貯留の減少

表 18-19 高齢者で脱水を起こす病気

浸透圧	病態	疾患
高張性	水欠乏型	脳卒中による意識障害，口腔内疾患，低張性の下痢，糖尿病，高カロリー輸液，悪性腫瘍，感染症
等張性		感染症
低張性	ナトリウム欠乏型	減塩食での利尿薬投与，塩分喪失性腎症，副腎機能不全，不適切な輸液，感染症

　体内の水分が減ると，脳の視床下部にある**渇き中枢**が刺激されて，尿に水分が出るのを抑える．高齢者では渇き中枢の機能が低下するため，脱水時でも尿量が減らず，口渇感も弱い．したがって，高齢者は脱水に陥りやすい．

ii） さまざまな脱水（表 18-19）

a. 高張性脱水

　高齢者では高張性脱水をよく起こす．電解質濃度の低い液が尿として失われるため，血液の浸透圧が高くなり，高ナトリウム血症になる．糖尿病で高血糖を伴う**高血糖性高浸透圧症候群**は高齢者に多く，危険な状態である（メモ 18-11）．

b. 低張性脱水

水分に比べてナトリウムが多く失われたために起こる．血液の浸透圧が下がり，**低ナトリウム血症**となる．利尿薬を服用しているときや食欲が低下して飲水だけが可能な場合に低張性脱水になる．

iii） 脱水の診断

3,000 mL 程度の細胞内の水分が欠乏すると，舌や皮膚が乾燥し，意識が障害される．細胞外液の水分が減ると頻脈になる．高齢者が元気や食欲をなくし，うつらうつらし，発語が不明瞭なときは脱水を疑う．

血清 BUN/Cr≧25，尿酸値≧7 mg/dL であれば 2,000 mL 以上の脱水を示唆する．血清ナトリウム，総タンパク，ヘマトクリットの高値も脱水の参考になる．

iv） 高齢者の脱水は恐ろしい

高齢者では脱水により**意識障害**をよく起こす．神経細胞の数が少なく，膜ももろいため，意識障害になりやすい．脱水により血液が粘稠になると，脳の血流が遅くなり，酸素，炭酸ガス，栄養や老廃物が運ばれにくくなる．

脱水による血液粘度の上昇は血液凝固を促進し，**血栓**をできやすくする．動脈硬化のある高齢者では脱水のために脳，心臓や腎臓の動脈に血栓を作ることがある．脱水は血栓症を誘発することにより，生命が危険なこともある．

v） 脱水の予防

高齢者では脳の視床下部にある渇き中枢の感受性が低いので，嚥下機能が正常な人は，口渇感がなくても定期的に水分摂取するよう習慣づけるとよい（**お茶の時間**）．発熱や発汗のある人は 1,000～1,500 mL 余計に飲水させる．

嚥下が障害されると流動物を摂取しにくい．増粘剤を加えて水分を補給する．嚥下障害が強いときには脱水症状に応じて，輸液を定期的に行う．

vi） 脱水の治療

意識が清明であれば，経口的に水分を与えるが，塩分が適度に含まれているスポーツドリンクが勧められる．意識がはっきりしているときでも軽い脱水の可能性がある．その場合は**経口的飲水**だけで十分脱水を改善できる．

傾眠状態など意識が軽度に障害されている場合や嚥下障害があれば**輸液**を

する．輸液量＝尿量(1,000〜1,500mL)＋便(100mL)＋不感蒸泄(15mL×体重)－代謝水(5mL×体重)．代謝水とは栄養素がエネルギーを生じるときにできる水分である．

　2〜3日かけて脱水を元の状態に戻す．電解質の異常を元に戻すためにも時間をかけるべきである．高血糖性高浸透圧症候群の場合も，インスリンを急激に増やさないで，補液を重視したほうがよい．

E 意識障害・失神・てんかん
—意識が薄れるとき—

　自分自身や周囲のことがわからず，精神活動全体にわたり適切に対応できなくなる．食事などができないところが認知症とは異なる(表18-20)．

i）意識障害の程度と変容

　意識障害にも軽いものから重いものまである．時間経過により，どう変化するかは生命の危険性(予後)と関係する．意識障害の程度を評価するためにⅢ-3-9度方式 Japan coma scale (JCS)(表18-21)とグラスゴーコーマスケール Glasgow coma scale (GCS)(表18-22)がある．

　意識がはっきりしているようでも，どこかおかしいとき，**意識の変容**という．幻覚，錯覚，異常な行動をするせん妄，もうろう状態，夢幻状態が意識

表18-20　意識障害と認知症の違い

	意識障害	認知症
発病経過	急激に発病することが多い	徐々に発病することが多い
回復経過	適切な治療で治癒することが多い	治療により治癒することは少ない
生命の危険性	急に死亡する危険がある	急に死亡することはない
日常生活	食事など簡単なこともできない	初期には簡単なことは可能
基礎疾患	原因となる基礎疾患がある	基礎疾患のないことが多い
診察時の反応	診察時に反応が異常	初期には反応は正常
脳波	脳波異常が多い	脳波異常は少ない
発語	緩徐で言葉数も少ない	初期には発語は正常
尿・便失禁	出現することがある	初期にはみられない

表18-21　Ⅲ-3-9度方式

Ⅰ. **刺激しないでも覚醒している状態**［せん妄，意識不鮮明（1桁の点数で表現）］ 　1. だいたい意識清明だが，いまひとつはっきりしない 　2. 見当識障害がある 　3. 自分の名前，生年月日が言えない	
Ⅱ. **刺激すると覚醒する（刺激をやめると眠りこむ）状態**［昏迷，嗜眠，傾眠（2桁の点数で表現）］ 　10. 普通の呼びかけで容易に開眼 　　　合目的的な運動（例えば右手を握る，離す）をするし，言葉もでるが，間違いが多い* 　20. 大きな声または体を揺さぶることにより開眼 　　　簡単な命令に応ずる，例えば離握手* 　30. 痛み刺激を加えつつ呼びかけを繰り返すとかろうじて開眼する	
Ⅲ. **刺激をしても覚醒しない状態**［深昏睡，昏睡，半昏睡（3桁の点数で表現）］ 　100. 痛み刺激に対し，払いのけるような動作をする 　200. 痛み刺激で少し手足を動かしたり，顔をしかめる 　300. 痛み刺激に反応しない	

このほか，R（不穏状態），I（失禁），A（無動性無言，失外套症候群）などの情報を付加して100-R，20-RIというように表す．
＊：何らかの理由で開眼できない場合

表18-22　グラスゴーコーマスケール Glasgow coma scale（GCS）

開眼機能 eye opening（E）
　4点：自発的に，またはふつうの呼びかけで開眼
　3点：強く呼びかけると開眼
　2点：痛み刺激で開眼
　1点：痛み刺激でも開眼しない

言語機能 verbal response（V）
　5点：見当識が保たれている
　4点：会話は成立するが見当識が混乱
　3点：発語はみられるが会話は成立しない
　2点：意味のない発声
　1点：発語みられず

運動機能 motor response（M）
　6点：命令に従って四肢を動かす
　5点：痛み刺激に対して手で払いのける
　4点：指への痛み刺激に対して四肢を引っ込める
　3点：痛み刺激に対して緩徐な屈曲運動
　2点：痛み刺激に対して緩徐な伸展運動
　1点：運動みられず

正常は15点満点で，深昏睡は3点となる．点数が低いほど重症である．

の変容である．意識が変容する場合は意識レベルも多少下がっている．

高齢者では特殊な意識障害（**失外套症候群，無動性無言，閉じ込め症候群**）がみられる（メモ 18-12）．一時的に急に意識が失われ，その後完全に回復する**失神**という状態がある．

ⅱ）意識障害を起こす病気

脳の異常により意識は障害されるが，脳以外の臓器が悪いときでも意識障害を起こすことがある（表 18-23）．原因となる異常が存在するが，最初は原因不明で，その後検査などで原因がわかることもある（図 18-10）．

表 18-23　高齢者の意識障害の原因

頭部	脳卒中，硬膜下血腫，中枢神経感染症，脳腫瘍，脳膿瘍，免疫神経疾患，認知症
毒物・薬物	アルコール，麻薬，農薬，一酸化炭素，抗精神病薬，血糖降下薬
全身疾患	1. 欠乏（低酸素脳症，低血糖，ビタミン欠乏症） 2. 脳以外の臓器の障害（肝臓，腎臓，肺，膵臓，脳下垂体，甲状腺，副甲状腺，副腎など） 3. 水・電解質異常（脱水，ナトリウム異常，カルシウム異常，マグネシウム異常，リン異常，アシドーシス，アルカローシス） 4. 体温異常（熱中症，低体温）
発作性疾患	てんかん，てんかん後遺症

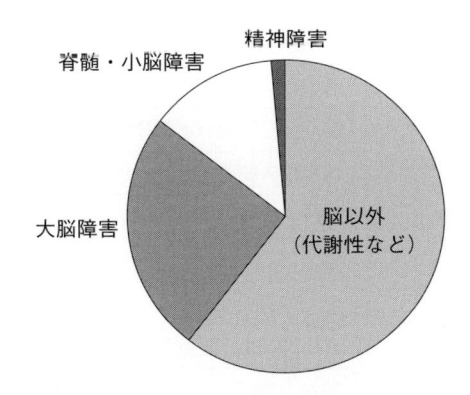

図 18-10　昏睡を起こす原因不明の病気の頻度
（Ropper AH, Samuels MA：Adams and Victor's Principles of Neurology 9th ed. 340, McGraw-Hill, 2009. より作成）

原因不明の場合，アメリカでは**薬物**によるものが多い（30％）．次いで，低酸素脳症，脳内出血，脳幹梗塞，硬膜下血腫の頻度が高い．しかし，原因の診断が難しいのは軽度意識障害や意識の変容による場合である（**表 18-24**）．

表 18-24 意識不鮮明やせん妄を呈する病気

意識不鮮明・不活発	内科・外科疾患	代謝疾患（肝性，腎性，甲状腺，カルシウムなど）
		感染症（肺炎，心内膜炎，尿路感染，腹膜炎）
		心不全
		手術後，外傷後
	神経疾患	脳卒中，脳腫瘍，脳膿瘍
		硬膜下血腫
		髄膜炎
		脳炎
		脳血管炎
		高血圧脳症
		てんかん後遺症
	薬物	モルヒネ，抗コリン薬，睡眠薬，安定薬，ステロイド
せん妄	内科・外科疾患	肺炎
		敗血症，菌血症
		手術後・てんかん後遺症
		甲状腺障害，副腎皮質ステロイド欠乏・過剰
		感染症による発熱
	神経疾患	脳卒中，腫瘍など側頭葉の障害
		脳挫傷，脳震とう
		髄膜炎
		脳炎（ウイルス性，細菌性など）
		クモ膜下出血
	毒物・薬物など	アルコール，睡眠薬，安定薬
		薬物中毒（スコポラミン，アトロピンなど）
		てんかん後せん妄

ほかに局所脳障害による意識不鮮明や認知症に伴うものがある．

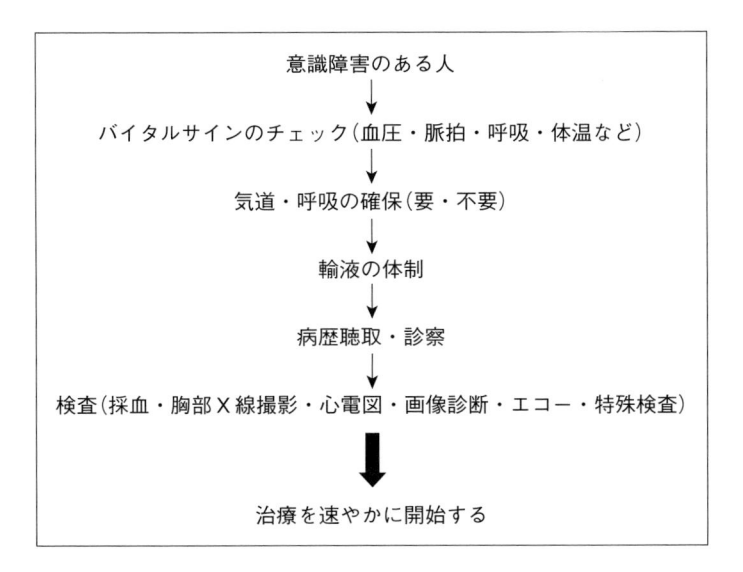

```
意識障害のある人
     ↓
バイタルサインのチェック(血圧・脈拍・呼吸・体温など)
     ↓
気道・呼吸の確保(要・不要)
     ↓
輸液の体制
     ↓
病歴聴取・診察
     ↓
検査(採血・胸部X線撮影・心電図・画像診断・エコー・特殊検査)
     ↓
治療を速やかに開始する
```

図 18-11 意識障害の診断と対応の仕方

iii) 意識障害の診断

意識障害は生命に危険を及ぼすので，医師をはじめ看護や介護などにかかわる人たちも意識障害の診療手技を心得ておいていただきたい(**図 18-11**).

意識障害のある人では命に別状があるかどうかを示す生命兆候(**バイタルサイン**)を調べる．呼吸の仕方も重篤度を知る上で重要である(**図 18-12，表 18-25**).

両方の大脳皮質の広い部分に障害があると，大きく速い呼吸と小さな呼吸が1分程度の周期で交代する(**チェーン・ストークス呼吸**).

病変が中脳から橋上部に及ぶと速く大きな呼吸だけになり(**中枢性過呼吸**)，延髄が障害されると不規則な呼吸(**失調性呼吸**)となる．

大脳に障害が生じると，浮腫により腫れる．浮腫で大きくなった大脳に圧迫されて，中脳が押さえつけられる(**鉤ヘルニア**)．押された側の動眼神経が障害されるので片側の瞳孔が大きくなる．圧迫により脳幹の血流が減り，呼吸中枢など生命維持に必要な働きができなくなる．

iv) 失神とは

脳全体の血流が一時的に減って，短期間意識が障害され，筋力が低下す

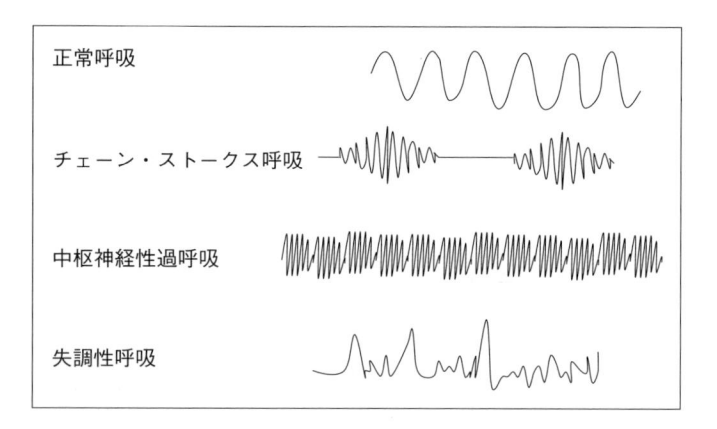

図 18-12　意識障害のときの呼吸異常

表 18-25　意識障害のときにみられる呼吸の異常

呼吸名	障害部位	パターン
チェーン・ストークス呼吸	両側大脳皮質・間脳	大きな呼吸と小さな呼吸が周期的に繰り返す
中枢神経性過呼吸	橋上部・中脳下部	規則正しい過呼吸となる
失調性呼吸	延髄	全く不規則な呼吸になる

る．フッと意識が遠のく，めまいなどと表現されることもある．救急外来患者の3%が失神といわれ，高齢者にも多い．

　原因は3種類に分けられる（表18-26）．高齢者で多いのは**心臓性失神**である（図18-13）．心臓の電気刺激が伝わらなくなる房室ブロックや洞結節性ブロックあるいは**徐脈・頻脈症候群**（Ⅱ-7-E-ⅲ）によって，失神を起こす高齢者が多い．長湯で気持ちよくなり，失神を起こして風呂で溺れる高齢者もいる．

　神経心臓性失神は若年者に多く，血管迷走神経反射による失神や咳や排尿時に失神を起こす．感情的因子や痛みなどが誘因になることもある．咳嗽失神は頑丈な体格で呼吸器の病気を持つ人に多い．

　血管運動性失神は立ちくらみ（起立性低血圧）が多く，糖尿病，パーキンソン病，レビー小体型認知症の人でよく起こる．薬による失神が転倒・骨折を

表18-26 失神の原因

神経心臓性失神	1. 血管迷走神経性失神
	2. 頸動脈洞性失神
	3. 排尿性失神
	4. 咳嗽・ヴァルサルヴァ洞性失神
	5. 感情障害
血管運動性失神	1. 薬物
	2. 起立性失神
	3. 自律神経・末梢神経ニューロパチー
	4. 末梢動脈疾患
	5. 起立性低血圧を伴う神経変性疾患
	6. 出血
心臓性失神	1. 頻脈性不整脈
	2. 房室・洞ブロック
	3. 拍出障害
	4. 心筋障害

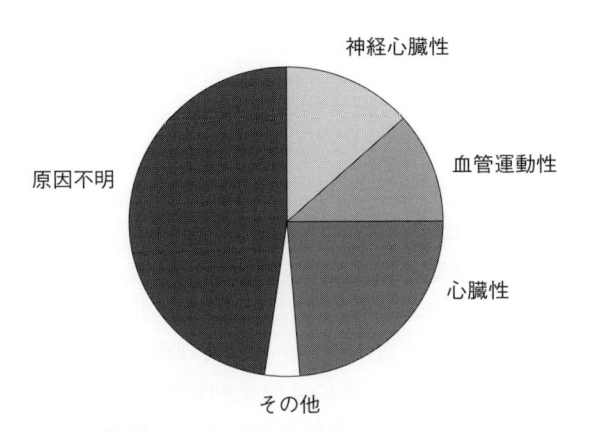

図18-13 失神の原因の頻度

(Rowland LP：Merritt's Neurology 10th ed. 13, Lippincott Williams & Wilkins, 2000. より作成)

起こすこともある(表16-6)ので注意が必要である.

しかし，原因不明の失神を起こすことも多い(図18-13).逆に，高齢者の**めまい**や**ふらつき**の中には失神と混同しているものもある.一過性脳虚血による失神はごくまれである.

失神の治療は原因となる病気を治す.一度だけ失神した場合は経過を観察する.血管迷走神経性失神にはβ遮断薬を使うこともある.起立性低血圧には血管内容積を増やすため，フルドロコルチゾンを使うこともある.

v) てんかん発作について

てんかんの初回発作は高齢者でも小児と同じ程度の頻度でよく起こる.大部分が二次性の発作である.多いのは**脳卒中後のてんかん**(30～40%)であるが，頭部外傷，アルツハイマー病，脳腫瘍でもてんかんを起こす.抗うつ薬，抗精神病薬，炭酸リチウムを服用している人でも発作がみられる.

高齢者では若年者より，けいれんを伴わない**軽い発作**が多い.発作後のもうろう状態が長引くことが多く，数時間から数日単位にわたることもある.また，初回発作後の再発率も高い.てんかん発作に心臓の虚血発作を合併することもある.

てんかん発作の種類は多く，対応の仕方も種類により違う.国際的な分類法が一般に使われているが，小児期の病気も多く含まれる.高齢者に多く，リスク管理上重要と思われるてんかんをわかりやすくまとめた(**表18-27**).

てんかん発作のうち，高齢者に多く，生命に危険を及ぼすものとして，**けいれん重積状態**がある.発作の持続時間が長く，一日に数回再発したり，前回の発作から完全に回復する前に次の発作が起こる.治療が遅れると死ぬ危険があるほか，認知・運動機能が著しく低下することがある(メモ18-13).

てんかん，特にけいれんが全身に出るときは大脳皮質の広い部位で神経細胞が過度に興奮して，多数の神経細胞が死滅する.残り少ない高齢者の神経細胞が失われるので，できるだけ早急にけいれんを止めたい.

高齢者のてんかんの治療も日本てんかん学会のガイドラインに沿って行う(**表18-28**).治療薬の選択は，単に発作を抑制するだけではなく，さまざまな高齢者の要因を考慮して治療方策を立てる必要がある.

①発作分類・てんかん分類，②高齢者が有する身体的合併症状(例えば，神経学的，精神科的，内科的症状)，③併用薬物の影響の3要因を常に考慮する.発作抑制効果は，通常推奨される血中濃度の下限あるいはそれ以下

表18-27　てんかん発作の分類（高齢者）

1. 一次性てんかん（本態性） 　　若年期からのてんかんが高齢になっても継続しているもの
2. 二次性てんかん（続発性） 　①原因による分類 　　・脳血管障害 　　・脳腫瘍 　　・神経感染症（単純ヘルペスなど） 　　・頭部外傷 　　・中毒・薬物 　　・代謝異常 　　・神経変性疾患（アルツハイマー病など） 　②けいれんが出現する部位による分類 　　・局在関連性てんかん 　　・全般性てんかん 　　・局在性に始まり全般性に移行するてんかん 　③局在部位による分類 　　・側頭葉てんかん 　　・前頭葉てんかん 　　・頭頂葉てんかん 　　・後頭葉てんかん
3. てんかん重積状態

表18-28　高齢者のてんかん発作の治療

1. 治療開始は，高齢者では初回発作後の再発率が高いことを考慮する
2. 高齢者に伴う特有の問題を把握の上，個々の患者のてんかん分類，合併症，併用薬を十分に考慮し，副作用の少ない，特に薬剤相互作用が少ない抗てんかん薬を選択して，少量から漸増使用する
3. 従来薬のカルバマゼピン，フェニトイン，バルプロ酸は，副作用，薬物相互作用を勘案して，少量から漸増使用する
4. 発作抑制投与継続率を考慮すると，部分発作ではラモトリギン，ガバペンチン，カルバマゼピンの順に推奨され，内科的合併症がある場合は，上記のうちのカルバマゼピンよりもレベチラセタムが推奨される．トピラマートは高齢者では若年者より少量で効果がある
5. 若年発症からの継続加療では，薬剤の特徴を考慮して投与量を調節する
6. 高齢者に特有な治療中止基準はない

（日本てんかん学会ガイドライン作成委員会：高齢者のてんかんに対する診断・治療ガイドライン（http://square.umin.ac.jp/jes/）．より）

で，ほとんどの例で治療できるとの報告がある．

けいれんを治療する薬物として，バルプロ酸，カルバマゼピン，フェニトインが使用されてきた．特に，バルプロ酸はすべての全般発作に有効であるため，よく使われる．

最近，ガバペンチン，トピラマート，ラモトリギン，レベチラセタムが承認され，使用可能になった．ガバペンチンは高齢者では副作用による治療の継続を中止することが少ない．トピラマートは難治性部分発作に有用であり，ラモトリギンは知能低下が少ない．高齢者でも単剤投与を基本として，薬物の血中濃度を測定しながら使用する．

まとめ

- 高齢者では，転倒，誤嚥，脱水，褥瘡，意識障害などといったリスクがある．
- リスクは生命を脅かすほか，以後のADLやQOLを低下させる．
- 高齢者は多くの病気を持つので，リスクを避けるため，できるだけ全身を検索する．
- リスク回避のため，栄養状態などの改善や住宅・ベッドなどの改修をする．
- かかりつけ医などを中心に，コメディカルの人も加わってリスク回避の方法を検討する必要がある．

メモ 18-1　身体の平衡をとる

外界と自分の位置との関係を知り，重力とうまくバランスをとるように，姿勢を調節して平衡を保つ．三つの方法で，外界と自分の位置関係を知る．①目で外界を見る，②耳の奥の三半規管により重力の方向を知る，③床から足への刺激により外界と自分の位置関係を知る．それらの刺激が脳幹の神経ネットワークにより解析され，小脳に伝えられ，大脳基底核や大脳皮質を経て四肢や胴体の筋肉を収縮させて，転倒しないように平衡をとる（図18-4）．

メモ 18-2　転ばぬ先の懐中電灯

三半規管や足の裏の感覚より身体の位置関係を無意識のうちに知る．バランスが悪いと判断した場合，立ち直り反射をする．高齢者では脊

髄などの働きが悪く，立ち直り反射が難しい（図18-4）．この難局を乗り越えるため，一点を見つめてバランスを立て直す．暗所では視覚によるバランスの補正が難しく，懐中電灯で足元を照らしてバランスをとり，転倒を防ぐように努める．

メモ 18-3 | 起立性低血圧

立ちくらみのことで，横になっている状態から立ち上がると，血圧が20mmHg以上下がり，脳へ行く血液が少なくなり，「フワー」となる．血圧が下がりすぎると一時的に意識が遠のき，失神を起こす．**めまい**と表現する人もあるが，そのために転倒することもある．

メモ 18-4 | 排尿や咳に伴う血圧低下

排尿をすると，副交感神経の働きが強くなり，血圧が下がる．咳をした後も血圧が下がり失神を起こすことがあり，転倒の原因になる．

メモ 18-5 | 転倒恐怖

ティネティらにより提唱された．身体の能力は残されているにもかかわらず，移動や位置の変化をするべきときでも，転倒を恐れて活動しない．転倒恐怖が再度の転倒や廃用症候群を助長する．

メモ 18-6 | 嚥下反射

食塊による咽頭への感覚刺激は舌咽神経により，脳下部の延髄の孤束核に伝わる．孤束核に伝わった刺激は同じ延髄の網様体にある嚥下中枢を刺激する．嚥下中枢で嚥下運動のプログラムが作られ，咽頭や喉頭へ運動神経（舌咽神経，舌下神経，迷走神経）により伝えられる．複雑，精巧に組み立てられた反射経路により，一見単純な嚥下という運動が円滑に行われる．

メモ 18-7 | 不顕性誤嚥

大脳基底核に小梗塞が多発し，明らかな神経症状のない高齢者で嚥下反射や咳反射が低下する．夜間睡眠時に唾液など口の中の物が気道を通って肺に入る．本人や家族も気づかないことが多い．それが誤嚥性肺炎になって初めてわかる．

メモ 18-8 | 固形物と流動物の嚥下障害原因疾患による差異

嚥下障害は原因によって，固形物が嚥下しにくい病気と，流動物が嚥下しにくい病気がある．腫瘍，炎症，外傷など食物の通過路が機械的に狭くなっているときは固形物が嚥下しにくい．口腔・咽頭の障害やアカラシアの場合は流動物が嚥下しにくい．延髄の障害の場合は固形物が嚥下しにくく，多発性脳梗塞など両側大脳基底核などの障害の場合は流動物が嚥下しにくい．

メモ 18-9　褥瘡は2時間でできる

ウサギを使った実験では60〜70mmHgの圧迫を2時間以上持続した場合に，組織の変化が認められたという．

メモ 18-10　熱中症

高温のため体温調節ができず，体温が上昇し，循環器，筋肉，中枢神経，腎臓などが障害されて重篤な状態になる．運動により体内で熱が過剰に発生しても起こる．最初はふらふら感を訴えるが，脱水が進み，意識障害も起こる．自律神経障害のある人，利尿薬服用者，アルコール症，摂食障害者によく現れる．

メモ 18-11　高血糖性高浸透圧症候群

糖尿病の高齢者が急性炎症，高カロリー輸液，ステロイドや利尿薬投与，膵臓癌で起こす．体重の10%以上（≧5L）の脱水，高ナトリウム血症，高血漿浸透圧（≧320mOsm/L）が現れる．尿中のケトン体は正常だが，血糖は500mg/dL以上で時には1,500mg/dLに達し，意識障害が現れる．電解質の少ない輸液により徐々に改善させる．

メモ 18-12　失外套症候群，無動性無言，閉じ込め症候群

失外套症候群は大脳半球の表面にある皮質や白質（外套）の機能がなくなる．自発運動や言葉は出ないが，嚥下・吸引はできる．**無動性無言**は開眼しているが自発運動や言葉は出ない．中脳の障害で眼球運動が可能な場合，大脳が広範に障害されるが間脳や脳幹機能が保たれる場合や前頭葉の障害による精神運動緩慢などが含まれる．**閉じ込め症候群**は脳卒中などで橋被蓋部が障害され，四肢や眼球運動以外の脳神経が麻痺する．意識は清明であり，眼の動きにより意思が伝えられる．

メモ 18-13　けいれん重積状態の治療

5分間で診察，酸素投与，バイタルサイン把握，静脈確保．6〜9分で，低血糖が不明なとき，ビタミン$B_1$100mg，50%ブドウ糖50mL静脈注射．10〜20分でジアゼパム0.2mg/kgを5mg/分の速さで静脈注射．5分後も発作が続けば再度同量投与．21〜60分で，フェニトイン15〜20mg/kgを50mg/分以下の速さで静脈注射し心電図と血圧をモニター．1時間後にフェニトイン20mg/kg投与しても重積状態が続けばフェニトイン5mg/kg追加．それでも止まらないときは同量追加投与．さらに重積状態が続けば，ペントバルビタール投与，人工呼吸器管理．

19 老年病に対する社会的対応

―社会と高齢者のかかわり合い―

　高齢者が老年病になり，家族，医療機関，地域社会にかける負担は大きい．経済的な重荷も大きく，わが国のみならず，アメリカでも大きな問題になっている．これをどう解決するかも，老年医学・医療の課題である．

　高齢者は病気がちであり，高齢者社会では病院に患者が殺到し，国の財政も苦しく，負債は子孫に残る．医師は疲弊している．高齢者の医療を今の形で続けるわけにはいかない．

　高齢者医療における需要と供給の関係は必ずしもうまくいっているとはいえない．高齢の受診者の要求と医療が提供するものがすれ違っていることが多い．種々の医療機関や施設が上手に機能分担して，効率よく高齢者の幸せを達成したいものだ．

　後期高齢者医療も善意に解釈すれば，施設の機能を分担させるという趣旨もあったのだろう．ただ，政府の財政再建，エイジズムなどの暗い影も透けてみえる．本来の高齢者医療のあるべき姿を老年医学の視点から展開して，将来の高齢者社会でのモデルを創設することが望まれる．そのためには，以下のことが重要である．

　①老年医学の立場から高齢者の尊厳を重視する
　確かに，高齢者は動作も鈍いし，スタミナもなく，見栄えもしない．けれども，決して社会に無用な存在ではない．高齢者が社会で役に立てる可能性もある．有益な機能を使わない手はない．

　②高齢者は社会の一員であるという自覚を持つ
　自分がどのような形で社会の一隅を占めればよいかを同世代や若い人たちと真摯に話し合えばよい．自分の気に入らない意見を発する人があるかもしれない．反対意見にもくじけず，自己の**存在理由**を確立するよう，高齢者に期待したい．

「天は自ら助くるものを助く」という言葉があるように，他人から助けてもらいたいと思うならば，自分で道を拓く(ひら)という試みをする必要がある(**自助**)．高齢者も社会のためになすべきことを探すことが大切だろう．

③機能別の病院や施設を地域で分担して同等の価値観で運営する

英国オックスフォード大学病院には40年前から高齢者のための慢性期病院が大学の周りに点在していた．それらの病院の間には緊密なネットワークがつくられ，施設間を高齢者がバスで流れていた．この方法はわが国でも可能である．

④専門病院への入院はできるだけ短期間にしたほうがよい

退院後の高齢者医療の方針をきめ細かにつくって，わかりやすく高齢者自身や家族に説明し，同意をとりたいものだ．老年医学・医療の上からも高齢者個人にとっても，適切な処置であることをつけ加えていただきたい．

⑤総合診療部・家庭医が高齢者の診療のためには必須である

臓器別の診療科を統合する**総合診療部**を病院にを設けたり，**家庭医**を置いたりし，それらの医師が高齢者診療のコツを身につけるとよい．

⑥高齢者の医療は総合診療・高齢者診療部を中心に展開したほうがよい

高齢者の総合機能評価，価値観，心情，経済状態などを考え，治療，ケアの方針を立てたい．高齢者の尊厳を守り，各専門科の受診を効率よく組み込んでいく．

⑦高齢者の言うこと，訴えをすべて聞いて対応すればよいわけではない

高齢者の異常や病気を探せば，いくつでもみつかる．発見された不都合すべてに対応していると高齢者も医師も双方が大変であり，経済的負担も大きい．メリハリをつけるのが高齢者医療のコツであるが，難しい．

⑧過度のコマーシャリズムに走らない

高齢者の医療や介護は経済的にも大きな市場である．種々の職種の人たちが，この世界に参入してきた．しかし，中にはスキャンダラスな事件を起こす結果に終わった企業もあった．**高齢者医療の原理を心得ておいてほしい．**

⑨誤ったインフォメーションに流されない

インターネットなどで種々の情報を得ることができる．そのため，高齢者の家族も随分詳しい情報を持っている．しかし，その情報の中には証拠不十分なものや，誤った情報も少なくない．それらを上手に整理することも重要である．

19 老年病に対する社会的対応

A 介護保険制度
―社会的に高齢者へ種々の対応が図られている―

2000年4月1日より介護保険制度が始まり，その後何度か改定されて現在の制度になった．介護サービスとしては施設サービス，在宅サービス，地域密着型サービスの3種類がある（**図19-1**）．

介護保険制度を利用できる人は**第1号被保険者**と**第2号被保険者**がある．介護保険は市町村が運営し，支払う保険料を国，地方自治体，第1号・第2号被保険者が分担する（**図19-2**）．被保険者がサービスを受けたときはその1割を負担する．

被保険者が介護保険によるサービスを受けるため，40歳以上の日本人が保険料を支払う．サービスが受けられるのは第1号と第2号被保険者である．

i）第1号被保険者

65歳以上の全国民が第1号被保険者になる．サービスが受けられるのは寝たきり，認知症など入浴，排泄，食事などの日常生活において常に介護を必要とする人である．家事など日常生活の支援が必要な人も含まれる．保険

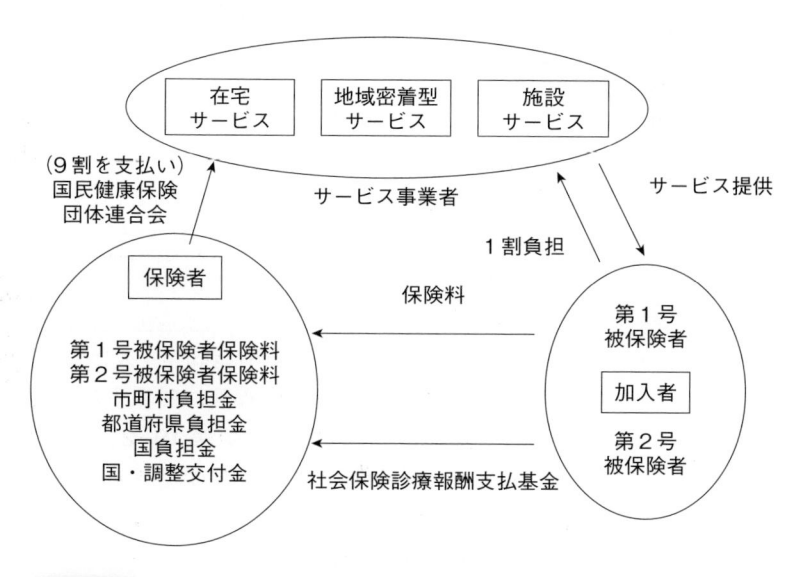

図19-1 介護保険制度のしくみ

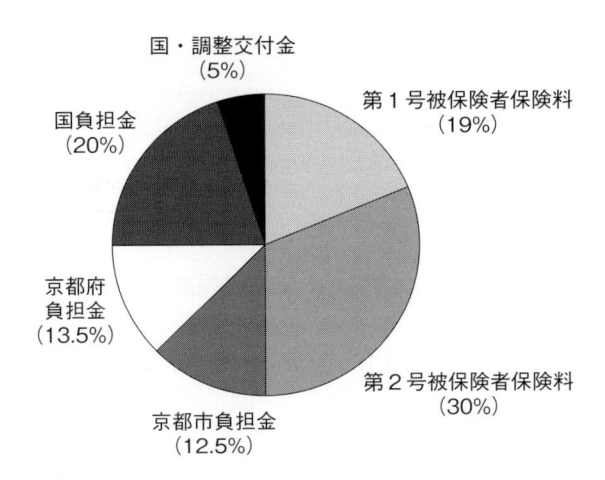

III 老年病の治療, ケア, リハビリテーション, 福祉

図19-2 介護保険料の負担額（京都）

料は年金から引かれるほか，地方自治体に個別に納付することもできる．

地方自治体により違うが，外国人でも被保険者になれ，サービスが受けられる．外国で日本人が保険を利用できる例もある．被保険者は**介護保険被保険者証**を与えられ，介護保険サービスを受けるときに見せればよい．

ii) 第2号被保険者

40歳以上65歳未満の人のうち，**特定疾患**の人に限る（**表19-1**）．これらの人たちのための費用は国民健康保険や健康保険組合などの医療保険の社会保険診療報酬支払基金から第2号被保険者保険料として保険者（自治体）に払われる（**図19-1**）．

iii) サービスの利用手続

介護保険サービスを利用するには，申請をして**要介護認定**を受ける（**図19-3**）．本人か家族が区役所などに申請するが，介護保険に関係する施設が代行することもできる．必要な書類を申請時に提出する（**表19-2**）．

申請に応じて，調査員が家庭などを訪問して，心身の状態を調査する．かかりつけ医などは**意見書**に高齢者の状態を書く．それらの書類をもとに，**介護認定審査会**で審査し，その人の状況を判定する．

判定により，**要支援**1，2あるいは**要介護**1〜5または非該当（**自立**）と認定

19 老年病に対する社会的対応

表 19-1 第 2 号被保険者に該当する病気（特定疾患）

1. 癌末期
2. 関節リウマチ
3. 筋萎縮性側索硬化症
4. 後縦靱帯骨化症
5. 骨折を伴う骨粗鬆症
6. 初老期における認知症
7. パーキンソン病関連疾患
8. 脊髄小脳変性症
9. 脊柱管狭窄症
10. 早老症
11. 多系統萎縮症
12. 糖尿病性神経障害，糖尿病性腎症および糖尿病性網膜症
13. 脳血管障害
14. 閉塞性動脈硬化症
15. 慢性閉塞性肺疾患
16. 両側の膝関節または股関節に著しい変形を伴う変形性関節症

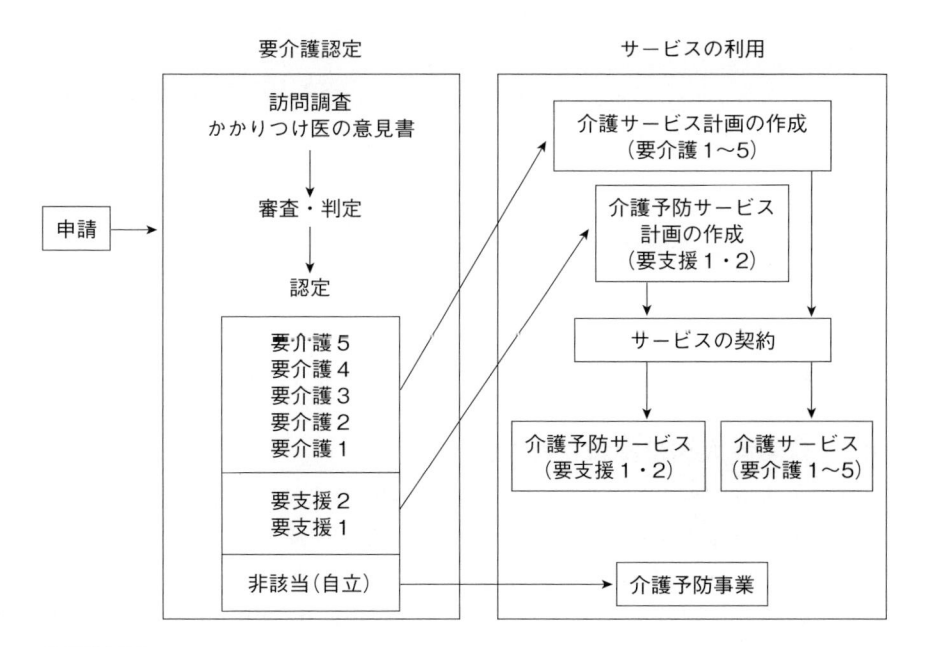

図 19-3 介護保険サービスの利用手続き

表19-2 介護保険サービス利用に必要な書類

1. 要介護認定等申請書
2. 介護保険被保険者証
3. 「老人保健法医療受給者証」つき健康手帳
4. 公費医療証
5. 医療保険被保険者証（第2号被保険者のみ）

する．それぞれの区分によりサービスや利用限度額などが決まる（図19-3）．

要介護1〜5の人には居宅介護支援事業所などで介護サービスのための計画が作られる．要支援1，2の人には地域包括支援センターで介護予防サービスの計画が作られ，要介護でない人は介護予防事業が利用できる．

サービスを提供する人は十分説明した上で，契約を結ぶ．要介護1〜5の人は介護サービスを，要支援1，2の人は介護予防サービスを利用できる．

B 老人施設
―高齢者を施設で介護する―

高齢者が寝たきりや認知症になり自宅で介護できなくなると，施設で介護サービスを受ける．介護保険制度による施設のほか，有料の施設もある．

ⅰ) 介護老人保健施設（老人保健施設，老健）

医学的なマネジメントをしながら，介護，看護，機能訓練，その他の**医療**をして，家庭生活に戻れるように支援する．利用料は1ヵ月の1割負担額が約3万円，食費が約4万円，居住費が約1万円で計8万円程度となる．

ⅱ) 介護老人福祉施設（特別養護老人ホーム，特養）

日常生活の介護が必要で，在宅で介護が困難な人に**日常生活**の介護をし，健康を維持させる．介護福祉士（ケアワーカー）が活躍する．利用料は1ヵ月の1割負担額が約2.5万円，食費が約4万円，多人数で一緒の場合，居住費が約1万円で計7.5万円，個室の場合は居住費が約6万円で計12.5万円程度となる．

iii） 介護療養型医療施設（療養病床など）

長期療養の必要な人が介護体制の整った医療施設で，看護や医学的に治療され，介護や必要な医療などを受ける．利用料は1ヵ月の1割負担額が約3.5万円，食費が約4万円，居住費が約1万円で計8.5万円程度となる．

介護老人保健施設，介護老人福祉施設，介護療養型医療施設はいずれも利用希望者が多く，大勢の高齢者が現在，施設に入れるのを待っている．

iv） 介護保険対象外の施設サービス

介護保険制度による施設では待機者が多いため，在宅生活に不安がある高齢者は介護保険対象以外の施設に入ってサービスを受けられる．

a. 養護老人ホーム

65歳以上で環境や経済上の理由で居宅生活ができない人が入れる．入った後でも，介護が必要になれば，介護保険の**訪問介護**などが利用できる．

b. 軽費老人ホーム（A型）

高齢などのため，独立した生活に不安がある人が低額の料金で入れる．

c. ケアハウス

身体機能が低下して，自立した日常生活に不安がある高齢者で，家族による援助の困難な人が低額の料金で入れる．食事を提供し，入浴などを準備し，相談や援助をする．社会生活や日常生活に必要なサービスを受ける．

特定施設入居者生活介護（介護型有料老人ホーム）の指定を受けたケアハウスでは，介護保険によるサービスが受けられる（メモ 19-1）．

C 在宅サービス
―自宅で介護を受ける―

i） 訪問介護・介護予防訪問介護（ホームヘルプサービス）

ホームヘルパーが高齢者の家庭を訪問して，食事・入浴・排泄などの身体の介護をし，日常生活を援助する（表 19-3）．介護予防訪問介護の場合は**身体介護**と**生活介護**の区別はない．

身体介護，生活介護は時間により料金が違う．身体介護は1時間約500円，生活介護は1時間約300円，通院時乗降介助は約100円である．介護予防訪問介護は週1回で約1,300円であるが，自治体によって異なる．

表19-3 訪問介護・介護予防訪問介護の内容

身体介護	着替え・排泄・入浴の世話など身体に直接触れる介護や，自立支援のための見守りを行う
生活援助	調理・洗濯・掃除など日常生活の援助を行う ・生活援助を利用できるのは，次の場合である 　1．利用者が一人暮らしの場合 　2．利用者の家族が障害や疾病などの場合 　3．利用者の家族が障害や疾病でなくても，同様のやむを得ない事情により家事を行うのが困難な場合 ・介護保険の対象とならないサービスは，次の場合である 　1．本人以外の部屋の掃除など，家族のための家事 　2．庭の草むしりなど，ホームヘルパーがやらなくても，日常生活に差し支えがないもの 　3．大掃除など普段はやらないような家事
通院時乗降介助	ホームヘルパーの資格を持ったタクシー運転手が自宅から病院への通院においてタクシーの乗降の介助に加え，自宅や病院内で必要な介助もする ・対象：要介護1〜5と認定された高齢者で，一人で通院しにくい人 ・タクシーで移動中は介護保険の対象にはならない ・あらかじめ，ケアプランに介護タクシーの利用を位置づけること

ⅱ) 訪問入浴介護・介護予防訪問入浴介護

浴槽を積んだ**入浴車**で家庭を訪問して，入浴を介助する．1回の自己負担額は訪問入浴介護が1,300円，介護予防訪問入浴介護は900円である．

ⅲ) 訪問看護・介護予防訪問看護

主治医の指示により，訪問看護ステーションや病院・診療所の**看護師**などが家庭を訪問し，健康チェックや療養の世話をする．看護師の所属する施設や時間により自己負担額が違う．1時間約1,000円である．

ⅳ) 訪問リハビリテーション・介護予防訪問リハビリテーション

理学療法士（Ⅰ-4-B-ⅲ）や**作業療法士**（Ⅰ-4-B-ⅳ）などが家庭でリハビリテーションをする．サービス1回の自己負担額は約300円である．

ⅴ) 居宅療養管理指導・介護予防居宅療養管理指導

医師，歯科医師，看護師，薬剤師，管理栄養士，歯科衛生士（Ⅰ-4-B-ⅸ）

などが家庭を訪問し，療養上の管理や指導をする．サービス1回当たりの自己負担額は指導する人の職種により異なるが，約500円である．

vi) 通所介護・介護予防通所介護(デイサービス)

デイサービスセンターなどで，入浴や食事の介助，音楽，絵画，粘土などのレクリエーションをする．通所介護1回当たりの負担額は介護度と時間によるが，6～8時間で1,000円程度である．介護予防通所介護は1ヵ月当たりの自己負担額が要支援1で約2,300円，要支援2で約4,500円である．

vii) 通所リハビリテーション・介護予防通所リハビリテーション(デイケア)

介護老人保健施設や医療施設で，デイサービスに加えてリハビリテーションをする施設がある．自己負担額はデイサービスよりやや高額だが，大差はない．

viii) 短期入所生活介護・介護予防短期入所生活介護(ショートステイ)

要支援や要介護の高齢者を介護老人福祉施設などに短期間だけ入所させる．入浴・排泄・食事などの**日常生活**の介護や機能訓練をする．1日の自己負担額は要支援，要介護の程度で違うが，1割負担，食費，滞在費の合計が約2,500円程度である．

ix) 短期入所療養介護・介護予防短期入所療養介護(ショートステイ)

介護老人保健施設や介護療養型医療施設などに短期間だけ預けて，医師や看護師などの**医学的マネジメント**の下，看護や機能訓練，日常生活介護をする．短期入所生活介護とほぼ同額を負担する．

x) 福祉用具貸与・介護予防福祉用具貸与

機能が低下して日常生活上に支障があるとき，自宅生活を容易にし，機能訓練を行うため，福祉用具が借りられる(**表19-4**)．負担額は費用の1割である．

表 19-4 介護保険で貸与できる福祉用具

車いす*	手すり(工事を伴わないもの)
車いす付属品*	スロープ(工事を伴わないもの)
特殊寝台*	歩行器
特殊寝台付属品*	歩行補助つえ
床ずれ防止用具*	認知症老人徘徊感知器*
体位変換機*	移動用リフト(つり具の部分を除く)*

＊要支援1，2および要介護1の場合は，一定の場合を除き，原則として給付対象外である

表 19-5 介護保険で支給対象になる福祉用具

1. 腰掛便器
2. 特殊尿器
3. 入浴補助器具
4. 簡易浴槽
5. 移動用リフトのつり具の部分

表 19-6 介護保険で支給対象になる改修工事

1. 手すりの取り付け
2. 段差の解消
3. すべり防止や円滑に移動するためなどの床または通路面の材料の変更
4. 洋式便器などへの便器の取り換え
5. その他上記の工事に伴って必要な工事

xi) 福祉用具購入費・介護予防福祉用具購入費

　直接肌に触れる入浴用や排泄用の用具など，貸与になじまない福祉用具（特定福祉用具）は購入費の9割分が支給され，1割は自分で負担する（**表 19-5**）.

xii) 住宅改修費・介護予防住宅改修費

　住宅での生活の支障を減らすため，手すりの取り付けや段差の解消など，住宅の改修にかかる費用の9割が支給され，1割は自分で負担する．

　介護保険による給付を受けるためには，工事着工前に区役所などに必要書類を提出し，改修内容について確認してもらう（**表 19-6**）.

xiii) 特定施設入居者生活介護・介護予防特定施設入居者生活介護

自宅での生活が不安な高齢者が**有料老人ホームやケアハウス**などの施設に入ったとき，必要とする介護で，入浴・排泄・食事などの介護，機能訓練や療養上の世話などである．1ヵ月の利用料は約 20,000 円である．

有料老人ホームやケアハウスのうち，**特定施設入居者生活介護**として市町村から指定を受けた施設に限り，介護のサービスができる．

D 地域密着型サービス
―地域に密着した高齢者の介護を進める―

i) 地域包括支援センター（在宅介護支援センター）

介護予防などを中心に高齢者を支援する．各中学校通学区域に1ヵ所をめどに設けられ，市町村が委託して運営する公的な相談窓口である．高齢者が住み慣れた地域で安心して暮らすための事業を総合的に行う（**図 19-4**）．

住民からの相談を幅広く受けつけ，必要な社会支援サービスを提供し，制度が利用できるように支援する．多くは病院や高齢者用の施設に設置されている．

社会福祉士（Ⅰ-4-B-ⅹ），**主任介護支援専門員**（Ⅰ-4-B-ⅶ）と**保健師**

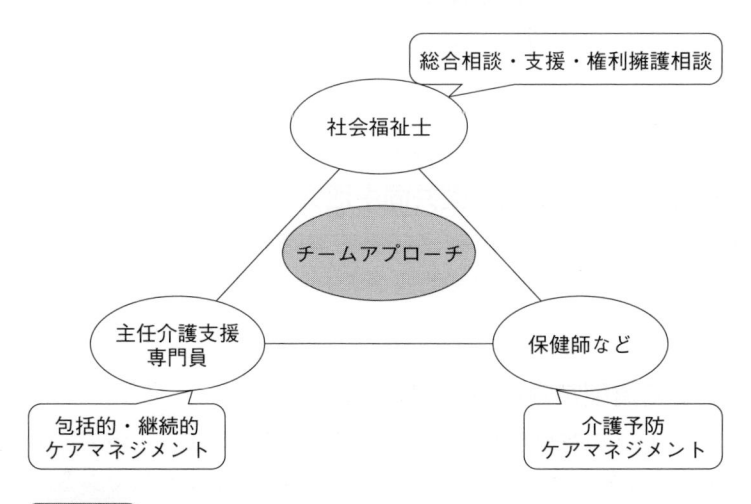

図 19-4 地域包括支援センターにおいて実施する事業

（Ⅰ-4-B-vi）または**看護師**（Ⅰ-4-B-ⅱ）などが常勤する．社会福祉士は高齢者に対する虐待の防止や早期発見など権利擁護のための事業をする．主任介護支援専門員はケアマネジメント全体を継続して助けるため，助言・指導やネットワークづくりをする．保健師や看護師は予防給付と介護予防事業（地域支援事業）のケアマネジメントにより，要支援状態の悪化防止と要介護状態にならないように予防する．

ⅱ） 夜間対応型訪問介護

24時間安心して自宅で生活ができるよう，夜間定期的に巡回訪問し，利用者などからの連絡に応じて随時訪問して，身のまわりの援助をする．基本料金は1ヵ月約1,000円であるが，あまり実施されていない．

ⅲ） 小規模多機能型居宅介護

自宅にいる**要介護者**の心身の状態，環境や希望に応じて，通いまたは宿泊して介護・機能訓練をする．小学校通学区域にほぼ1ヵ所設置されている．1ヵ月の金額は人により違い，支援の必要な人ほど高く，約10,000円〜25,000円である．

ⅳ） 認知症対応型通所介護・介護予防認知症対応型通所介護

認知症の人が**デイサービスセンター**などに通って，入浴や食事の介護，機能訓練を受ける．介護家族の負担を軽くして，自分の時間をつくるために利用する．

ⅴ） 認知症対応型共同生活介護・ 介護予防認知症対応型共同生活介護（グループホーム）

9人または18人の認知症の人がそれぞれ**個室**を持ち，家庭的な雰囲気の中で，介護職員の世話を受けて共同生活をする．1ヵ月の利用料は約27,000円である．

ⅵ） 地域密着型特定施設入居者生活介護

定員29人以下の**有料老人ホーム**や**ケアハウス**などで，入浴・排泄・食事などの介護や機能訓練をする．1ヵ月の負担額は約22,000円である．介護保険対象外の介護サービス費用，おむつ代，家賃に相当する額を支払う．

vii) 地域密着型介護老人福祉施設入居者生活介護

自宅での介護が難しい高齢者が**介護老人福祉施設**(≦29人)で，日常生活の世話，機能訓練，療養の世話を受ける．1ヵ月約125,000円を支払う．

E 介護保険以外のサービス
―介護保険に頼らない介護支援―

国や地方自治体が主体になり，高齢者への介護保険による援助がなされている．しかし，介護保険制度でカバーしきれない高齢者の問題も多い．これらをきめ細かに埋めてゆくサービスが主として民間の力で行われている．

i) 家庭での介護

自宅で日常生活を営む上で介護を必要とする高齢者もいる．要介護状態になることを防ぐために，いろいろなサービスが提供されている．これらの援助により，長く住み慣れた地域で高齢者が生活できるようにする．

a. すこやかホームヘルプサービス

65歳以上の自立している介護保険の対象外の人が自宅で**日常生活**を続けるための支援である．週1回2時間程度，ホームヘルパーを派遣し，炊事，掃除，洗濯，買い物などの家事を行う．

高齢者の日常生活に対しても指導や支援をし，要支援あるいは要介護状態に進むことを予防する．1ヵ月当たり1,320円程度である．

b. 訪問型介護予防事業

閉じこもり，認知症，うつやその恐れがあり，通所型の介護予防サービスの利用が困難な高齢者を対象にする．**地域介護予防推進センター**の保健師などが自宅を訪問して生活機能に合わせた相談や指導をする．無料である．

c. 配食サービス

65歳以上の一人暮らしや高齢者だけの家庭で，介護保険で要支援や要介護と認定され，自分で買い物，調理のできない人を対象とする．栄養のバランスがとれた**昼食**を月曜日から日曜日まで配食する．1食当たり500円を支払う．

ii) 施設などでの日帰り介護

高齢者のための施設へ日帰りで行き，サービスが受けられる．主として，

要支援や要介護にならないように予防することを目的にする．

a. 地域介護予防推進事業
地域介護予防推進センター（区単位に１つ）の職員が地域の中で介護予防に関する知識の普及や啓発を行う．65歳以上の自立した高齢者に介護予防プログラム（運動器の機能向上，栄養改善，口腔機能向上）を無料で実施する．

b. 運動器の機能向上プログラム
通所型介護予防事業で，転倒骨折や筋力低下を予防する．地域介護予防推進センターなどで器具を用いて運動を指導する．

c. 栄養改善プログラム
通所型介護予防事業で，食べることによって**低栄養**を改善する．地域介護予防推進センターなどで管理栄養士が栄養指導をする（Ⅲ-16-C）．

d. 口腔機能向上プログラム
通所型介護予防事業で，口腔機能を改善する．地域介護予防推進センターなどで**歯科衛生士**や保健師が口腔機能の訓練や指導をする（Ⅲ-18-B）．

e. 健康すこやか学級
65歳以上の自立した高齢者を対象とする．学校の空いた教室などを利用して，月１回２時間程度のサービスを行う．無料で，介護予防のための活動や健康状態の確認あるいはレクリエーションをする．

要支援や要介護状態への進行を予防し，社会参加を促し，閉じこもりを防止し，長く住み慣れた地域で生活できるようにする．

f. 入浴サービス
65歳以上で，家庭での入浴が困難な高齢者を対象とする．施設に通所して，入浴サービスを行う．１回1,000円で，送迎入浴は2,000円である．

ⅲ）短期の施設入所
介護保険対象外の高齢者でも施設に短期間入所できる．

a. すこやかショートステイ
65歳以上の自立した高齢者で，家族の事情などにより自宅で支援が受けられない人を対象にする．一時的に養護老人ホームなどで世話をし，生活習慣などの改善や体調の調整を図る．料金は介護保険に準じ，日額500円を実費とする．

b. 短期入所生活介護緊急利用者援護事業
介護者が病気などで介護ができなくなった緊急時に，ショートステイの受

け入れ先がみつからないことがある．その場合，短期入所施設のベッドの一部を利用して，速やかに対応する．介護サービス費用の1～2割を支払う．

iv） 在宅の環境整備

介護保険制度以外で在宅高齢者が環境を整備するためにサービスを利用できる．

a. 日常生活用具

65歳以上の日常生活に支障のある一人暮らしの高齢者を対象にする．要支援，要介護や認知症の人が安全に生活するため，火災警報器，自動消化器，電磁調理器を給付する．電磁調理器は所得税額により負担が決まる．

b. 緊急通報システム (あんしんネット119)

65歳以上の一人暮らしの高齢者で，急病や事故などの緊急の場合に自分で対応が難しい人が利用する．急に身体の具合が悪くなったり火災などの突発事故があるとき，通報装置のボタンを押すと消防局に通報される．

v） 施設入所

介護保険対象外で，在宅生活に不安のある高齢者のための施設である．

a. 養護老人ホーム (Ⅲ-19-B-iv)
b. 軽費老人ホーム (A型) (Ⅲ-19-B-iv)
c. ケアハウス (Ⅲ-19-B-iv)

vi） 介護家族への支援

家庭で介護する家族のため，介護保険外でもさまざまな支援がある．

a. 家族介護用品

65歳以上の要介護4～5の在宅高齢者を介護している家族が市民税非課税世帯の場合に対象になる．介護保険の給付対象外の介護用品と交換できる給付券が与えられる．

b. 徘徊高齢者あんしんサービス

要支援や要介護の認定を受け，**徘徊**する高齢者を在宅で介護している家族が対象になる．徘徊をする人が身につける小型の**発信機**からの電波を受信して位置を特定する装置の利用料として，月額1,500円を支払う．

c. 民生委員・老人福祉員

民生委員は厚生労働大臣から委嘱され，担当地域で，関係機関・団体やボ

ランティアと協力して，福祉に関する相談や援助活動をする．
　老人福祉員は市長から委嘱され，主に一人暮らしの高齢者を訪問し，安否の確認や話し相手となることなどにより，地域の高齢者を見守る．

d. 患者と家族の会
　認知症や脳卒中など高齢で起こる病気の人自身やその家族などが**認知症の人と家族の会**や**日本脳卒中協会**を組織している．会員相互のコミュニケーションや提言により，病気についての学習，新しい情報の獲得，介護などの工夫，利用できるサービスに関する情報を得る．

e. 認知症サポーター
　厚生労働省「認知症を知り地域をつくる」キャンペーンとして現在，150万人の認知症サポーター(**キャラバン・メイト**)が組織された．認知症の人と家族を応援し，認知症になっても安心して暮らせる地域を目指す．
　全国キャラバン・メイト連絡協議会は自治体や企業・団体などの協力を得て認知症サポーター養成講座の講師役(キャラバン・メイト)を養成する．養成されたキャラバン・メイトは自治体などとともに「認知症サポーター養成講座」を開く．

F 介護保険制度の問題点と対策
―何が問題で，これからどうするか―

　介護保険制度が始まって10年がたち，広く利用されるようになった．その恩恵に浴した人も多いが，具合の悪いところもいくつか見えてきた．問題点を明らかにして，改善するための対策を立てたいものである．
　介護保険制度を支えている社会福祉士や介護福祉士のなり手が少ないため，現場は混乱している．就職難の時代にありながら，介護や福祉の世界で働いてみようという人は少ない．そのため，いくつかの手が打たれている．
　その一つとして，フィリピンやインドネシアの人に看護や介護の世界で働いてもらおうとしている．外国人を看護の世界で採用する試みは日本に限ったことではなく，欧米では40年以上前から行われている．
　ただ，言葉の上での問題が大きく，漢字の読めない人が医療，介護の世界で仕事をしている．しかし，漢字が読めないと国家試験に合格ができず，困って帰国する人も多いようだ．できれば，漢字が読める日本人に頼りたい．
　日本人が介護の世界で働きたがらない理由として，**給与**の問題がある．時

間の制約，責任の重さ，気配りの必要性を考えると，今の給与では厳しい．介護保険制度の中だけで経済問題を解決するのは難しいようなので，ほかに財源を求めたい．

内容も見直す点がありそうだ．過剰な期待はしないほうがいいだろう．「天は自ら助くるものを助く」という**自助**の気持ちを持ってできることをした上で，足りない部分は介護保険(**公助**)の力を借りるのがいいだろう．

介護を受ける可能性を考えて，退職後に予習として介護の仕事をし，貸しをつくっておくのはいかがだろうか．自分で介護の仕事をした後で介護を受けるほうが介護者の気持ちがわかって，よい関係をつくれるだろう．

G 成年後見制度
―認知症の人などの財産を保護する―

高齢者の判断能力欠如につけ込んで，財産を不当に処理する人がいる．これを事前に防ぐため，高齢者の財産を信頼できる人の手に委ねる．

精神上の障害により判断する能力が不十分な認知症の人などが誤った判断に基づいて結んだ契約を取り消すことができる．契約などを本人に代わって行う援助者(後見人など)を家庭裁判所が選び，高齢者の権利を守る．

判断能力が不十分になったときに，親族や市町村長が家庭裁判所に申し立てて，後見人などを選ぶ「法定後見制度」がある．また，判断能力が不十分になる場合に備えて，あらかじめ契約を結ぶ「任意後見制度」もある．

ⅰ) 法定後見制度
a. 後　見

判断能力の不十分さが最も重度であり，判断能力が欠けて自分の財産を**管理・処分できない**人が対象

b. 保　佐

判断能力が著しく不十分で，自分の財産を管理・処分するには常に**援助が必要**な人が対象

c. 補　助

判断能力が不十分で，自分の財産を管理，処分するには**援助が必要な場合がある**という程度の人が対象

ⅱ) 任意後見制度

精神上の障害により**判断能力**が下がった場合に備えて，本人があらかじめ契約を結び，任意後見人およびその権限の内容を定めておく制度である．

H 運転免許
―認知症の人の運転免許をどうするか―

高齢者―特に認知症の人による交通事故がわが国でも多くなってきて，自動車の運転を控えるべきとの意見が強くなっている．認知症の人が自動車を運転することによる事故の確率は同年齢の認知症のない人より高い．

高齢者が運転免許を更新する際に認知機能の検査をする方策も検討されている．しかし，高齢者の交通事故を避ける工夫はそれ以外にもある．

ⅰ) 交通システムの整備

過疎の地域では高齢者の比率が高いにもかかわらず，地方自治体の財政状態が厳しく，公共交通機関によるサービスが不十分である．小売店も減り，食料品などの購入も自家用車がないと難しい．

a. 公共交通システム

従来のバスでもよいが，経費がかさむのであれば，ワゴンを時刻どおりに運行するシステムも導入できるだろう．私企業で採算がとれなければ地方自治体や国あるいは介護保険などからの援助も考慮してみるとよい．

b. タクシーなどの相乗り

若い人などが時刻を決めて，何人かの高齢者が連れ立って定期的に買い物に行く計画を立て，それに合わせて町へ出る方法などが考えられる．

c. 障害者用交通機関の開発

脳卒中などで片麻痺になった人のために工夫された自動車がある．公共交通機関や道路・建物でもバリアフリーが進んでいる．認知症の人に対してもコンピュータを利用した警報器のついた車などが期待できる．

ⅱ) 宅配サービス

食事あるいはスーパーやインターネットの商品を宅配してもらうシステムが整えば，過疎の土地にいても自動車を使わなくて済む．それですべてが解決できるわけではないが，交通事故を減らす一つの方法になり得る．

iii） 職種の変更

　高齢者とは限らないが，認知症や運動障害のある人が自動車を使用する必要のある職業に従事していることがある．タクシー運転手で認知症による空間認知障害があり，カーナビゲーターを使って仕事をしている人もいる．
　行き先が込み入った所だと，運転手はパニックに陥り，信号無視などをする．タクシー運転手だけでなく，営業など職業上自動車が欠かせない認知症の人もいる．職種の変更が安全のために必要な場合もある．

iv） 住居の変更

　過疎に住んでいる認知症の人が自動車を運転しなくてもよい環境に移るのも一つの方法である．ただ，環境の変化が認知機能をさらに低下させること，認知症の人の故郷に対する感情を大切にすることにも配慮する必要があろう．

　上記のような方法でも交通事故の可能性があれば免許を取り消せばよい．高齢者の尊厳や権利をできるだけ尊重したい．

まとめ

- 社会的な取り組みとして，生活に困る高齢者に介護保険などを介してサービスが提供されている．
- 介護保険は誕生して 10 年になるが，その利用は著しく増大している．
- 介護保険以外にも利用できるサービスが多い．
- サービスの利用については自治体などを通じて十分な情報を得る．

メモ 19-1　特定施設入居者生活介護

一定の基準を満たす特定施設（有料老人ホーム・軽費老人ホームなど）で，要介護者に食事・入浴・排泄などの介護，日常生活や療養上の世話，機能訓練などをする．以前は介護型有料老人ホームあるいは介護付有料老人ホームと呼んでいた．

20 終末期医療・ケア

―高齢者が死をどう迎え，どうケアするか―

A 高齢者の死の現況
―高齢者はどのように死を迎えるか―

かつてわが国は先進国中最も人が死なない国であった．**死亡率**(人口1,000人当たりの死者数)は6.0という最低値を1982年に記録して以降，その後は上昇に転じ，2008年の統計では9.1に達している．

死亡者数は2008年には114万2,000人を超し，2005年以後は死亡者数が出生数を上回った．高齢化がますます進んで，死亡率は2050年には14前後にまで増加し，先進国の中でも高死亡率国になると推定される．

65歳以上の高齢者の死因，いわゆる4大死因(悪性腫瘍，心疾患，脳卒中，肺炎)の順番は変わっていない．しかし，75歳以上では悪性腫瘍24.1％，心疾患17.7％，肺炎13.2％，脳卒中12.9％の順となっている(2008年統計)．心疾患と脳卒中を合わせた割合は悪性腫瘍をはるかに上回っている．肺炎による死亡の割合も決して低くない．原因が特定できない老衰死は65歳以上における死因の3.3％であり，第5位を占めている．

B 高齢者の終末期の定義とその特徴
―終末期とはどんなものか―

高齢者の**終末期**は「病状が不可逆的かつ進行性，その時代に可能な最善の治療によっても病状の好転や進行の阻止が期待できなくなり，近い将来の死が不可避となった状態」と定義されている(日本老年医学会の立場表明，2001)．

あいまいな表現で高齢者の終末期の定義が難しいことを浮き彫りにしているともいえる．癌患者の終末期のように，余命6ヵ月と判定された時期から

a) 段階的低下　　　　　　　　　b) 短い臨死期

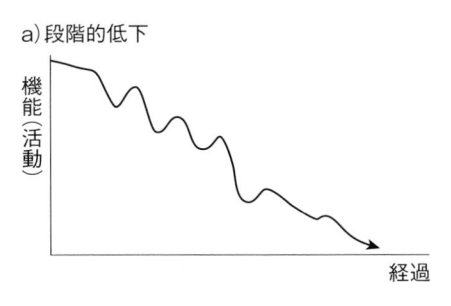

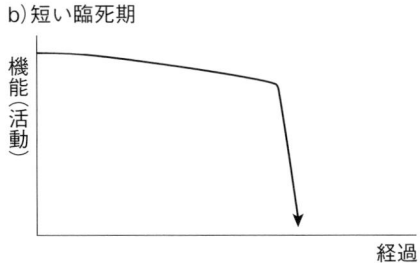

図20-1 高齢者の終末期のパターン

を終末期とするというような残された期間についての表記はされていない．

　高齢者の残った能力（機能）は個人差が大きく，抱えている病気もさまざまで，予後の予測は難しい．高齢者がたどるパターンとして，基礎にある病気（しばしば複数）による機能の低下が進み，それに合併症が加わり，諸種の機能やQOLが段階的に下がるパターンがよくみられる（**図20-1(a)**）．

　多くの高齢者が理想とするパターンは，老化に伴う機能低下が最低限に抑えられ，最後の段階（**臨死期**）は短く，大往生といえるものである（**図20-1(b)**）．

　しかし，実際の高齢者の終末期は極めて多彩であり，さまざまなバリエーションがある．時期によっても異なり，最後まで同じパターンが続くとは限らない．

　終末期あるいは死に方をどう選択するか（希望するか）は，高齢者自身の意思決定が重要なキーポイントになる．高齢になるにつれて認知障害を有する割合は高くなり，意思決定能力も低下し，本人の意思を確認することが難しいことも多い．

　判断能力が保たれていても，自分自身の本当の気持ちより「家族や周囲に迷惑をかけたくない」という思いを強く表明する高齢者も決して少なくない．

C 高齢者終末期医療・ケアの目標
―終末期には何をゴールとすべきか―

　老年医学の目標の一つとして，QOL（quality of life）の維持・向上が挙げられている．QOLは直訳すれば「生活の質」，「生命の質」であるが，生活の

Ⅲ 老年病の治療，ケア，リハビリテーション，福祉

表 20-1 終末期医療の具体的な方法

1. できる限り心身の安静を図る
2. 疼痛などの症状軽減を第一に考える
3. 検査，投薬，注射などは必要最低限にとどめる
4. 最低限のリハビリテーションは継続する
5. 家族や知人などとの交流を大切にする
6. 本人，家族を含めたスタッフとの意思の疎通を十分に行う
7. 家族など残された者に対する配慮を十分に行う

満足度や幸福感という意味も有し，主観的な意味合いが強い．

すなわち，ほかからの押しつけではない，あるいは家族の都合ではない高齢者本人の**満足度**(充実度)や幸福を第一に考えて，対処するという姿勢がそこにはある．終末期における対応もこの延長で考えるべきであろう．

そのためには，医療とケアを一体化させ，多職種が参画したチームとして対処する必要がある(**表20-1**)．

近年，わが国でも主に癌患者を対象に**緩和ケア**(ホスピスケア)が徐々に普及している(**メモ20-1**)．緩和ケアを行っている施設も人員もまだ決して十分ではない．対象人数からいっても死にゆく高齢者の数は圧倒的に多い．

緩和ケアは死のみとりのお手本であり，癌以外にも死に対峙する病気の医療にタッチする者にとっても重要な手段といえる．

大切なことは，終末期にある高齢者には「残された時間はもうあまりないのだ」という畏敬の念と，「長い間本当にご苦労様でした．お疲れ様でした」という慈愛と感謝の念を持って接することであろう．

D 摂食障害に対する対応
―食べられない末期の人にどう対応するか―

近年大きな問題となっているのが終末期の**摂食障害**への対応の仕方である．脳卒中の後遺症による嚥下困難や明らかな消化管の病気がなくても「食事を食べようとしない」，「口の中の食物を嚥下しない」，「これまでなんとか食べていたが，食事量が極端に減った」といった状態は，死にゆく過程でしばしばみられる．

食事の工夫や合併症の治療などで一時的に改善することもあるが，再び摂食できなくなることが多い．回復が不可能と考えられた時点での積極的な対

処法として，①**中心静脈栄養**，②**経鼻経管栄養**，③**胃瘻造設術**がある．

　その一方で，このような積極的な対応はせずに，自然の経過に任せるという選択肢もあり得る．いずれの方法を選択するかは患者本人と家族の意向が第一であり，予後も含めて十分な説明と同意が必須であるのは言うまでもない．

　実際には姑息的に，500～1,000 mL/日程度の維持液補液をしばらく続けることもある．これにより死に至るスピードを若干ではあるが遅らせることができ，その間にさまざまな準備ができるという効用が指摘されている．もちろんこれすら行わないという選択肢も存在する．

E 事前指示書
―死ぬ前に自分の意思を伝える―

　終末期医療・ケアを進めるには高齢者本人の意向がどうであるのかが大きなキーポイントになる．しかし高齢者では，特にその終末期においては，意思や希望を聴き取ることが難しい．

　個人が，自分の希望を示すことができなくなるような健康状態になったときのことを予測して，そのときの対応について前もって口頭ないしは書面で表明したものを**事前指示書** advance directive と呼ぶ．

　事前指示書には以下の2種類がある．

①**リビング・ウィル** living will
　前もって本人が自身の意思を書面として残したものである．

②**患者本人から委託された代理人**
　本人が自分の意思を伝達できなくなったときに，終末期の医療に対する意思決定を，信用する代理人に託するものである．文書により委託されるのが普通である．

　いずれも米国などではすでに法制化されている．わが国では2008年4月から一部の内容が医療保険の中に含まれるようになったところであるが，普及率はいまだに極めて低い．

まとめ

- 高齢者では死ぬ前の時期(終末期)の過ごし方も大切な問題である.
- 高齢者の理想は,機能をできるだけ保ち,臨死期を短くすることである.
- 終末期医療の具体的なコツもいくつかある.
- 終末期の栄養補給についても高齢者や家族の意思を重視する.
- 高齢者はあらかじめ,自分の意思を残しておくこともできる(事前指定書).

メモ 20-1 | 緩和ケア

診断されたときから終末期,死別期にわたって,痛みなどの緩和を図る.スピリチュアルな面や心理社会的な支援をすることで,命を脅かす病気に直面した患者と家族のQOLを向上する(WHOの定義).学際的なチームワークで支えることが重要視されている.ホスピスケアと同義語として使用される.わが国でも緩和ケア病棟を有する施設が増えてきており,在宅ホスピスケアの考えも普及しつつある.

21 老年医学が目指すもの

―これからの老年医学―

　今後，高齢者の数がさらに増えると考えられる．そのような将来，今以上に必要とされる老年医学が高齢者に対してできることを展望してみたい．

A 高齢者の多様性
―高齢者にもいろいろな人がおり，その人の意思に合わせる―

ⅰ）老いに対する考えにもいろいろある

　「旅は終わり，絶頂を極む」と詩人ロバート・ブラウニングは「老年は人生の絶頂」で詠んでいる．ゲーテは「しゃにむに働いて，疲れた」と憩いを求めている．

　キケロにしても，聖書にしても，陶淵明にしても，ラ・ロシュフーコーにしても，シェークスピアにしても，ボーボワールにしても，吉本隆明にしても，「老い」についてのかかわり方はさまざまで，これほどに千差万別なものは少ない．

　古くから老化については，多くの人たちによってさまざまな考えが述べられてきた．キケロは忌むべきものとして「老い」を語っているし，陶淵明は「老い」の素晴らしさを詩につづっている．

　その人の人生感や哲学によって，「老い」についての考えが違ってくる．現在でも「老い」は万人に同じように現れるのではない（Ⅰ-1-E）．その人の考えだけでなく，体調，社会的環境によっても「老い」の捉え方は異なる．

　高齢者に医療行為や非薬物療法をしようとするときにも，対象となる高齢者の「老い」に対する考え方に基づいた今後の生き方や希望に耳を貸す必要がある．しかし，いずれの考えや姿勢が正しいか否かを断定する必要はない．

ⅱ） 高齢者の多様性への対応

　医療やコメディカルにたずさわる人はその専門に沿って，その高齢者個人にとってベストの方法を本人や介護者と検討し合う．そのとき，高齢者自身の意見も十分取り入れて，無理強いしないように心がけたいものである．

　高齢者には数値（デジタル）で表せない，**アナログ**の世界がある（メモ21-1）．高齢者にはその時点の数値のみでは測れない，連続性を持った変化が大切である．

　ある時点の，例えば定期健診時の検査値より，その数値がどう変化してきたかを問題にしたアナログ的な視点のほうが大きなウエイトを占める．高齢者では昔からの連載小説のようなつながりがより大きな意味を持つ．

　Ⅱ章では種々の科学的エビデンスに基づいたガイドラインを紹介した．しかし，高齢者に対してはその人の生活史を基礎にしたアナログ的な，**物語と対話に基づく医療** narrative-based medicine（NBM）が有用なことも多い．

B 高齢者の尊厳
―高齢者としての自己の確立―

　医療にはすべての人に通じる**根拠に基づく医療** evidence-based medicine（EBM）に代表される普遍性と，個々の人で異なる特殊性がある．高齢者では幼児・小児・若年者より個人差が大きく，特殊性の比率が高くなる．

　医療の普遍性と特殊性を統合するためには，普遍的に「死ぬ」という概念と個人に特殊な「死ぬ」という問題についてのすり合わせも大切になる．漠然とした死というものと，それが自分に訪れたときの実感との差を解消するよう心がける．

ⅰ） 普遍性

　老化による免疫機能の変化の特徴として，「自己」と「非自己」の区別があいまいになることが挙げられる（Ⅱ-14-C-ⅰ）．しかし，高齢になっても，人間としての自我を貫き通すことが，社会の一員として暮らすためには必要である．

　1960年にジョン・F・ケネディーは「国から何をしてもらうかでなく，国のために何ができるかが大切だ」と述べた．この言葉は高齢者にも当てはまり，自分のできる範囲で何か社会のためになることがあるかを模索すること

が勧められる．

　たとえ，高齢者が病気で寝たきりであっても，その人の存在が周囲の人たちに与えるインパクトがあるはずだ．日本国民として，選挙権を行使することもできる．何よりも，その高齢者がそれまでに果たしてきた軌跡に意義がある．

　高齢者の社会とのかかわりが人間としての尊厳につながる．その見返りとして，社会から福祉などの恩恵を受けるといった相互関係が望ましいと思われる．

　アメリカでは「自立」や「自由」を大切にするため，社会保険制度がなかなか根づかない．自分の健康は自分で守るという考え方であり，国からの制約や干渉は受けたくないということである．

　しかし，それがすべての人に，どのような状況でも可能というわけではない．肉体的にも経済的にも自主，独立できない人があれば，その人の生存権は保証しなくてもよいのかという問題がある．普遍性と特殊性が問われることになる．

ⅱ) 特殊性

　かつて，人間のタンパクは皆同じだと思われていた．しかし，タンパクを作る遺伝子は人によってさまざまで，遺伝子からできるタンパクも特殊性のあることがわかってきた．この特殊性は老化によりなお一層著しくなる．

　当然のこととはいえ，高齢者それぞれに見合った治療をしなければいけない．**オーダーメイド治療**や**パーソンセンタードケア**も遺伝子の多型性を考えれば，当然の治療法の選択といえるであろう．

　血清の γ-グルタミルトランスペプチダーゼ γ-glutamyl transpeptidase（γ-GTP）の正常値を年齢別に決めたデータがある．非飲酒者は老化により γ-GTP は変化しないが，飲酒者では加齢につれて上昇するので人により異なる．

　大阪大学の鷲田清一総長が『死なないでいる理由』(小学館，2002)という本を出版したが，その中で「私の身体は誰のもの？」と問いかけた．もちろん「私の身体は私のもの」であろう．「死んでもいいから，このような治療はしたくない」という言葉の受け止め方も，個性を尊重して大事にしたい．

　ただ，「私のもの」という**自己所有権**について再考する必要がある．自分のものだから，何をしてもよいというわけではない．自分の存在がほかの何者

かに負うという感覚を持つことは大切である．**共生**しているという謙虚さが望まれる．

　高齢者の特殊性を尊重することが高齢者の尊厳につながるのかもしれない．しかし，高齢者が言うままにしていればよいというわけではない．可能ならば，医療提供側と医療を受ける側で**契約**をするのも一つの手であろう．

　医療から得られる価値と受益者側が与えるものが等価で**交換**されるという交換性の概念で結ばれた契約制度が確立すれば，高齢者医療もずっとスムーズに運ぶだろう．高齢者が対価として与えられるものにはどんなものがあるだろうか．

　例えば，昔の体験をもとに，戦争の悲惨さ，戦後民主主義の元気さ，俳句・書画・舞踊・歌などの伝統芸能，一家だんらんの楽しさ，昔のつき合いなどを伝えたい．高齢者が新しい社会を創生するために，自分の経験を活かしてできることを模索したい．

C 医療の役割
―医療には限界がある―

i）医療の限界

　医療に関する問題がマスコミでよく報道される．今日の医療は日本だけでなく，外国でも大きな社会問題である．その問題の基礎に「人は必ず死ぬものである」という当然の事実が抜けていると思われる．

　「医療は万能で，どんな病気でも治せる」「医者は治してなんぼ」という考えを抱いている人もいる．そのような観点からすると，最後に必ず死を迎えるという医療はどうしても「負けてばかり」という結論になる．

　高齢者に多い高血圧や糖尿病の治療には薬を使うが，血圧や血糖が下がっただけで，高血圧症や糖尿病そのものが治ったわけではない．外科で癌をとってもらっても，その臓器に欠落ができて，働きも衰えることが多い．

　特に，今日の医療従事者は**余裕のなさ**が目立つ．時間や周囲の目を気にしながら，あくせく日々を送っている．このような精神状態で高齢者に優しく対応できるはずはない．昔の医師にはもっとゆとりがあった．

　医療が専門化して，専門診療科別にバラバラに診療がなされている．同じ検査や同じ投薬がそれぞれの診療科でなされていることも珍しくない．検査

や投薬が必須でないと思われる場合が，特に高齢者の場合は多い．

わが国の医療の仕組みや医療への期待を根本的に変えないと問題は解決しないだろう．高齢者が多い現状や将来を踏まえ，社会・経済的な問題を含めて，老年医学の立場から新しい余裕のあるシステムを構築したいものだ．

ⅱ） 医療の限界にどう対応するか

医療で使う機械が進歩して，内臓が手にとるように見えるようになった．そんな見事な画像などで説明されると，高齢者などはすぐにでも病気がよくなるような気になる．医師にもそのような説明をする人がいる．

逆に，「あなたは○○病です．この病気は治りません」と突き放す医師も珍しくない．高齢者は絶望の淵に立たされたような気持ちになるだろう．「治る」「治らない」という言葉は短すぎて，医師に何ができるかを正しく伝えることができない．

人の身体や心は「治る＝1」「治らない＝0」といったデジタル時計のようにはできていない．高齢者では**アナログ**の世界を軽視できず，**連続性**を持って接するとよい．「少し様子をみましょう」というのは医師の逃げ口上ではない．

本当は，「治る」と「治らない」の間で右往左往しているのが医療だろう．高齢者は治りにくい病気を抱えている人が多く，医療とは縁が切れない．できるだけ，残された日々を楽しく，豊かに過ごせるようにするのが医師の務めだと思う．

治らない病気を抱えながら，100％でも0％でもない，それなりの生活を，可能な限り充実させて暮らせるような計画を作りたい．そのためには，医学的な知恵に加えて，文化的な素養も必要になる．

D　コメディカルの役割
―高齢者はコメディカルに大いに期待している―

ⅰ） コメディカルへの期待

医療に限界があり，高齢者が豊かに生活するためには，医師に加えてコメディカルの力も欠かせない．コメディカルの人が高齢者の医療や福祉にかかわる場合，できるだけ医療に関する正しい情報に通じておいてほしい．

コメディカルの人は高齢者自身や家族・介護者と**コミュニケーション**をと

る機会が多い(I-4-C).したがって,高齢者の意向や心身の状況,高齢者を取り巻く環境について詳しい事情を知ることができる.

それらのインフォメーションをもとにして,高齢者に対して何ができるかについて計画を立てることができる.その計画に沿って,自分でできることをするのはもちろんであるが,できないことについては**チームワーク**を組んで協議する.

自分の領域については具体的な短期,中期,長期の**ゴール**を設定するのがよい.目標については高齢者本人や介護者と相談して,**インフォームド・コンセント**をとったほうがよい.医師やコメディカルの独断と思われないようにしたい.

ii) コメディカルの対応の仕方

高齢者の考えは多種多様であるため,若年者でよく行われるクリニカルパスのような標準化した医療は難しい.あえて強行すると,無理強いされた押しつけとなり,治療効果は乏しい.相手に合わせたケアが必要である.

高齢者個人に合わせた**パーソンセンタードケア**を行うように努力する.高齢者の気に入らないケアやリハビリテーションを行わせると,やる気がなくなり,効果が出ないばかりか,かえって悪い影響を与えることも多い.

E これからの老年医学
―社会の変貌につれ,老年医学も変わる―

i) これまでの歩み

1968年に京都大学に老年医学講座が開講され,筆者は最初のメンバーとして参加した.それまで,東京大学では開講されていたが,**老年医学**はなじみがなく,スタッフは「老年医学とは何をするのか?」という議論に明け暮れた.臨床科であるため多くの病気を持つ高齢者を診療し,**総合診療部**のようであった.

それから40年がたち,筆者は老年病専門医として医療に従事してきた.この間,高齢者,家族,先輩,後輩から老年医学や医療について教えられた極意があり,おこがましいが,それを高齢者診療のコツとしてまとめた(**表21-1**).

表21-1 高齢者診療のコツ

1. 何も手を出さないことは勇気の要ることだ
2. 相手が年長者であり，そのときまでにさまざまな経歴を経てこられたことを考慮した上で診療する態度が必要だ
3. 経過を追って診療することが大切だ
4. 高齢者疾患の診断と対応は容易でないことが多いため，慎重な態度で臨む必要があることを心がける
5. 高齢者の話をよく聞くことは大切だが，同じ話を際限なく，繰り返す人がいるので，上手に話題を変えて切り上げること
6. 自分一人だけでなく，ほかの医師，コメディカルの人たち，家族の手助け，公共のサービスを遠慮なく利用する
7. 高齢者のよいところを探して，それを利用すること
8. 同じ治療をダラダラ続けずに，3ヵ月をめどに見直す
9. 高齢者の診療をするときは少々坊主になれ（⇒メモ21-2）

　多くの方々の受け売りで独創性はないが，高齢者が多くなった社会で少しでも役に立てばと思い，紹介する．このリストどおりに診療する必要はないが，何か困った折に思い出していただければ幸いである．

ii）これからの世界

　今日の世界では寿命が延長し，いずれの国にもさまざまな問題がある．それなりの生活が営めるにもかかわらず，幸福感が希薄になる．特に，わが国は世界有数の長寿国であるにもかかわらず，不安・不満があふれている．

　ことに，不安や不満は高齢者の間で強い．一昔前と比べて，高齢者の**居心地**は悪くなっている．高齢者が多くなり，情報が氾濫しているために，知恵のある人として尊敬されることはなくなった．

　社会から阻害され，孤独になり，行き場を失った高齢者が多くなっている．死を願う高齢者も少なくない．これらの人たちを救うには個々の高齢者に対応することも大事だが，それだけでは解決できない問題が多い．

　高齢者に対して厳しい現状を打破するために，国がどのような将来設計図を高齢者のために用意するかが問われている．政治家が未来像をつくるに当たって，高齢者の医療にかかわる現場が声を大きくして，将来の世界に反映させたい．

iii） 将来の老年医学

近年，分子生物学が進歩して，遺伝子を人工的に操作することも可能になった．それら最先端の方法により，人の寿命を延ばすことも夢ではない．しかし，もともと寿命の延長は老年医学の目指すところではない．寿命延長の結果生じる問題が多方面に大きな影響を及ぼすためである．

老年医学の目標は，楽しく意義のある高齢での生活を可能にする方法を考えることである．最初に述べた「花咲ける老化」を実現するためには，Ⅱ章で述べたような老年病にならないように**予防**することである（Ⅲ-16-A）．

老いは誰にも訪れ，多くの人がいずれは80歳になる．その年齢になったときに社会から期待されるのはどんな人間像かが問われる．80歳で期待される高齢者像の要件を満たすようにしたいものである（**表21-2**）．すべての条件を満たすことは難しいが，これに向けて努力するとよい．

私見ではあるが，楽しく，豊かな老後を保証するため，**認知症**にならいよ

表21-2　80歳で期待される高齢者像

1. 視力や聴力に支障がない
2. 自分の歯が20本以上ある
3. 1日に2～3kmくらいは歩ける
4. 学習意欲があり，記憶力が衰えていない
5. 自分が役に立ち，健康であると思う
6. 社会参加をする
7. ある程度の経済力がある
8. 老化，病気，死を自然なものとして受け止める

（小澤利男：人間の学としての老年学：老年学の過去・現在そして未来．日本老年医学会雑誌，47：17-23，2010．より）

表21-3　高齢者に対するアプローチの仕方

1. 高齢者のあいさつの仕方をみて，感情機能，認知機能を評価する
2. 握手をして，握力を評価する
3. 椅子からの立ち上がり方や座り方を見て，運動機能を評価する
4. 歩行の安定度や歩幅をみて，平衡機能を評価する
5. 歩行の方向をみて，空間認知機能を評価する
6. 着衣や脱衣の様子をみて，着衣失行の有無を評価する
7. 動作やしぐさをみて，運動失調，平衡感覚，判断能力を評価する
8. 顔をみて，表情の有無，脂ぎった顔，網状皮斑（自律神経機能）を評価する

うにしたい．できるだけの力を結集して，予防・治療法の糸口をつかむことが課題であろう．そのためには高齢者と人間的なつながりを持つことが必要である．

老年医学的見地から高齢者とつき合うためには，検査ではなく，高齢者の言葉や振る舞いをよく観察するとよい（**表21-3**）．その観察により，高齢者の機能を評価して，認知症をはじめ老年病にアプローチするようにしたい．

まとめ

- 高齢者は「老い」についてさまざまな意見を持ち，志向がある．
- 高齢者自身の考えを尊重した医療・看護・介護が望まれる．
- デジタルだけでなく，アナログ的な視点による高齢者へのアプローチも大切である．
- 高齢者に期待される要件を満たせるように，予防などの面で努力する．

メモ 21-1 デジタルとアナログ

数字自体に，切断面のように幅を持たせないデジタルな性質と数字にごくわずかの幅を持たせる線分のような側面がある．しかし，一般には数値で示されるものをデジタル，連続した量で表現されるものをアナログと呼ぶ．

メモ 21-2 医師と僧侶

医師は人を生かすように努め，僧侶は安らかな死をもたらすように努める．高齢者が豊かな，充実した生活を実現するために，医療従事者は生存だけでなく，死をも視野に入れた生き方を実現するように協力する．

おわりに

　1970年にボーボワールは「老い」という本を出版した．1985年には日本の名随筆34『老』(作品社)という本が出た．識者が老いについての文章を25～30年前に書いたものである．しかし，今日の高齢化社会をみたとすれば，この人たちはきっと意見を変えたのではないかと思える．

　世界中で高齢者が増え，社会福祉や年金の問題がギリシャをはじめ多くの国で深刻になり，30年前には想像できなかった難しい状況に至っている．高齢者とどうつき合うかは，おそらく先進国では最大の課題の一つであろう．

　高齢者とのつき合い方はその人やその社会の**文化**の程度を示す尺度である．人の歴史をたどると，高齢者を上手に処遇するには余裕＝文化が必要だ．

　わが国の平均寿命の高さは誇るべき文化であり，それに応じた介護保険制度は先進国の模範とすべきものである．ただ，そこから派生する問題に対しても，今後しっかりと対応していきたいものである．

　しかし，高齢者自身が新しい時代のために前向きに貢献できないというわけではない．長い間，蓄積してきた知恵や経験は決して無駄なものではないと思う．

　少子高齢化社会の中で，**老いや老年病**にどのように立ち向かうかは，これからの個人の生き方や社会に極めて大きな意味を持つと考えられる．老年の問題を避けて，計画を立てたり，提言をすれば，そこには大きな落とし穴が待っている．

　大切なことは，恐れずに**老い**と直面することである．高齢者がこれほど多くなった社会では甘えは許されるものではない．高齢者も社会の一員として果たすべき責任を自覚して，若者たちに何ができるかを問い，実行する義務がある．

　老いは宿命であるが，それをどのように活用するかは今日の社会に突きつけられた厳しい設問である．本書が少しでも**花咲ける老化**の実現に役立てられれば幸いである．

　一方，わが国の病気に対する最近の臨床医学の研究が後れをとっている．世界の一流雑誌に載る日本の論文数が1998～2002年までは183編だったのが，2003～2007年で74編に減っている．世界での順位も12位から18位に

下がった．

　医学論文でも基礎的な研究は371編から369編と大きな変わりはなく，世界第3位を保っている．病気と直接関係した研究に対する取り組みがおろそかになっていると言われても仕方がなかろう．

　さらに，憂うべきことに**老年医学**の講座がわが国の大学から消える傾向にある．高齢者の多い社会となり，彼らのための医学が今こそ必要と思われるときに，大学では「どの診療科でも高齢者ばかりを診療している」という理由で廃止されている．

　高齢者の病気をどうするか，しっかりした臨床の実践の場で，具体的に示すことが求められる．高齢者が安心して，人生の最後に豊かな生活をエンジョイするために，何とかして巻き返しを図りたいと思い，本書を上梓した．

　最後に本書の出版にご尽力いただいた佃 和雅子氏，宇津木 菜緒氏に感謝する．また，イラストを描いてくれた北川 由華氏に謝意を表する．

中村重信
三森康世

索　引

日本語

あ

悪性関節リウマチ　144
悪性腫瘍　110, 150, 160
悪性貧血　160
悪性リンパ腫　70, 150, 161
アシクロビル　68
アスピリン　50
アスペルギルス　168
アダムス・ストークス発作　87
圧受容体　81
圧迫・絞扼性末梢神経障害　70
アテローム血栓　79
アテローム硬化　45
アテローム性動脈硬化　107
アトピー型喘息　92
アドレナリン受容体　77
アパシー　58
アマンタジン　66
アミロイド　81
　──アンギオパチー　43, 45
　──タンパク　57
　──βタンパク　43
アルガトロバン　50
アルコール中毒　67, 69
アルツハイマー病　54
アルドステロン　77, 109
α-クリスタリン　126, 129

α-グルコシダーゼ阻害薬　104
α-シヌクレイン　43, 54
アルブミン　179, 226
アレルギー反応　96
アンジオテンシン変換酵素　76
安定狭心症　86

い

胃炎　119
胃潰瘍　119
異型狭心症　86
意見書　246
胃酸分泌　113
医師　30
意識障害　46, 98, 230, 231
　──の原因　233
意識の変容　231
萎縮性胃炎　113
胃腫瘍　116
異常 Q 波　84
依存　58
1 秒率　91
1 秒量　91
一過性脳虚血　45
一酸化炭素拡散能　90
遺伝子組換え組織プラスミノゲンアクチベータ　49
易疲労感　160
イブジラスト　51
イボ　135
意味記憶　57

胃瘻造設術　265
インクルージョン　29
インスリン　102, 104
　──抵抗性　102
　──様成長因子Ⅰ　108
インヒビン　109, 110
インフォームド・コンセント　272
インフルエンザ　93, 168

う

ウイルス感染　67
ウェスタン失語症検査　206
右脚ブロック　82
うつ　49, 58
うっ血　83
運転免許　260
運動器の機能向上プログラム　256
運動時駆出率増加反応　81
運動時最大心拍数　81
運動失調　59, 67
運動性失語　57
運動療法　203

え

エイジズム　8
栄養改善プログラム　256
栄養欠乏性ニューロパチー　69
栄養士　32
栄養障害　192
栄養状態　49, 226

279

索　引

液性免疫　162
壊死　142
エストラジオール　109, 110
エストロゲン　109, 153
エストロン　110
エダラボン　50
エラスチン　89
遠位尿細管　150
嚥下　216, 228
　──運動　216
　──障害　46, 118
　──反射　216, 241
遠視　128
エントロピー　13

お

黄色ブドウ球菌　87
黄体刺激ホルモン　109
嘔吐　228
オザグレル　50
オーダーメイド治療
　　　　　　　198, 269
オーディオグラム　131
オランザピン　62
オリゴクローナルバンド
　　　　　　　　　69
オリーブ・橋・小脳萎縮症
　　　　　　　　　67
温熱療法　204

か

外陰部　153
介護認定審査会　246
介護福祉士　33
介護保険制度　245, 258
介護保険被保険者証　246

介護保険料　246
介護予防　173, 197, 249,
　　　250, 251, 252, 253, 254
　──特定高齢者　26
介護療養型医療施設　249
介護老人福祉施設
　　　　　　　248, 255
介護老人保健施設　248
回想法　60
改訂長谷川式簡易知能評価
　スケール
　　　　　23, 24, 55, 194
海綿骨　140, 141, 159
回盲部　122
外有毛細胞　131, 132
カウンセラー　39
過栄養　182
踵の除圧　225
かかりつけ医　16, 35
蝸牛　130, 131
角膜　125
角膜内皮細胞　126
過呼吸症候群　98
過酸化脂質　176, 198
過食　183
下垂体腺腫　71
仮性耳鳴　132
家族介護用品　257
下腿浮腫　149
片手動作訓練　205
活性酸素　176
家庭医　16, 35, 244
寡動　59, 64
化膿性髄膜炎　67
ガバペンチン　239
過敏性肺炎　96

かゆみ　153
ガランタミン　62
カルシウム　140, 189
カルバマゼピン　239
加齢黄斑変性症　129
渇き中枢　229
癌　67, 150
感音性難聴　131
寛解性対称性抗体陰性関節
　炎　163, 164
感覚機能　42
感覚性失語　133
眼球運動速度　127
環境因子　9
間欠性跛行　79
眼瞼下垂　69
肝硬変　118, 169
看護師　31, 254
肝細胞癌　118, 169
カンジダ　168
肝疾患　161
間質性肺炎　92
感受性　15, 192
感情障害　49
肝性昏睡　119
関節　141
　──軟骨　141
　──リウマチ　163
感染　92, 165
冠動脈　83
　──硬化　80
　──造影　85
　──内血栓溶解療法　85
　──バイパス術　85
観念運動失行　57, 65
カンピロバクター　70

索　引

感冒　93
顔面神経麻痺　70
管理栄養士　32
寒冷療法　204
緩和ケア　264

き

記憶障害　57
基礎インスリン併用療法
　　104
基礎代謝量　188
喫煙　96
基底板　131
基底膜　146, 148
気道　89, 216
　──反射　194
機能障害　201
機能的残気量　90
機能的自立度評価法　204
基本的日常生活動作
　　23, 27, 52
偽膜　122
　──性大腸炎　121
虐待　33
逆流性食道炎　113
ギャッチアップ　225
キャラバン・メイト　258
嗅覚　133
嗅上皮　133
嗅神経障害　133
急性胃腸炎　169
急性呼吸窮迫症候群　97
胸腔運動制限　90
強剛　59, 64
狭心症　86
共生　11, 29, 270

胸腺　160, 162
胸部圧迫感　83
強膜　125
極超短波治療　204
虚血　176
拒食　183
居宅療養管理指導　250
ギラン・バレー症候群　70
起立性低血圧　59, 241
筋萎縮性側索硬化症
　　59, 66
近位尿細管　152
緊急通報システム　257
筋原性萎縮　142
菌交代　121, 168
筋電図　66
筋肉減少症　187
筋力　42

く

空腹時血糖　102
クエチアピン　62
屈折力　128
クモ膜下出血　45
グラスゴーコーマスケール
　　231
グリア細胞質封入体　43
クリニカル・パス　206
クリプトコッカス　168
　──髄膜炎　68
グループホーム　254
クレブシエラ　122
　──感染症　167
クロストリジウム
　　121, 167
クロトー　7

クロピドグレル　50
クロンカイト・カナダ症候
　群　123

け

ケアハウス
　　249, 253, 254, 257
ケアマネジャー　32
ケアワーカー　33
経管栄養　187
経口的飲水　230
痙縮　46
経腸栄養　187
頸動脈ステント留置術　51
頸動脈内膜剥離術　51
経鼻経管栄養　265
経皮経管的冠動脈形成　85
経皮経管的冠動脈内血管開
　通療法　85
経皮内視鏡的胃瘻造設術
　　187, 222
軽費老人ホーム　249, 257
頸部鳥肌状皮膚　135
けいれん　46
　──重積状態　238, 242
外科的療法　222
劇症型A群β溶連菌感染
　症　166
血圧のコントロール　63
結核　168
　──性髄膜炎　68
血管運動性失神　236
血管性認知症　54
血管性パーキンソニズム
　　65
血管内治療　79

索引

血管病変　103
結晶性知能　42
血清アミラーゼ　120
血清アルブミン　185
血清コレステロール　106
血清レニン活性　148
結節性多発動脈炎
　　　　　　150, 163
血栓　45, 83, 230
　——症　79
血糖のコントロール　64
ケラチン　134
下痢　121, 228
原因菌　68
牽引療法　204
幻覚　58
嫌気性菌感染症　167
健康運動指導士　31
健康すこやか学級　256
言語聴覚士　32, 205
腱索断裂　84
原発性骨粗鬆症　142
原発性肺癌　95
顕微鏡的多発血管炎
　　　　　　163, 164

こ

抗アセチルコリン受容体抗
　体　69
後遺症　29
抗ウイルス薬　168
抗うつ薬　51
構音障害　46, 205, 206
膠芽腫　70
抗癌薬　69
抗凝固療法　50

口腔・陰部潰瘍　164
口腔乾燥症　112
口腔機能向上プログラム
　　　　　　　　　256
口腔ケア　220
抗けいれん薬　62, 69
攻撃行動　59
高血圧　53, 75
抗結核薬　69
抗血小板薬　50, 54, 135
高血糖性高浸透圧症候群
　　　　　　229, 242
後見　259
膠原病　163
抗酵素療法　121
抗コリン薬　66
虹彩　125
好酸球　96
好酸菌　168
拘縮　46
恒常性　15, 20, 102, 159
甲状腺　107
　——機能亢進症　108
　——機能低下症　67, 108
　——刺激ホルモン　107
構成失行　57
口舌ジスキネジア　112
梗塞　80
拘束性換気障害　92
抗体依存性細胞傷害　163
高炭酸ガス血症　98
巧緻運動障害　143
高張性脱水　229
抗てんかん薬　67
喉頭蓋　216
行動・心理症状　57

項部菱形皮膚　135
鉤ヘルニア　46, 235
硬膜下血腫　71
肛門・外陰部掻痒症　137
肛門脱　114, 123
抗利尿ホルモン　109
　——不適合分泌症候群
　　　　　　　　　110
高リポタンパク血症　151
高齢者診療部　244
高齢者総合機能評価　17,
　19, 193
高齢者糖尿病治療ガイドラ
　イン　104, 105
誤嚥　93
　——性肺炎　112, 219
語義失語　57
呼吸管理　194
呼吸筋萎縮　90
呼吸筋力　90
呼吸不全　83
呼吸リズム　97
国際障害分類　201
国際生活機能分類
　　　　　　201, 202
固形物　220
骨棘　143
骨髄　159, 162
　——異形成症候群　161
骨折　208
骨粗鬆症　142, 215
骨量　140
骨梁　141
鼓膜　130
　——硬化　130
　——石灰化　130

索　引

コラーゲン　89
コルチ器官　131
コルチゾール　109
コレステロール　106
根拠に基づく医療　268
コンプライアンス　81

さ

在宅サービス　249
細動脈硬化性腎硬化　146
催吐反射　113
細胞性免疫　162
サイロキシン　107
作業療法士　31, 250
左軸変異　82
左心室拡張機能　81
左心室瘤　84
サーチュイン　7
サルコイドーシス　96
酸化LDL　78
残気量　90
Ⅲ-3-9度方式　231
残尿　155
三半規管　131

し

シェーグレン症候群
　　　　　　　　150, 164
歯科医師　32
歯科衛生士　32, 256
視覚失認　57, 129
視覚性認知障害　57
視覚中枢　127, 128
視覚連合野　127
子宮　153
　　──頸癌　156

──体癌　156
糸球体　146
　　──腎炎　149, 150
　　──濾過値　147
軸索　11
刺激伝導系障害　81
死腔　90
視交叉上核　4
自己決定権　38, 193
自己抗体　162, 163
自己消化　120
自己所有権　269
脂質異常症　53
脂質摂取量　188
視床下核刺激　66
耳小骨　130
四肢冷感　59
視神経　125
　　──脊髄炎　69
姿勢反射　210
　　──障害　64
肢節運動失行　57, 65
事前指示書　265
持続的気道陽圧　99
市中肺炎　166
弛張熱　87
失音楽　133
失外套症候群　233, 242
失語　57, 133
　　──症　48, 205
　　──症検査　48
失行　57, 59
失神　233, 235
失調性呼吸　235
失認　57
シトクロムP-450　179

シナプス　10, 11
自発性の低下　49, 203
社会参加　177
社会的不利　201
社会福祉士　33, 253
弱毒性細菌　93
若年期認知症　54
重症筋無力症　69
集団感染　169
皺襞　135
周辺症状　58
終末期　262
　　──医療　264
終夜睡眠ポリソムノグラフィ　98
手根管症候群　70
樹状突起　11
主膵管　115
手段的日常生活動作
　　　　　　　23, 27, 52
出血性梗塞　45
出血性大腸炎　122
術後感染症　195
主任介護支援専門員
　　　　　　　　32, 253
循環管理　194
障害者用交通機関　260
小規模多機能型居宅介護
　　　　　　　　　254
硝子体　125
　　──融解　127
上室性・心室性期外収縮
　　　　　　　　　82
焦燥　49, 58
上腸間膜動脈造影CT
　　　　　　　　　118

静脈瘤　135
上腕骨近位端骨折　142
上腕周囲長　184
食事摂取量　186
食習慣　173
褥瘡経過評価表　227
褥瘡の色　225
褥瘡の深さ　224
食中毒　169
食道癌　118
食道動脈瘤　119
食道裂孔ヘルニア　113
ショートステイ　251
徐放薬　181
徐脈　81
　——・頻脈症候群
　　　　　　　87, 236
自律神経障害　59
視力障害　68, 203
シルデナフィル　155, 157
脂漏性角化症　138
シロスタゾール　50
腎盂腎炎　154
心エコー　82
新型インフルエンザ
　　　　　　　168, 170
心気症　55
真菌感染　168
心筋梗塞　83, 106
心筋の肥大　80
神経因性膀胱　155
神経原性萎縮　142
神経原線維変化　43
神経細胞　11
神経症　103
神経鞘腫　70

神経心臓性失神　236
神経梅毒　68
腎血管性高血圧　78
腎血漿流量　147
心原性ショック　83
心原性肺水腫　97
腎硬化症　149, 150
進行性核上性麻痺　65
人工ペースメーカー　87
進行麻痺　68
心室細動　83
心室中隔穿孔　84, 86
心室内血栓　86
腎症　103
真性耳鳴　132
腎性貧血　161
振戦　64
心臓性失神　236
身体介護　249
新陳代謝低下　16
心電図　82
振動覚　103
心破裂　84
真皮　134, 139
心不全　83
腎不全　158
心房細動　50, 53

す

膵管癌　118
遂行障害　57
水晶体　125, 139
　——黄色化　126
水腎症　150
膵臓β細胞　102
水治療　204

髄膜血管性梅毒　68
髄膜腫　70
髄膜脳炎　67
睡眠時無呼吸　53, 98
すこやかショートステイ
　　　　　　　　　256
すこやかホームヘルプサー
　ビス　255
スタチン　107, 175
頭痛　48
ステント　51, 85
ストレス　54, 63
スパイログラム　90, 91
スルホニル尿素　104
スルホブロモフタレインナ
　トリウム　115
スロー・ライフ　3

せ

性　156
生活介護　249
生活活動　204
生活習慣　86
星状偽瘢痕　135
星状細胞腫　70
精巣　152
成長ホルモン　108
性欲　157
生理的老化　2
脊髄障害　155
脊髄癆　68
石灰化　81, 82
摂食行為　216
摂食障害　264
摂食体位　221
セラミド　134

索　引

セルトリ細胞　152
腺癌　96, 116, 152, 156
前眼房　125, 128
穿孔　119, 141
腺腫　117
全身性炎症反応症候群　21
浅前房化　128
漸増法　17, 180, 188
選択的セロトニン再取り込
　み阻害薬　51, 62
選択的腹腔動脈造影　120
穿通枝　45
前頭側頭型認知症　57, 66
腺房細胞　115
せん妄　108, 195
線溶作用　79
前立腺　152
　──癌　156
　──肥大　155
前腕骨遠位端骨折　142

そ

早期診断　116
早期リハビリテーション
　　　　　195
造血器　159
爪甲縦条　136
総合診療部　35, 244, 272
総コレステロール
　　　　　106, 186
僧帽弁　82, 86
　──閉鎖不全　84
早老症　13
側臥位　225
側頭動脈炎　144, 163
続発性骨粗鬆症　142

粟粒結核　94
咀嚼　184
ソーシャルワーカー　33
ソマトメジン　108
ソルビトール　103

た

体圧分散寝具　225
第1号被保険者　245
第Ⅰ度房室ブロック　82
体位変換　225
体温調節　42
大球性　160
代謝　115
　──回転　4, 15, 101, 192
　──亢進状態　186
代償機能低下　16
帯状疱疹　70
耐性菌　94, 121, 166
大腿骨頸部骨折　142
大腸癌　117
大腸菌　120, 154
大腸ポリープ　117
大動脈弁石灰化　83
第2号被保険者
　　　　　245, 246, 247
大脳白質病変　45
大脳皮質基底核変性症　65
タイプ1型線維　141
タイプ2型線維　141
代理人　265
タウタンパク　54, 56
唾液腺　164
多価不飽和脂肪酸　199
多系統萎縮症　65, 67

多血症　54
多臓器機能障害症候群
　　　　　16, 17, 21, 165, 166
立ちくらみ　241
脱肛　123
脱髄　69
脱水　121, 152, 176, 186,
　　　　　195, 228
脱毛　136
脱抑制　59
多発筋炎　144, 163
多発性硬化症　69
多発性梗塞　45
多発性骨髄腫　150, 161
多病　16, 192
段階的低下　263
胆管結石　120
短期入所生活介護　251
　──緊急利用者援護事業
　　　　　256
短期入所療養介護　251
胆汁酸　115
単純糖尿病性網膜症　129
単純ヘルペス脳炎　68
弾性収縮　90
弾性線維　89, 135
14-3-3タンパク　57
タンパク必要量　188
単麻痺　46
弾力線維症　135

ち

チアゾリジン誘導体　104
チアノーゼ　97
地域介護予防推進事業
　　　　　256

索引

地域介護予防推進センター　255
地域包括支援センター　253
地域密着型介護老人福祉施設入居者生活介護　255
地域密着型サービス　253
地域密着型特定施設入居者生活介護　254
チェーン・ストークス呼吸　235
恥骨神経　114
地誌失認　57
地中海式ダイエット　175, 197
腟　153
チーム医療　28, 34
着衣失行　57
中心静脈栄養　187, 265
中枢性過呼吸　235
中枢性難聴　131
中枢性弁別能　132
超音波治療　204
聴覚連合野　131
長期臥床　97
腸結核　122
腸上皮化生　113
聴性脳幹反応　132
直腸固定術　123
直腸脱　114, 123

つ

椎間板　143
椎体圧迫骨折　142
通所介護　251
通所リハビリテーション　251

痛風腎　150
ツベルクリン反応陰転化　186

て

低栄養　63, 182, 183, 256
低カリウム血症　195
低カリウム性周期性四肢麻痺　144
低カリウム性ミオパチー　144
デイケア　251
定型抗精神病薬　62
デイサービス　61, 251, 254
低周波治療　204
低張性脱水　230
低ナトリウム血症　110, 230
テストステロン　109, 110, 152
鉄欠乏性貧血　160
デヒドロエピアンドロステロン　109
テロメラーゼ　7
転移性脳腫瘍　70
伝音性難聴　130
てんかん発作　211
転倒　209
――恐怖　241

と

洞結節　87
――自律性　81
瞳孔　125, 128
洞性徐脈　82
糖尿病　53, 226
――性筋萎縮症　103

――性腎症　150, 151
――性ニューロパチー　44, 69
――性網膜症　129, 130
糖負荷試験　102
洞不全症候群　81
動脈解離　79
動脈硬化　75, 78, 80, 106, 146, 173
動脈瘤　79
毒素性ショック症候群　170
特定施設入居者生活介護　249, 253
時計遺伝子　4
閉じ込め症候群　233, 242
突進現象　64
ドネペジル　61
ドパミン　64
――類縁体　66
トピラマート　239
努力性肺活量　90
トリヨードサイロニン　107
ドルーゼ　127, 139
貪食　142, 163

な

内痔核　123
内視鏡的逆行性膵胆管造影　118
内部環境変化　16
内リンパ液　132
ナチュラルキラー細胞　162
難聴　68, 130, 203

索引

に

2型糖尿病　103
ニキビ　138
ニコチン酸　107
二次性高血圧　75
ニセルゴリン　51
日常生活動作　23, 51, 52
日常生活用具　257
日内リズム　4
日光角化症　137
日本語版ランキン評価表
　　　48
日本脳卒中協会　258
乳汁分泌　109
乳頭括約筋　115
乳頭筋断裂　84
入浴サービス　256
尿クレアチニン排泄量
　　　147
尿細管　149
尿酸　111, 150
尿道　152, 155
任意後見制度　260
認知機能障害　54, 57
認知行動療法　61
認知症
　　　54, 155, 173, 211, 274
　——サポーター　258
　——対応型共同生活介護
　　　254
　——対応型通所介護
　　　254
　——の人と家族の会
　　　258
　——の非薬物療法　205

ね

寝たきり　212
熱中症　135, 242
ネブライザー　222
ネフローゼ症候群
　　　149, 158
ネフロン　147

の

ノイラミニダーゼ阻害薬
　　　93
脳虚血　45
脳血栓　45
脳梗塞　44, 84, 107
脳室穿破　45
脳出血　44
脳塞栓　45, 84, 194
脳卒中　110, 155, 210
　——後のてんかん　238
脳動脈解離　45
脳動脈瘤　45, 51
脳内出血　44
能力障害　201
ノロウイルス　121

は

肺炎桿菌　167
肺炎球菌感染症　167
徘徊　59, 257
　——高齢者あんしんサービス　257
肺活量　90
肺気腫　92
肺結核　94
肺好酸球症　96

肺梗塞　97
配食サービス　255
配食制度　183
肺水腫　83, 97
肺線維症　92
肺塞栓　97, 194
バイタルサイン　235
梅毒性髄膜炎　68
排尿障害　59
肺胞腔　89
廃用症候群　212
廃用性萎縮　198
廃用性機能低下　195
パーキンソン病　64, 210
　——に伴う認知症　65
白衣高血圧　77
バクテロイデス　167
白内障　128
播種性血管内凝固症候群
　　　21
破傷風　167
パーソンセンタードケア
　　　173, 269, 272
発汗異常　59
白血病　162
バーテル指数　52, 194, 204
花咲ける老化
　　　3, 5, 9, 173, 276
馬尾性間欠跛行　143
パピローマウイルス　156
バリデーション　60
バルプロ酸　62, 239
バルーン　85
反響言語　57
反射機能　42
判断能力　260

索 引

ひ

ヒアリン　127, 139
日帰り介護　255
ビグアナイド　104
ピサ現象　64
皮質骨　140, 141
皮質性小脳萎縮症　67
脾臓　160
ビタミン　176
　——B₁　67
　——B₁₂ 欠乏症　67
　——C　189
　——K　160, 189
　——欠乏　161
必須アミノ酸　188, 199
必須脂肪酸　199
非定型抗精神病薬　62
非特異的ST-T変化　82
皮膚　134
　——筋炎　144, 163
　——遅延反応　163
飛蚊症　127, 139
肥満　63, 182
　——指数　184
非薬物療法　20, 29, 172, 205
病原体　165
標準失語症検査　72, 206
病的老化　2
表皮　134, 139
日和見感染　168, 170
非流暢性失語　133
微量アルブミン　150
微量金属　189
ビリルビン石　120

ヒルの評価表　214
ピロリ菌　113, 116, 119
貧血　160, 161
ビンスワンガー型認知症　45

ふ

ファーブル・ラクショー症候群　135, 139
不安　58
不安定狭心症　86
フィブリノイド変性　163, 164
フィブリン　122
フェニトイン　239
フェリチン　159
不穏　49, 59
副甲状腺ホルモン　140
福祉用具　252
　——購入費　252
　——貸与　251
副腎アンドロゲン　109
副腎皮質刺激ホルモン　109
腹水　119
腹膜炎　120
不顕性誤嚥　93, 219, 241
不随意運動　184
不整脈　83
普通の老化　3
物理療法　203
不動　141
不同　142
ブドウ球菌感染症　166
舞踏病　59
プラーク　79

ふらつき　238
プリオンタンパク　43
フリーラジカル　7
プリン体　111
プロジェリア　13
プロテオグリカン　90
プロラクチン　109
分枝アミノ酸　120
分枝粥状病変　45

へ

平均赤血球容積　160
平衡機能　210
閉塞性換気障害　92
閉塞性嗅覚障害　133
閉塞性動脈硬化症　79
β 受容体の反応性　81
ベーチェット病　164
ヘパリン　50
ペプシノーゲンⅠ　116
ヘモフィルスインフルエンザ菌　167
ヘモフィルス感染症　167
ヘリコバクター・ピロリ　119
ヘルニア　143
変形性関節症　143
変形性股関節症　143
変形性脊椎症　143
変形性膝関節症　143
偏食　183
ベンスジョーンズ型Mタンパク　150
ベンスジョーンズタンパク　161
弁置換術　86

288

索 引

便秘　59, 114
扁平上皮癌　118
弁膜症　84
弁膜変化　81
片麻痺　46

ほ

膀胱　152
法定後見制度　259
泡沫細胞　79
訪問介護　249, 250
訪問型介護予防事業　255
訪問看護　250
訪問入浴介護　250
訪問リハビリテーション　250
暴力　59
保菌者　166
保健師　32, 253
保佐　259
補助　259
ホメオスタシス　15, 20, 101
ポリポーシス　117
本態性高血圧　75

ま

膜性腎症　149
末梢神経障害　69
麻痺　46, 59
慢性間質性腎炎　151
慢性関節リウマチ　143
慢性気管支炎　92
慢性呼吸器感染症　161
慢性腎臓病　44, 53, 146
慢性閉塞性肺疾患　92

み

ミトコンドリア脳症　67
耳鳴り　132
脈圧　75
脈絡膜　125
味蕾　113
民生委員　257

む

むくみ　148
無動性無言　233, 242
無抑制膀胱　152

め

メサンギウム細胞　146
メタボリックシンドローム　53, 173, 182, 197
メチシリン耐性黄色ブドウ球菌　166
めまい　51, 236, 238, 241
メマンチン　62
メラトニン　110
メラニン　127, 134, 139
免疫グロブリン　162
免疫能　159, 162, 165, 192
免疫不全　137

も

網状皮斑　59, 134
妄想　58
網膜　125
――血管　129
――色素上皮細胞　129
――症　103
――上皮　127

網脈絡膜菲薄化　127
物語と対話に基づく医療　268
モノクローナルタンパク　161
物忘れ　54
門脈圧亢進症　123

や

夜間対応型訪問介護　254
薬剤師　33
薬剤性腸炎　121
薬剤性パーキンソニズム　65

ゆ

有料老人ホーム　253, 254
輸液　230
癒着　93
ユビキチンタンパク　43

よ

要介護　246
　――者　254
　――認定　246
養護老人ホーム　249, 257
要支援　246
予防　173, 190, 274

ら

ライノウイルス　93
ライフスタイル　8, 198
ラクナ梗塞　45
ラモトリギン　239
卵管　156
乱視　128

索 引

卵巣　156
卵胞刺激ホルモン　109

り

リアリティー・オリエンテーション　61
リウマチ性多発筋痛症　144, 163
理解力の低下　203
理学療法　203
　──士　31, 250
リスク管理　208
リスペリドン　62
リバスチグミン　62
リハビリテーション　31, 66, 200
リビング・ウィル　265
リポタンパク　104
　──ε遺伝子　72
　──糸球体症　151
リポフスチン　81
流暢性失語　133
流動性知能　42
緑内障　129
緑膿菌感染症　168
リン酸化タウタンパク　43
臨死期　263
リン脂質　106
臨床心理士　39
リンパ球　162, 186
リンパ節　96

る

涙液　128
涙腺　164

れ

レーザー照射　196
レニン　110
レビー小体　43, 64
　──型認知症　54, 65
レプチン　110
レベチラセタム　239
れん縮　51, 83

ろ

老眼　128
老人環　126
老人性乾燥症　134
老人性血管腫　137
老人性色素斑　134, 137
老人性脂腺増殖症　137
老人性紫斑　135
老人性縮瞳　128
老人性難聴　132
老人性白斑　134, 138
老人性皮膚掻痒症　136
老人性貧血　161
老人性面皰　138
老人性疣贅　138
老人斑　43
老人福祉員　257
老年医学的総合機能評価　22
老年症候群　19
老年病　15, 16, 19, 276
弄便　133
濾過率　147
ロートンによる尺度　194

わ

ワクチン　168
　──療法　156
ワルファリン　50, 86

外国語

A

Aβ　54
ACTH　109
ADCC　163
ADH　109
ADL　23, 51, 52
ARDS　97

B

B細胞　162
BADL　23, 27, 52
BMI　184
BPSD　62, 203
Brunnstromの回復段階　51, 52
BSP　115
BUN/Cr　230

C

C型肝炎　118, 119, 169
CABG　85
CAG　85
CAS　51
CEA　51
CGA　22, 196
CKD　53

索 引

CMAI 56
COMT 阻害薬 66
COPD 92
CPAP 99
CT 56

D

DAD 55
DESIGN-R 226, 227
DHEA 109

F

FAST 57, 58
FSH 109
FTDP-17 72

G

GDS 23, 26, 56
GH 放出ホルモン 108

H

HOMA-R 102

I

IADL 23, 27, 52
ICF 202
ICIDH 201
IGF-I 108
INR 50

L

L-ドーパ 65

LTH 109

M

MADRS 56
MAO 阻害薬 66
MDS 161
MFES 214
MMSE 23, 25, 55, 194
MRI 49, 56
mRS 48
MRSA 122, 166
　——腸炎 122

N

NIHSS 47, 51
NK 細胞 162
NPI 55

O

O 型抗 A, B 凝集素価　163
1,25(OH)$_2$ ビタミン D$_3$　110, 140
on-off 現象　181, 199

P

PEG 187, 222
PET 56
PTCA 85
PTCR 85

Q

QOL 200, 263

R

RO 61
ROM 204
RS3PE 症候群 164

S

3S 180, 198
SIADH 110
SLAT 72
SPECT 56
SSRI 51, 62

T

T$_3$ 107
T$_4$ 107
T 細胞 162
t-PA 49
TDP-43 43
TIA 51
TSS 170

V

VC 90

W

WAB 72, 206
WAIS-R 55

中　村　重　信
　　所　　属　洛和会音羽病院神経内科／洛和会京都治験・臨床研究支援センター所長／広島県立大学非常勤講師
　　略　　歴　1963 年　　　京都大学医学部卒業
　　　　　　　1990〜2002 年　広島大学医学部教授
　　　　　　　2002 年〜　　　広島大学名誉教授／洛和会京都治験・臨床研究支援センター所長
　　　　　　　2004 年〜　　　広島県立大学講師
　　主な著書　ぼけの診療室（紀伊國屋書店，1990）・痴呆疾患の治療ガイドライン（ワールドプランニング，2003）など

三　森　康　世
　　所　　属　広島国際大学保健医療学部総合リハビリテーション学科教授
　　略　　歴　1976 年　　　京都大学医学部卒業
　　　　　　　1996〜2005 年　広島大学医学部第三内科助教授
　　　　　　　2005〜2008 年　医療法人翠清会梶川病院／介護老人保健施設ひばり施設長
　　　　　　　2008 年〜　　　広島国際大学保健医療学部総合リハビリテーション学科教授
　　主な著書　老年神経学―新しい問題（南江堂，1987）・神経内科学テキスト改訂第 2 版（南江堂，2005）など

老年医学への招待　　　　　　　　　　　　©2010

定価（本体 2,500 円＋税）

2010 年 11 月 10 日　1 版 1 刷
2015 年 8 月 20 日　　4 刷

著　者　　中　村　重　信
　　　　　　三　森　康　世

発行者　　株式会社　南　山　堂
　　　　　代表者　鈴　木　肇

〒 113-0034　東京都文京区湯島 4 丁目 1-11
TEL 編集（03）5689-7850・営業（03）5689-7855
振替口座　00110-5-6338

ISBN 978-4-525-20911-7　　　　Printed in Japan

本書を無断で複写複製することは，著作者および出版社の権利の侵害となります．
JCOPY ＜(社)出版者著作権管理機構　委託出版物＞
本書の無断複写は著作権法上での例外を除き禁じられています．複写される場合は，そのつど事前に，(社)出版者著作権管理機構（電話 03-3513-6969，FAX 03-3513-6979，e-mail: info@jcopy.or.jp）の許諾を得てください．

スキャン，デジタルデータ化などの複製行為を無断で行うことは，著作権法上での限られた例外（私的使用のための複製など）を除き禁じられています．業務目的での複製行為は使用範囲が内部的であっても違法となり，また私的使用のためであっても代行業者等の第三者に依頼して複製行為を行うことは違法となります．